中国壮医药文库

"十四五"时期国家重点出版物专项规划项目
民族文字出版专项资金资助项目

HAEUJGOEK HAEUJGAEN CIMH YWCUENGH

(Sawcuengh Sawgun)

（壮汉双语）

壮医药探秘

Vangz Hanzyuz	Cungh Mingz	Yungz Siujsiengz	Biensij
黄汉儒	钟鸣	容小翔	编著
	Lanz Yilanz	Dwngz Mingzsinh	Hoiz
	蓝玉兰	滕明新	译

Gvangjsih Gohyoz Gisuz Cuzbanjse

广西科学技术出版社

·南宁·

图书在版编目（CIP）数据

壮医药探秘：汉文、壮文 / 黄汉儒，钟鸣，容小翔
主编 . -- 南宁：广西科学技术出版社，2024. 10.
ISBN 978-7-5551-2105-3
Ⅰ. R291.8

中国国家版本馆 CIP 数据核字第 2024JF3808 号

ZHUANG-YIYAO TANMI (ZHUANG HAN SHUANGYU)
壮医药探秘（壮汉双语）

黄汉儒　钟　鸣　容小翔　编著
蓝玉兰　滕明新　译

策　　　划：罗煜涛
责任编辑：李　媛　李宝娟　　　　壮文编辑：陆奕晓
责任校对：方振发　　　　　　　　壮文校对：赵德飞
装帧设计：韦娇林　　　　　　　　壮文审读：韦运益
责任印制：陆　弟

出 版 人：岑　刚　　　　　　　　出版发行：广西科学技术出版社
社　　　址：广西南宁市东葛路 66 号　　邮政编码：530023
网　　　址：http://www.gxkjs.com

印　　　刷：广西民族印刷包装集团有限公司

开　　　本：787 mm × 1092 mm　　1/16
字　　　数：361 千字　　　　　　　印　　　张：18
版　　　次：2024 年 10 月第 1 版　　印　　　次：2024 年 10 月第 1 次印刷
书　　　号：ISBN 978-7-5551-2105-3
定　　　价：58.00 元

MOEGLOEG

Gij Yw Ywcuengh　　Goekgaen Gyaeraez

Ywcuengh Lijlun   Swnh'wngq Mbwn Deih

Ywcuengh Ywbingh   Genjdanh Saedyungh

Ywcuengh Saenzgeiz　　Yinxdaeuz Lailai

Gij Yw Ywcuengh　Lai Saek Lai Yiengh

目录

壮医壮药　源远流长

壮医理论　顺应天地

壮医诊疗　简单实用

神奇壮药　妙趣多多

壮医壮药　多姿多彩

Gij Yw Ywcuengh Goekgaen Gyaeraez

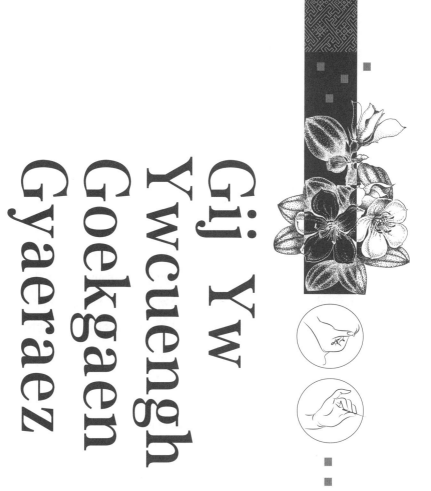

Ywcuengh Oknyod Biumaj

1. Sengmaj Atlig Coimaj Ywcuengh Ciuhnduj

Gij yihyoz veiswngh vunzloih dwg vunz caeuq swyenz vanzging、bingh、sieng、dungxiek daengj doengh gij yinhsu mbouj ndei doxdingj ndaej daeuj. Youq ciuhgeq gij vunz ciuhgeq Bouxcuengh vunz Ouh Loz, youq ndaw vanzging ganhoj nyaen guh yak、heiqcieng lai sengmaj, ndangvunz haemq yungzheih deng sieng roxnaeuz lahdawz binghyak baenzbingh. Vihneix, vunz ciuhgeq Bouxcuengh sengmaj atlig naek lai, cawz mbouj dingz mbouj duenh yiengq daswyenz ra aeu doxgaiq sengmaj, lij bietdingh aeu caenh siengj caenh naemj bae caeuq gak cungj bingh guh doucwngh, siengj caenh banhfap bae ra fuengfap mizyauq fuengzbingh ywbingh. Gij vunz ciuhgeq Bouxcuengh youq geizcaeux mwh codaeuz swnghhoz caeuq swnghcanj lauzdung doidoengh, gagrox roxnaeuz mbouj gagrox bae yawjnaek yihyoz veiswngh, daj neix couh miz le gij yw ywbingh Ywcuengh geizcaeux, caemhcaiq cugciemh cwkrom, daih dem daih swnjcienz roengzdaeuj.

Youq mwh sicuz buloz, sevei swnghcanj suijbingz gig daemq, dwkbya dwknyaen dwg gij cujyau soujduenh ra gwn gyoengqvunz ciuhgeq Lozyez. Youq ndaw hozdung ra aeu makndoeng、gaeb ndaej bya dwk ndaej nyaen, deng doenghgo soem roxnaeuz rin coeg sieng、cat sieng, roxnaeuz deng doenghduz bungq sieng、haeb sieng daengj dwg ciengzseiz miz, vunz ciuhgeq deng sieng le gag rox ra di fuengfap hawj bingh daeuj hoizsoeng, vanzlij ndei bae. Ginggvaq daih dem daih fanfoek sizcen、cungjgez, gij vunz ciuhgeq Bouxcuengh couh miz yisiz dwk genjaeu saek cungj hongdawz youq gwnz ndang camz、coeg daeuj yw saek cungj bingh in, cungj fuengfap aeu cim camz ywbingh Ywcuengh couh daj neix canjseng caemhcaiq cugciemh guh ndaej lai ndei.

Youq ndaw aen biengz daeuznduj, gyoengqvunz ciengzseiz iek mbouj genj gwn, ciengzseiz aenvih loek gwn saek di makndoeng、byaekdoengh cix deng rueg、deng doeg, hoeng miz mbangj cix ndaej hawj bingh in lai mbaeu. Ginggvaq fanfoek niemhcingq, gyoengqvunz ciuhgeq Lozyez cugciemh roxnyinh daengz, miz mbangj doenghgo doiq ndangvunz miz haih, hoeng miz mbangj cix ndaej ywbingh, baenzneix couh coisawj Ywcuengh haidaeuz did nyez ok nyod. Cingq lumj goekgaen ywdoj gangj daengz, youq ndaw aen cienzgangj ndaw lizsij guek raeuz miz "Sinznungz cimz gwn gak cungj yw, ngoenz ndeu deng doeg 72 mbat", gij goekyw ciuhgeq Bouxcuengh hix dwg ciuqei aen gvilwd neix fazcanj hwnjdaeuj. Daengz seiz Senhcinz, Ywcuengh cawz le gij fuengfap cim deu ywbingh、diuqfoux yinxson、naenx niuj ywbingh le, doiq yw gaenq miz di yinsiz, caiqlij cwkrom le di gingniemh duenqbingh ywbingh. Cungj fuengfap gwn yw ywbingh Ywcuengh youq aen seizgeiz neix cingq did ngaz biumaj.

Aenvih nienzdaih nanz lai, gyoengqvunz daihlaeng youq gij cingzgvang mbouj liujgaij gij yienzaen caencingq dwg daj gizlawz daeuj haenx, couh gaengawq cienznaeuz dawz de gvi haeuj saek boux vunz roxnaeuz saek duz saenz, lumjbaenz ndaw 《 Sijgi Ganghgen 》geiq miz "Sinznungz cimz gwn gak cungj nyw, cij miz yihyoz". Bouxcuengh hix miz gij cienznaeuz yienghneix, lumjbaenz ywvuengz dwg duz baed Ywcuengh ndawde cienzgangj, de raen nywj ndaej guh yw, hawj vunz ywbingh, gouq yw vunzlai, lij son vunzlai fuengfap ndaem yw gip yw, hawj lwgminz Bouxcuengh ndaej gengangh sengsanj, ndigah gyoengqvunz couh hwnq miuhywvuengz, moix bi dinghgeiz caeq ywvuengz. Yawj ndaej ok, yihyoz Bouxcuengh caeuq yihyoz minzcuz wnq ityiengh, lizsij gyaeraez.

Doengzseiz, rox yungh feiz, doekdingh le aen giekdaej cit daeuj ywbingh Ywcuengh, hawj gij fuengfap cit daeuj ywbingh Ywcuengh ndaej did nyez biumaj. Gyoengqvunz youq mwh byoq feiz, mizseiz raen mbangj di bingh ndaej gemj mbaeu roxnaeuz ndei bae, ginggvaq lai baez gingniemh cwkrom le, gij vunz ciuhgeq Bouxcuengh couh cugciemh rox daengz gij cozyung aeu feiz cit ndaej ywbingh, ndigah gij fuengfap aeu feiz cit ywbingh Ywcuengh wngdang dwg buenxriengz gij vunz ciuhgeq Bouxcuengh yungh feiz cix ndaej canjseng caeuq fazcanj hwnjdaeuj.

2. Gaujguj Raen Daengz Cwngmingz Ywcuengh

Youq ndaw dieggaeuq vwnzva ciuhgeq ciuhnduj dieg Bouxcuengh, gij vunz guh hong gaujguj raen miz haujlai doxgaiq rin caeuq rinbenq soem. Cawz le gijneix, youq dieggaeuq Gamjcwnghbiznganz Gveilinz、dieggaeuq Ndoibeigiuh Nanzningz、dieggaeuq Gamjbwzlenz Liujcouh、Byaraiz Ningzmingz caeuq ndaw gamj henz Byacuhsanh, lij raen miz cimndok cungj doxgaiq neix. Doengh gij doxgaiq rin、geprin、cimndok neix, dwg mbouj dwg gij hongdawz daegdaengq ywbingh Bouxcuengh, lij aeu caenh'itbouh bae gaujcwng, hoeng daj yiengh doxgaiq ndeu cix miz lai cungj yunghfap daeuj yawj, gyoengqde vanzcienz ndaej dangguh gij hongdawz camz cim ywbingh geizcaeux.

Gij gaujcwng gezgoj cimvax Ywcuengh seizneix rom miz haenx gangjmingz, gij yienghceij fag cim de caeuq《 Lingzsuh · Gouj Cim 12 Yenz 》lied youq gouj cim fag daih'it cimcanzcwnh haenx gig doxlumj, cimvax caeuq cimcanzcwnh caeuq sevei ciuhnduj aeu rin ywbingh ceiq ciepgaenh. Youq vunzloih lizsij fazcanj cincwngz ndawde, youq ndaw aen seizdaih aeu rin guh hongdawz caeuq aen seizdaih aeu luengz guh hongdawz gaenq miz duenh vwnzva ronghlwenq aeu vax guh hongdawz ndeu, cimvax wngdang dwg gij huq aen seizdaih aeu vax guh hongdawz haenx. Aenvih dieg Bouxcuengh miz binghdeihfueng、baenz bingh lai aeu yw, youq mwh Cinz Han seizgeiz baihnamz youh caengz ndaej cungj yungh diet daeuj guh hongdawz, cojcoeng Bouxcuengh youq seiz aeu rin daeuj ywbingh, doenggvaq dub gangvax, hawj de lai soem lai raeh gvaq rin, yawhbienh ndaej daengz deu cim daeuj ywbingh. Aenvih ywbingh yaugoj ndei, genjdanh heih guh, cimvax Ywcuengh seizneix lij hwng youq ndawbiengz, daengz seizneix lij yungh.

1976 nienz 7 nyied, gij vunz guh hong gaujguj haenx youq aen moh Handai Lozbwzvanh ithauh Gveiyen (seizneix Gveigangj Si) raen daengz gij huq buenxcangq ndawde miz 3 fag cimngaenz, gij yienghcim doxlumj, gaenzcim cungj miz doxgaiq lumj dwg cag nei, yienghcim caeuq gij cim seizneix camz cim ywbingh gig doxlumj, ndaej mingzbeg nyinhdingh dwg gij cim aeu daeuj ywbingh. Neix dwg daengz seizneix, ndaw guek raeuz raen daengz gij cimdiet gaenzcim miz cag nienzdaih ceiq caeux ndeu. 1985 nienz 10 nyied, gij vunz guh hong gaujguj youq Gvangjsih Vujmingz Yen Majdouz Yangh (seizneix dwg Nanzningz Si Vujmingz Gih Majdouz Cin) youq ndaw gij mohgeq Sihcouh satbyai daengz seiz Cunhciuh vat ok 2 fag cimluengz camz feuh (ndawde miz fag ndeu vat ok seiz gaenq deng raek). Fag cim raez 2.7 lizmij; gaenz raez 2.2 lizmij、gvangq 0.6 lizmij、na 0.1 lizmij, yiengh benjraez seiqfueng; cim dinj iq, raez ngamq 0.5 lizmij, cizging ngamq 0.1 lizmij, cim raeh, baenz yienghluenzsoem. Ginggvaq gaujcwng, neix dwg 2 fag cim camz feuh ywbingh, bakcim soemset youh raeh, caeuq vunz ciuhgeq gangj cungj "cimsaeq" doxdoengz. Giethab gij swhliu lizsij daeuj gaujcwng, ndaej nyinhnaeuz Ywcuengh camz cim daeuj ywbingh youq seiz ciuhnduj couh miz, hwng youq aen seizgeiz Cunhciuh Cangoz, caemhcaiq cienz daengz cunghyenz digih.

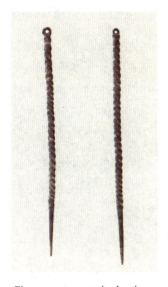

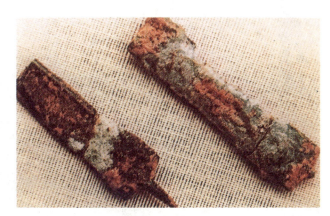

Cimngaenz gaenzcim lumj cag   Cimluengz camz feuh
（纹索状银针）   （青铜浅刺针）

Daj Gvangjsih Bouxcuengh Swcigih soujfuj Nanzningz Si naengh ruz nyig dah doxhwnj, haeuj daengz Fuzsuih、Cungzcoj、Lungzcouh、Ningzmingz giz dieg song henz Dahcojgyangh, couh ndaej yawjraen gwnz dat song hamq dah neix veh baenz fuk doz hung, roengz bit cocat、funghgwz lauxsaed, ginggvaq gaujcwng, doengh gij dozveh gwnz dat neix dwg cojcoeng Ouh Loz seiz Senhcinz veh baenz. Daegbied dwg dozveh bangxdat Byaraiz Dahcojgyangh Ningzmingz Yen, youq mbiengj dat henz dah de, maedmaed caedcaed veh rim gij siengq saek ronghsien、saekhoengzgeq. Mbouj noix conhgyah nyinhnaeuz, gij dozveh bangxdat Byaraiz dwg gij doz Ywcuengh saj goengfou daeuj fuengz bingh cangq ndang. Lumj gij dungcoz ndaw veh song fwngz yaengx doxhwnj、gencueg goz baenz daengz 90°～110°、buenq gongzyongq、song hoh gyaeujhoq ut baenz 90°～110°、song ga goz baenaj、song fwngz iet coh gwnz, saedcaih miz soeng nyinz、cangq nyinz hawj ndok geng daengj bauj ndang cangq ndang cozyung. Yungh diuqfoux dazyinx heiqgoeng daengj fuengfap bae fuengz bingh ywbingh, dwg aen daegsaek hung conzdungj ciuhgeq Ywcuengh ndeu.

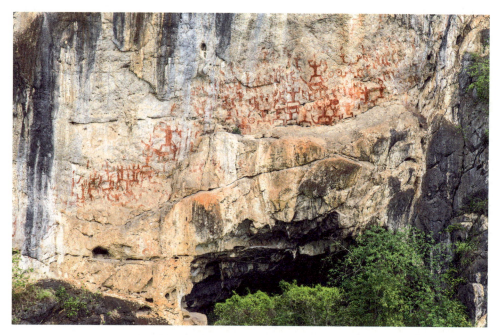

Dozveh Bangxdat Byaraiz Dahcojgyangh
（左江花山岩画）

3. Guhhong Deng Sieng Yaek Aeu Fap Yw Baihrog Ywcuengh

Sevei ciuhnduj, vunz nyaen doxcab youq, doxdaemj doxbuek cungj mienx mbouj ndaej, ndaw gak aen buloz hix yaek ciengz doxhoenx. Caiq gangj hongdawz guhhong haemq codaeuz, baujhoh cosih mbouj daengz, seiz guhhong deng sieng hix haemq lai. Baihrog deng sieng baenz bingh in ciengzraen hawj vunz aenndang aensim sienghaih haemq daih, mizseiz caiqlij baenz cungj yienzaen dai vunz youqgaenj.

Vunzloih codaeuz bungz daengz baihrog deng sieng baenzlawz cawqleix, seizneix gaenq gig nanz diucaz cwngmingz. Hoeng youq ciuhgyawj mbangj giz deihfueng gyaudoeng gig laepsaek、ginghci vwnzva gig doeklaeng haenx, vunzraeuz ciengzseiz aeu namh、daeuhyieng、mbawfaex daengj daeuj baeng baksieng, daj doengh gij guhfap neix daeuj duenhdingh, gij vunzloih codaeuz doiq gij sieng baihrog haenx hix aiq yungh namh、nywjndoeng caeuq mbawfaex daengj baeng baksieng, nanz le, gyoengqvunz cugciemh raen daengz miz di ywbaihrog hab aeu daeuj baeng baksieng, neix couh dwg gij laizloh ywfap yw baihrog.

Cojcoeng Ouh Loz youq seiz guhhong, vihliux soenghoiz saek di bingh in, ginggvaq ciengzgeiz fanfoek sizcen cix miz ok le cungj banhfap yw baihrog aeu cuizyw ywbingh、gvetsa daeuj ywbingh (lumjbaenz aeu yw gvet、gungndok gvet daeuj ywbingh daengj) daengj.

4. Yw Caeuq Gijgwn Caemh Goek Daj Ciuhgeq Couh Miz

Dieg Bouxcuengh daj ciuhgeq doxdaeuj dienheiq raeuj, doek fwn lai, doenghgo mwncup, doenghduz gig lai, hawj gij swnghhoz ciuhnduj cojcoeng Bouxcuengh raeuz gip makndoeng gwn、vatra gij rag doenghgo caeuq gaeb gwn di doenghduz (couh dwg gangj daiq bwn daiq lwed gwn) cauh ok le diuzgen. Doeklaeng rox yungh feiz le, daj gwn ndip daengz gwn cug, gijgwn gezgou vunz ciuhgonq fatseng le bienqvaq.

Haeuj daengz mwh seizdaih dwkbya dwknyaen, gij binjcungj gijgwn caenh'itbouh demlai. Youq dieggaeuq vwnzva vunzloih ciuhnduj youq Gvangjsih caengz neix, vat ok le gij hongdawz dwkbya dwknyaen, caeuq haujlai ndokbya caeuq heuj、gij rinvasiz gak cungj doenghduz ndang unq daengj. Ciengx daeuzseng caeuq ndaem haeux duh, hawj gij vwnzva gwnndoet cojcoeng Bouxcuengh caenh'itbouh fazcanj, youz doenghbaez ra gwn makndoeng、gang gwn nohnyaen doengh cungj gezgou gwnndoet dan'it, yiengq gij gezgou fukhab gwn noh caeuq gwn haeux duh dox giethab fazcanj.

Doeklaeng, vunz ciuhgeq raen miz mbangj gijgwn mboujdan ndaej gwn imq, lij miz gij cozyung gig ndei baujgen ywbingh, couhdwg gangj gwn doxgaiq caeuq gwn yw caemh goek, lumjbaenz saek di mak、 haeux、 byaek、 doihduz、 bya gungq daengj.

Gak cungj baengzgawq biujmingz, Ywcuengh gaenq miz haujlai nanz lo. Hojsik ne, ciuhgeq dieg Bouxcuengh bienbik, gyaudoeng mbouj fuengbienh, sevei fazcanj menh, gij cihsaw Bouxcuengh mwhhaenx lij dwg aen gaihdon ngamq did nyez, gij yihyoz cihsiz ndawbiengz mbouj ndaej yungh cihsaw hingzsik riuzcienz roengzdaeuj. Hoeng doenggvaq haujlai gaujguj raen daengz、 ndaw sawgeq Ywdoj mizgven Ywcuengh geiq naeuz, caeuq seizneix ndawbiengz Bouxcuengh louz roengz gij hozdung yihyoz ciuhnduj haenx, ndaej yaenqcingq gij hozdung cingzgvang geizcaeux Ywcuengh, yienznaeuz mbouj miz banhfap yawj daengz daengx aen yienghceij Ywcuengh, hoeng ceiqnoix hix ndaej nyinhdingh Ywcuengh youq ciuhgeq couh miz lo.

Ywcuengh Cobouh Guhbaenz

1. Nungzyez Swnghcanj Coimaj Ywcuengh

Bouxboux cungj rox, mwhnduj nungzyez dieg Bouxcuengh dwg ndaem haeux guhcawj. Gaengawq gaujguj swhliu caeuq sawlizsij geiqsij, gyoengq yozcej ndaw guek rog guek gaenq ndaej daengz yawjfap doxdoengz: Goekgaen Yacouh ndaem haeux dwg daj Cungguek Hangzcouhvanh daengz Yindu Ahsazmujbangh rangh dieg gvangqlangh lumj buenq aen ronghndwen neix.

Diegyouq lwgminz Bouxcuengh cujyau dwg dieg Lingjnanz Gvangjsih guhcawj, gizneix mbwn raeuj, fwnraemx lai, namh biz, goekraemx diuzgen ndei, hab gohaeux sengmaj raixcaix. Gizsaed, cojcoeng lwgminz Bouxcuengh senq youq 4000 lai bi gaxgonq couh rox ndaem haeux. Dieggaeuq Beigiuh Byayabuzsanh、 Byamajlanzcuijsanh、 Byabeihgyausanh Fangzcwngzgangj raen daengz gij buenzmuh、 sizbuz haenx couh dwg gij baengzgawq cojcoeng Bouxcuengh ndaem haeux.

Daj gij gvilwd minzcuz yihyoz fazcanj de daeuj yawj, Diegcuengh cogeiz nungzyez fazcanj, daegbied dwg gomiuz dajndaem, doiq Ywcuengh fazcanj caeuq Ywcuengh cihsiz romcomz miz coicaenh cozyung cizgiz.

Doenghgo haeuxgwn gapbaenz ciuhgeq Diegcuengh, ceiq caeux dwg doenghgo gwn rag、gwn ganj haenx, menhmenh gvaqdoh daengz cungj cangdai gwn haeux guhcawj, cauxbaenz cungj gyoebhab moq aeu haeux、haeuxyangz、maenz、meg daengj lai cungj guh haeuxgwn. Haeux、biek、duhhenj、haeuxfiengj youq ndaw diegmoh Handai Gvangjsih cungj miz oknamh.

Haeux、meg、haeuxyangz、maenz、haeuxfiengj、maenzbya、moegsawz、biek、duhhenj、duhgaeuj、duhheu、duhlanhdou、duhbap、duhbenj、haeuxlanq、duhyangj daengj, mboujdanh dwg gijgwn lwgminz Bouxcuengh ciuhgeq gwn imq, caemhcaiq miz gij gunghyau gwn daeuj ywbingh ndaej cangq mamx、cangq mak、souhgyaeu, lij ndaej guh baenz souhyw、laeujyw、haeuxyw、gauyw dang gijgwn gwn daeuj ywbingh. Lumj Hocouh aeu haeuxcidndaem guh laeuj "youq gwnz haw gai miz mingz miz saek", Gveibingz aeu haeuxcidndaem guh laeujvan miz gij goengyauq ndaej bouj gyang ik heiq caeuq cangq mak. Gij gauduhheu、daeuhseih、daeuhfouh biekfangz、faenjmaenz daengj cungj dwg gijgwn vunz maij gwn youh ndaej dang gijgwn youh ndaej guh yw ndeu.

Cawz haeuxgwn caixvaih, doiq cogeiz vunzloih swnghhoz yingjyangj haemq daih vanzlij miz doengh cungj mak. Doengh cungj mak hix dwg gij doenghyiengh ciengzyungh ceiq caeux haeuj daengz gwn daeuj ywbingh roxnaeuz guh yw ywbingh.

Giz dieg Bouxcuengh hwngq lai fwn lai, namh dingzlai dwg sonhsing roxnaeuz cunghsing, haemq hab doengh go mak yezdai、yayezdai sengmaj. Gij mak gaenq baenz danq youq Gvangjsih Gveigangj Si Lozbwzvanh gij moh Handai oknamh haenx couh miz lwgdauz、lwgmaenj、makgam、makgyamj、makmoiz、makyinzmenswj daengj. Gyoengqvunz youq ndaw aen rekluengz Gvangjsih Hozbuj Yen Dangzbaiz ngeih hauh moh Handai vat ok haenx, raen miz haeuxgok caeuq maklaehcei, naeng caeuq ngveih maklaehcei cungj lij caezcingj, neix dwg daengz seizneix raen daengz gij byauhbwnj laehcei ceiq caeux. Youq mwh vat aeu Vuzcouh Dadangz Byahozdouzsanh moh

Dunghhan, gyoengqvunz youq ndaw aen vanjluengz raen miz 28 naed makgyamqgenq maklaeq, binjcungj caeuq gij maklaeq seizneix Gveibwz gihbwnj doxdoengz.

Bonj saw 《Geiq Doenghgo Geizheih》Dunghhan Yangz Fuz sij haenx geiq naeuz gij binjcungj dangseiz Lingjnanz miz laehcei、maknganx、makgam、oij、lwggyamj daengj, caemhcaiq geiqloeg le gij gyaciz gwn gij mak neix. Bonj saw《Gij Yiengh Faex Haz Baihnamz》Sihcin Gih Hanz sij haenx sij daengz gij laehcei、maknganx、makgam、makseq、makgyamj、makfiengz daengj, daengz ngoenzneix lij dwg gij faexmak youqgaenj Gvangjsih gak dieg cungj ndaem miz, miz yozyung gyaciz haemq lai. Bonj saw《Lingjbyauj Luzyi》Dangzdai Liuz Sinz sij haenx geiqsij gij faexmak Lingjnanz engq lai, gij neiyungz beij《Gij Yiengh Faex Haz Baihnamz》fazcanj engq lai, lumj geiqnaeuz lwggyamj "gwn ndip caeuq cawj gwn ndaej gaij gij doeg laeuj", maknim "maknim baihrog aeuj baihndaw hoengz, mbouj miz ngveih, gwn raen unq van, hawj dungx raeuj, bang maj noh", cieng "sij mak" ndaw bonj saw《Gveihaij Yizhwngzci》Nanzsung Fan Cwngzda sij haenx, lied ok le gij mak ndaej gwn Gvangjsih haenx gungh 57 cungj, geiq miz maklaehcei、maknganx、makbungganh、makgam、makmaenj menzlij、maklaeq、maklaehbya、makniengq、makdauzdoeng、makvangh、makyinzmenswj、maknamj ndaem、maknamj sam gak、makyehswj、gyoij、gyoijhaeux、gyoijhom、makgaoiq iep gyuhoengz、makgaoiq iep gyuhoengz sauj、makgak、makyid、makfiengz、makcengzndoeng、maknam、makbug daengj. Doengh gij neix cungj dwg gij mak dangdieg ndaem miz caeuq gip gwn. Doeklaeng, bonj saw《Lingjvai Daih Dap》Sungdai Couh Gifeih sij haenx, youh caiq lai bouj haujlai cungj mak, lumjbaenz binhlangz、maklaeq sieg、lwggva、makninraemx、makcijvaiz、makdenhmazswj、hwzdauz、makvangh、makfob daengj.

Vunz youq diegbauj yungh ndei gij goengyungh huqbauj. Cojcoeng Bouxcuengh cingmingz naengzganq, youq ndaw ciengzgeiz swnghhoz sizcen, raen daengz gyaciz gwn caeuq guh yw mak, lai yungh daeuj gwn guh yw roxnaeuz guh yw ywbingh, caeuq gij Ywcuengh wnq doengzcaez gwn ywbingh, dabdaengz fuengzbingh ywbingh muzdiz. Youq ndaw sawgeq ciuhgeq Ywdoj, ciengzseiz raen geiq naeuz Bouxlij Lingjnanz (cojcoeng Bouxcuengh) yungh mak haeuj yw, lumjbaenz rox lwgdoengj "ndaej gaij gij doeg bya baeu, ngveihmakdoengj cauj gvaq nienj baenz mba cung laeuj gwn, ndaej yw hwet niuj hwet in", makbongq "haemq soemj, caq raemx gyaux dangz gwn, ndaej gaij hozhat", makyinzmenswj "ngveih ndaej aeu daeuj mbaek caz gwn, dwg huq ndei", lwggingx "gaij laeuj ceiq ndei", maklangz "cawz heiqcieng、baiz heiq、saggwn", daengjdaengj.

Cojcoeng Bouxcuengh ciuhgeq gig caeux couh roxdaengz gijgwn ndaw de itdingh aeu miz byaek, gij byaek mboujdan ndaej bouj gak cungj yingzyangj, caemhcaiq miz itdingh gyaciz guh yw.

Gij ceh gijmak aen moh Handai Gvangjsih Gveigangj Lozbwzvanh oknamh haenx, doenghgo guh byaek ndawde miz lwggyoux、Gvangjdungh hanzsiu daengj. Bonj saw《Gij Yiengh Faex Haz Baihnamz》Sihcin Gih Hanz sij haenx sij daengz gij byaek miz byaekmbungj、lwggwz daengj, gij byaek neix cungj dwg daj ciuhgeq doxdaeuj couh youq dieg Bouxcuengh ndaemganq. Gaengawq dungjgi, gij byaek Bouxcuengh ciengz gwn haenx miz byaekhau、byaekhau iq、byaekgat、byaekdaihcaiq、byaekmbungj、lauxbaeg、byaekaengjgwx、byaekbohcaiq、byaekmiek、sijsu、byaekgaiqlanz、byaekdoengzhau、byaekroem、byaeklagngaiz、byaekgaeujgij、byaekvahenj、byaekduhngaz、lwgbwnh、go'ndukmax、byaekrwzvaiz、rangz、rangz raemx、lwgbieng、lwghaemz、lwgfaeg、namzgva、duhnoh、go'gyoux、lwggwz、moeggva、maenzgat、lwgheuj、ngaeux、lwgcid、lingzgoz、byaekginzcai、byaekgep、giux、yiemzsih、raetmoegngaex、raetrang daengj.

Youq ciuhgeq, byaek deng vunz ciuhgonq Bouxcuengh gvangqlangh yungh daeuj dangq gijgwn daeuj gwn guh yw, lumjbaenz raemxbyaekmbungj ndaej gaij gij doeg gatndoeng; byaekbohcaiq ndaej gaij gij doeg gwn laeuj deng doeg; byaeklagngaiz feih haemz singq hanz, ndaej gaij gij doeg hwngqhuj, lij ndaej yw doegguj; sijsu "gwn daengz dungx mbouj iek, ndaej hawj ndang mbouj baeg"; mbaw gaeujgij "feih gam singq bingz, gwn le ndaej hawj sim dingh da rongh" "aeu daeuj cawj, boiq daepmou ndaej bingz gij huj ndaw daep"; daengjdaengj.

Rangh dieg Bouxcuengh binjcungj doenghduz gig lai, vunz ciuhgeq Bouxcuengh miz aen sibgvenq maij gwn doenghduz, cugciemh cungjgez ok mbangj di doenghduz couh miz gij goengnaengz bouj ndang. Itbuen daeuj gangj, doenghduz dingzlai dwg dangguh doxgaiq bouj haeuj yw bae, ndawbiengz Bouxcuengh sibgvenq yungh yw doenghduz daeuj boiq gij yw fuz cingq bouj haw haenx, guhbaenz le gij daegdiemj yunghyw "fuz cingq bouj haw, itdingh aeu boiq gij yw miz lwed miz noh".

Daj gij yungh yw gingniemh ndawbiengz Bouxcuengh ciuhneix, lumj gwn lwedngwz ndip daeuj yw fungheiq、duznou bouj ndang "duznou dang sam duz gaeq"、moed yw fungheiq、raemgaeq bouj ndang cangq yiengz daeuj yawj, gij conzdungj vunz ciuhgonq Bouxcuengh gwn doxgaiq daeuj ywbingh ndaej ciepswnj caemhcaiq fazyangz gvanghda.

Ywcuengh caeux couh rox, youq mwh cawj yw gwn soj yungh gij liuh haenx, lumjbaenz hing、laeuj、gyu、meiq、coeng、ho、go'gviq、yiemzsih、dangz、lwgmanh、vaceu、sagieng、youz、ciengqyouz daengj hix miz itdingh guh yw goengnaengz. Linghvaih, mwh cawj doxgaiq dangq yw gwn seiz gya gij liuh haenx, ndaej cawz bae heiqsing gijgwn, hawj gijgwn engq feih engq ngamj bak.

Lumjbaenz, laeuj miz gij goengnaengz doeng meglwed、dingj nit、singj mamx raeuj gyang、hawj yw engq miz yaugoj, gwn miz ngoenznaengz gwn ngaiz ndoet laeuj、caeuq yw doengz baek roxnaeuz cimq yw gwn, baihrog yungh miz caemx ndang、riengx bak caeuq nunaenx aenndang daengj. Ndaw mbanj Bouxcuengh ca mbouj geijlai bouxboux rox gwn laeuj, ranzranz rox ngauz laeuj, okgai haeuj haw itdingh gwn laeuj, gij laeuj neix dingzlai ciujcingh hamzliengh mbouj sang, ciengz gwn dingz noix ndaej souhgyaeu lai di.

Diegcuengh, gij cungjloih hing gig lai, miz hinghoengz、hing'aeuj、sagieng、hinghenj、hinglamz daengj. Hing ndaej fathanh yw dwgliengz, ndaej gaij gwn bya gwn baeu deng doeg caeuq raeuj dungx dingz rueg daengj, dwg gij yw ciengzyungh Ywcuengh, hoeng hinglamz couh dwg gij yw'ndei yw gohmehmbwk Ywcuengh.

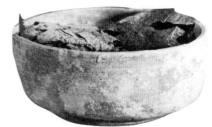

Gij mbaw goruenz aen moh Handai ngeih hauh Gveigangj Lozbwzvanh oknamh

（贵港罗湾二号汉墓出土的壮药铁冬青）

Gangjdaengz go'gviq, senq youq《 Sanhhaijgingh 》couh miz geiqloeg.《 Gij Yiengh Faex Haz Baihnamz 》《 Lingjvai Daih Dap 》daengj cungj geiq miz gij goengnaengz go'gviq Gvangjsih. Go'gviq guh yw, Ywcuengh faen baenz go'gviq、 ginhgvei、 gvanhgvei、 nye'gvei、 gveisinh、 banjgvei、 gveiyouz、 gveicaz、 laeujgvei, sawjyungh daeuj gangj gig gangjgouz, ciengzseiz yungh daeuj boiq guh yw gwn, boux baenz bingh gwn le lai miz yaugoj ndei.

2. Nungzyez Fazcanj Daezswng Ywcuengh

Cinzdai daengz Suizdai seizgeiz, dieg Ouh Loz ginghci fazcanj cangdai haemq ndei, cujyau dwg nungzyez cienzmienh fazcanj daiqdoengh gizyawz hangznieb caeuq gisuz cinbu, lumjbaenz yungh daengz hongdawz diet caeuq yungh vaiz dajndaem、 suijli dwkraemx caeuq fuengfap dajndaem ndaej gaijcaenh、 dajndaem menciz gya'gvangq、 ndaw naz dwk bwnh caeuq gungganq caeuq yinxhaeuj binjcungj haeuxgok ndei daengj, coicaenh le nungzyez fazcanj, hawj gij gisuz ndaem haeux dieg Bouxcuengh cawqyouq aen diegvih lingxdaeuz. Cindai Goz Yigungh《 Gvangjci 》 bonj saw neix geiqloeg Sihcin seizgeiz baihnamz haeuxnaz binjcungj gaenq miz 13 cungj. Daj saedsaeh lizsij daeuj yawj, Cinz Han doxdaeuj, Ouh Loz digih ndaem haeux guhcawj, giem ndaem haeuxfiengj、 duh、 haeuxlidlu、 biek daengj doenghgo ndaw reih.

Nungzyez dwg aen giekdaej sevei ginghci fazcanj, nungzyez ndaej fazcanj bietyienz yaek coicaenh gak hangz gak nieb fazcanj, binjcungj caeuq canjliengh gomiuz demlai, swhyienz hawj goekyw ndaej demgya. Lumjbaenz bonj saw ndaw《 Sinznungz Bwnjcauj Gingh 》sou geiq haeuxroeg daengj haujlai yw, dieg Bouxcuengh cungj canj miz, mwhhaenx Ywcuengh yungh haujlai doenghgo guh yw, daj neix couh yawj ndaej raen di ndeu. Linghvaih, daj aen moh Handai ngeih hauh Gveigangj Lozbwzvanh oknamh gij mbaw goruenz (coux youq ndaw habvax) Ywcuengh caeuq ithauh moh Handai oknamh gij Gvangjdungh hanzsiu、 vaceu, Bingzloz Ndoiyinzsanh moh Handai oknamh gij haeuxroeg (coux youq ndaw mboenjvax) daengj gaujcwng, hix daj mbiengj ndeu fanjyingj le Ywcuengh youq aen seizgeiz neix gaenq ndaej daengz haemq gvangqlangh wngqyungh.

Vunz ciuhgonq Bouxcuengh yinsiz yw dwg daj swnghhoz、 swnghcanj sizcen okdaeuj. Gaenriengz nungzyez caeuq dwknyaen ndaej fazcanj, gyoengq cojcoeng cugciemh hag rox yungh gij yw doenghgo caeuq gij yw doenghduz; riengz hangznieb vat gvangq hwng hwnjdaeuj, cugciemh hag rox yungh yw rin'gvangq. Sawjyungh doengh gij yw neix, ginggvaq mboujduenh cungjgez cwkrom, cugciemh fazcanj baenz gij ywbingh banhfap miz Ywcuengh daegsaek.

3. Gohgi Ciuhgeq Bangrengz Guhbaenz Ywcuengh

Ndaw 《 Bouxcuengh Dunghsij 》geiq naeuz, rangh dieg Ouh Loz gij gvangq luengz、 sik daengj romyo haemq lai, yenzliu cungcuk, miz gij diuzgen mizleih bae fazcanj couqlienh hangznieb. Daj seiz Cunhciuh Cangoz vunz Ouh Loz hainduj hag rox couqlienh doenghgaiq luengz le, cugbouh cwkrom gingniemh, couqlienh gisuz mboujduenh daezsang. Cinz Han seizgeiz daengz Suizdai, riengz lwgminz Cunghyenz mboujduenh senj daeuj baihnamz caeuq senhcin swnghcanj gisuz cienz haeuj, caiqgya cangh Ouh Loz swnghcanj gingniemh mboujduenh cwkrom caeuq swnghcanj cujciz yied daeuj yied yiemzmaed, caenh'itbouh coicaenh le rangh dieg Ouh Loz gij gvangcanj haifat caeuq hangznieb couqlienh fazcanj.

Riengz swnghcanj gisuz ndaej daezsang, cojcoeng Bouxcuengh dawz hongdawz cim dangguh doenghgaiq ywbingh daeuj yungh. Daj Nanzningz Si Vujmingz Gih Majdouz Cin Sihcouh satbyai daengz Cunhciuh seizgeiz gyoengq moh oknamh gij cimluengz daeuj yawj, gij hongdawz aeu cim guh camz youq seiz Cinzcauz gaxgonq couh gaenq sawjyungh. Linghvaih, daj gij cim oknamh daeuj yawj, gij cimluengz Guengjsae Vujmingz Majdouz、 cimngaenz Gveigangj, cimrinluengz Neimungzguj Dazlahdwz Giz Sulinz Cauh, cim Sihgauhyaz Hoznanz Lozyangz, cimgimngaenz Hozbwz Manjcwngz, daengjdaengj, caenhguenj gij yiengh guh cim gak dieg mbouj doengz, hoeng caizliuh caeuq yienghceij cungj ca mbouj lai, hoeng cimluengz Vujmingz Majdouz nienzdaih ceiq caeux, yiengh cim cimngaenz Gveigangj caeuq gij cim seizneix engq ciepgaenh.

4. Vwnzyen Cienzswnj Ywcuengh

Daj Cinzciuz doxdaeuj, Ywcuengh cihsiz miz le cwkrom moq. Gij binjcungj yw moq mboujduenh demgya, gij yw yienzmiz hix demgya le di yunghcawq moq, yawjbingh ywbingh gingniemh hix ndaej caenh'itbouh cwkrom caeuq cungjgez, gij geiqloeg mizgven Ywcuengh cihsiz hix miz di demgya.

Lumjbaenz, bonj saw cienmonz sij Ywdoj《 Sinznungz Bwnjcauj Gingh 》 guek raeuz bonj saw seizneix rom miz ceiq caeux, ndaw Dunghhan sij baenz haenx, ndawde geiq miz 365 cungj yw, rangh dieg Bouxcuengh canj haemq lai lumj ginhgvei、maujgvei (couh dwg go'gviq)、haeuxroeg、rinyagnywx daengj ndaej souloeg. Ndaw bonj saw neix geiqloeg gij yw miz "gij bingh cujyau yw dwg hab'wngq、gak cungj doeg、mbouj ndaej gwn nanz"、miz "cawz hanz huj siu heiqdoeg heiqyak、yw binghgietndaek" daengj cozyung gij yw miz 125 cungj, dieg Bouxcuengh dingzlai cungj miz.

Bonj saw《 Gij Yiengh Faex Haz Baihnamz 》Cindai Gih Hanz sij haenx dwg bonj cizvuzyoz conhcu guek raeuz seizneix rom roengz ceiq caeux ndeu, ndawde geiqloeg le haujlai Ywcuengh, lumj "nywjgitleih, gij ganj de lumj goginhcaihguj, yiengh lumj go davangzcauj, rag lumj go sozyoz, sibsug ndawbiengz dieg Gyauhcij song Gvangj nyinhnaeuz daeuzseng lai doegguj caemh lai, dan dwg go'nywj neix ndaej gaij gij doeg neix, gig lingzniemh. Vuzgoz Vangz Vujcungh, Gyanghya Lij Yij aenvih miz coih cix deng buenq senj daengz Hozbuj, ngamq haeuj daengz diegsenj, couh bungz deng doeg, dahhoiq de heuh Gitleih, dingjlingz ra ndaej go'nywj neix, cawj hawj de gwn, couh ndaej gaij doeg bae lo", "byaekmbungj, mbaw lumj gobang cix lai saeq, singq caep feih gam, ……dwg go byaek geizheih baihnamz. Gatndoeng haemq doeg, aeu raemx byaekmbungj ndik gwnz go de, go de dangseiz reuq dai bae. Gwnz biengz cienz naeuz Vei Vuj ndaej gwn gatndoeng baenz cik, naeuz sien gwn cungj byaek neix", ndaw-biengz Bouxcuengh daengz seizneix vanzlij riuzcienz doengh gij ywbingh gingniemh neix. "Va dougouvah……doenghbaez gangj gij va neix buq heiq siu myaiz, gwn laeuj lai baenz boix. Daigangh bi daihngeih, Gyauhcouh soengq swx ndeu hawj vuengzdaeq, vuengzdaeq sawq le raen lingzniemh, couh lok hawj haklaux henzndang, Gyauhcouh youq dangseiz baudaengz Guengjsae bouhfaenh digih.

Ndaw bonj saw《 Coujhou Beigiz Fangh 》Cindai Goz Hungz sij haenx ndawde geiqloeg miz mbouj noix gvendaengz boux canghyw Bouxcuengh caeuq Ywcuengh Lingjnanz. Lumjbaenz gij gingniemh vunz Lingjnanz yw binghfungheiq、fuengzceih doeg raeusa (bingh nengzyangcungz), hoeng doiq gij fuengfap yungh doeg、gaij doeg daegbied yawjnaek, lai baez daez daengz. Gangj daengz naqdoeg seiz gangjnaeuz "fanzdwg gij doeg naq miz sam cungj, youq ndaw Gyauhcouh song Gvangj ndaw siujsoq minzcuz aeu ceuhdungz guh gyaeujnaq……ngamq sieng naeng couh foeghoengz bienq naeuh dai bae……danghnaeuz miz vunz deng nyingz dawz, couh aeu gwn haex, roxnaeuz daih aeu raemxhaex ndoet gwn, caemhcaiq cat gwnz baksieng, yaep ndeu couh ndeidauq", caemhcaiq gangjnaeuz Gvangjsih canj ndaej haemq lai doenghcungj lanzcingh、ngaeux、maenzgat ndip、hinghawq、yungzvuengz、raemxfaexcuk daengj cungj ndaej gaij doegnaq. Gvangjsih miz haujlai gogemzgungq、gofeq ndip、hinghawq、mbawging daengj, gwn roxnaeuz oep, ndaej yw ngwzdoeg haeb sieng. Doiq gij yw miz doeg rangh dieg Lingjnanz geiqloeg engq ciengzsaeq: "Gij yw miz doeg Bouxlij Lingjnanz, cungj aenvih gwn ndaej, dingzlai gwn le mbouj roxnyinh miz doeg, nanz le cugciemh mbouj ndaej gwn le, roxnaeuz ndaw dungx cugciemh roxnyinh raeng, caemhcaiq raen baihlaeng naet ndaej youqgaenj, sien dwg hanz lumj humz nei." Neix gangjmingz seizhaenx gij yw Lingjnanz miz doeg ndawde, doiq boux fat binghnumq sienghaih hix mbouj siuj. Goz Hungz doiq miz di binghlah caemh rox ndaej gig cingcuj, lumj de youq《 Baubuzswj Bienndaw 》dwen daengz "Raeusa gwnz dieg ndaw raemx cungj miz, doek fwn moq gvaq le caeuq banhaet banhaemh, raih daengz dingh haeb vunz,……duz hung lumj byaibwn, codaeuz haeb vunz, couh haeb haeuj ndaw naeng bae, giz deng haeb lumj diuz oen nei, haeb di ndeu cungj in dai bae, ndaej aeu cim deu deuz, hoengz lumj dansa nei, dwg aeu nyauj byaij roen ne. Langh mbouj deu deuz, nengz ndonj haeuj ndok bae, couh baenz duz nengz cungj ndonj haeuj ndang bae, couh lumj deng naq nyingz dawz, cungj ndaej dai vunz." lij gangjnaeuz cungj bingh neix youq Lingjnanz raen. Ciuq de baenzneix gangj, gij bingh neix caeuq bingh nengzyangcungz swnghhoz hingzdai、baenzbingh cingzgvang、 linzcangz dwzcwng daengj haemq hab, caiqlix mbangj di yawhfuengz fuengfap Goz

Hungz dwen daengz haenx, hix cungj dwg miz yaugoj.

Youq ndaw dansaw Suizcauz Dangzcauz, cawz souloeg le daihliengh danyw

Ywdoj caixvaih, hix souloeg le mbangj di danyw gaijdoeg、yw binghheiqcieng

Lingjnanz, ndawde baudaengz danyw Ywcuengh, neix biujmingz Ywcuengh fanghciyoz

youq seiz Suizcauz Dangzcauz gaenq did nyez lo. Ndawde, Suizcauz Cauz Yenzfangh

sij bonj saw《 Lwnh Gij Goekgaen Gak Cungj Bingh 》 dwg guek raeuz daih'it bouh

conhcu haemq caezcienz bae gangj baenzbingh yienzaen caeuq baenzbingh gihlij, doiq

gij sa、cieng、guj、doeg Lingjnanz digih ciengz raen de hix guh le lwnhgangj, geiq

miz Bouxlij Lingjnanz ciengzyungh haj cungj yw miz doeg caeuq fuengfap duenqdingh

deng doeg: "Bouxlij Lingjnanz miz gij yw daegbied miz bu'gyangzyoz、miz lanzyoz、

miz ywdoengzhenj、ywgim、ywginhyoz. Haj cungj yw neix deng vunz, hix rox dai

vunz. Hoeng gij ywdoeg neix ngamq deng, vunz cungj mbouj rox, yaek rox dwg mbouj

dwg deng doeg, codaeuz couh aeu daeuh dawz ngaenzcingh muzswiq seuq, caiq aeu

raemx faexliuj naenghoengz swiq seuq bak heuj, gamz cungj ngaenz neix ninz haemh

ndeu, haet daihngeih caiq yawj. Ngaenz bienq ndaem couh dwg yw bu'gyangzyoz,

ngaenz bienq ndaemheu couh dwg yw lanzyoz, ngaenz bienq ban'aeuj couh dwg yw-

doengzhenj."《 Daibingz Swngveifangh 》 lij cienmonz lied ok gij dan gij yw hawj

vunz liujgaij gij doeg yw Bouxlij Lingjnanz. Suh Ging daengj vunz biensij bonj saw

《 Ywdoj Linghbien 》 dwg bonj sawmoeg ywdoj Dangzcauz cauzdingz fatbouh ndeu,

souloeg le lai cungj yw ciengzyungh Ywcuengh. Dangzcauz Cinz Canggi《 Ywdoj Gip

Lw 》 , souloeg le song cungj yw gaij doeg mizmingz Bouxcuengh: Ywhau Ranzcinz

caeuq ywhau Ranzgam. Vujdai Lij Sinz《 Haijyoz Bwnjcauj 》 hix souloeg le haujlai

Ywcuengh. Dangzcauz Sunh Swhmyauj《 Ciengim Danyw Youqgaenj 》《 Ciengim Dan

Bangbouj 》 geiq miz gij goengnaengz Ywcuengh gaeundaux、gaeunguenx daengj.

Gij geiqsij gwnz neix mboujdan fanjyingj le gij yw Lingjnanz fanghciyoz caeuq

yihliuz gisuz cinbu, hix daj mbiengj ndeu fanjyingj le Ywcuengh youq dangseiz gaenq

sawjyungh miz itdingh gveihmoz.

Sungdai gij cucoz mizmingz bwnjcaujyoz、fanghciyoz, lumjbaenz《 Cwnglei

Bwnjcauj 》《 Bwnjcauj Duzgingh 》《 Yizvazswj Bwnjcauj 》《 Daibingz Swngveifangh 》《 Lingjnanz Veiswnghfangh 》, caeuq gij saw sij funghduj yinzcingz lumj《 Lingjvai Daih Dap 》《 Gveihaij Yizhwngzci 》daengj, cungj geiqloeg le daihliengh gingniemh yungh yw Bouxcuengh, fanjyingj le seizhaenx Ywcuengh suijbingz miz itdingh daezswng.《 Bwnjcauj Duzgingh 》geiqloeg le gij yw dieg Bouxcuengh baenz bak cungj, caemhcaiq baez daih'it youq ndaw saw canghyw raen daengz le cungj faenloih "danyw Lingjnanz", "canghyw Bouxlij aeu (gyoijrang) yw binghlah geiqciet, doengh yiengh gim rin heih baenz hujndat, couh ndaej gwn gij raemxgyoij." Canghyw Bouxlij, dwg heuh gij canghyw siujsoq minzcuz baudaengz Ywcuengh youq Gvangjdungh Gvangjsih, neix byauhci doengh gij yw siujsoq minzcuz baudaengz Ywcuengh youq ndaw conzdungj yihyoz miz le diegvih mingzbeg doekdingh. Gij dansaw Lingjnanz wnq, lumj《 Lingjnanz Veiswnghfangh 》《 Lingjnanz Gyozgilun 》《 Nanzhingzfangh 》《 Gvangjnanz Sezswnghfangh 》daengj, gaisau gij gingniemh yungh yw vunz Bouxlij、vunzdoj、vunz ndaw bya Lingjnanz, gangjmingz miz buek Ywcuengh miz soujngaeh ndeu youq dieg Bouxcuengh guh canghyw, caiqlij gaenq laeb le gij cidu ywbingh doxwngq ndeu.

　　《 Gveihaij Yizhwngzci 》caeuq《 Lingjvai Daih Dap 》dwg gij saw gaisau fungsug cingzngeih Guengjsae, bouxsij de Fan Cwngzda caeuq Couh Gifeih yienznaeuz mbouj dwg canghyw, hoeng gyoengqde youq Gvangjsih dang hak lai bi, doiq gij yw dangdieg liujgaij maqhuz lai, lij geiqloeg roengzdaeuj, lumjbaenz geiqnaeuz Bouxcuengh "aeu ndaeng ndoet laeuj" daeuj fuengz heiqcieng. Gij fanghciyoz Ywcuengh aen seizgeiz neix miz le fazcanj, lumjbaenz《 Daibingz Swngveifangh 》souloeg le "gak cungj danyw gaij gij doeg yw Bouxlij";《 Lingjnanz Veiswnghfangh 》geiqloeg le gij lijlun gangj binghcieng binghfatndat Lij Giuz、Cangh Ciyenj、gij danyw naeuz vunz rox caeuq gij lijlun gangj binghcieng binghfatndat Vangz Feij、gij gangjfap veiswngh gip lw gangj cienggaeuq Siz Gihungz daengj gij yihyoz lijlun caeuq danyw lai boux canghyw, daezok le binghcieng binghfatndat caeuq sienghanz mbouj doengz, dwg Lingjnanz: "Haz faex raemx mboq, cungj souh gij heiqyak yingjyangj, vunz swnghhoz youq ndaw vanzging neix, yienzheiq mbouj maenh, lahdawz baenz bingh, couh dwg cieng".《 Lingjnanz Veiswnghfangh 》lij geiqloeg le Bouxcuengh aeu go'gviq yw doegcieng、binghcieng、dwgliengz gyang cumx、gyaeuj naj seiqgueng foeg daengj.

Dangz Sung seizgeiz, guhbaenz le gwn ywdoj、swiq baihrog、roemznaengj、oep、raekyw、cat yw gvat、aeu gaeu yw、cit daeuj yw、cim deu、cimvax daengj 10 lai cungj ywfap Ywcuengh, caemhcaiq baengh minzcuz hingzsik daegbied caeuq deihfueng daegsaek youq ndaw baujgu guekcoj conzdungj yihyozyoz gag yaengx mbaw geiz ndeu.

Bonj saw《 Bwnjcauj Ganghmuz 》Mingzcauz Lij Sizcinh sij neix, dwg bonj sawhung yihyozyoz neiyungz lai、sougeiq doxgaiq lai ndeu. Bonj saw neix sougeiq le haujlai Ywcuengh dieg Lingjnanz, daj moux cungj cingzdoh daeuj fanjyingj le dangseiz Ywcuengh yenzgiu fazcanj suijbingz caeuq Ywcuengh haifat leihyungh cingzgvang. Ndawde, gij ceiq doedyienh de dwg lwgminz Bouxcuengh doiq go yw mizmingz dijbauj samcaet haifat caeuq wngqyungh.《 Bwnjcauj Ganghmuz 》geiqnaeuz, samcaet "seng youq ndaw ndoeng ndaw doengh Gvangjsih Nanzdanh gak aen couh" "gij yw neix gaenhduenh seizgan cij miz".

《 Bwnjcauj Ganghmuz 》lij souloeg le haujlai dwzcanj caeuq gij yw canj ndaej lai Diegcuengh, caemhcaiq gaisau le gyagoeng caeuq linzcangz sawjyungh gingniemh.

Mingz Cingh seizgeiz, lwgminz Bouxcuengh gvangqlangh sawjyungh le rindaepyiengz、samcaet、maenzbya、denhvahfwnj、lozhangoj、godaizfung、nyacienjgamj caeuq roeggut daengj daeuj ywbingh. Doiq gij canjdieg goyw cingqdouj hix maqhuz miz yenzgiu, lumj bonj saw《 Gveihsun Cizlicouh Ci 》Cinghdai Gvanghsi 25 bi (1899 nienz) coihsij haenx geiqnaeuz, "Ginjdiloz……dan dwg gij Gveihsun (couh dwg seizneix Cingsih Si) canj ceiq ndei".

Difanghci yiennaeuz mbouj dwg cienmonz geiqloeg gij cihsiz yihyozyoz, hoeng de doiq gij yw deihfueng ok haenx caeuq mizgven yunghfap gij yw geiq roengzdaeuj, hix ndaej daj mbiengj ndeu ndomqyawj yihyoz dangdieg fazcanj cingzgvang. Mingzcauz Linz Fusiuh、Vangz Coj biensij bonj《 Gvangjsih Dunghci 》haenx ndawde geiq miz bak lai cungj yw Gvangjsih canj ndaej haemq lai haenx. Gizyawz lumj《 Nanzningz Fuj Ci 》《 Liujcouh Fuj Ci 》《 Binhcouh Ci 》daengj daihliengh couhfuj yenci hix sougeiq le mbouj noix yw, fanjyingj le seizhaenx lwgminz Bouxcuengh gig yawjnaek Ywcuengh.

Gij difanghci Cinghcauz biengaij haenx, cawz geiqloeg binjcungj yw demgya caixvaih, gij byaek ndaej guh yw hix geiq ndaej haemq lai. Lumj《 Linzgvei Yenci 》 geiqloeg maklozhangoj singq hanz yw ndang baeg baenz ae,《 Cinbenh Yenci 》 geiq miz aeu sanhcah guh gau ndaej sag gwn,《 Yilinz Couhci 》 dwen daengz aeu haeuxnaengj ndaem cimq laeuj gwn ndaej bouj lwed,《 Yungzyen Ci 》 geiqloeg naeng sigloux ndaej guh yw、go'gyamj ndaej gaij gij doeg bya daengj.

Ywcuengh Fungfouq Fazcanj

Dangz Sung gvaqlaeng, riengz sevei swnghcanjliz fazcanj、swnghcanj gvanhaeh cinbu, gyoengqvunz swnghhoz suijbingz mboujduenh daezsang, Ywcuengh ndaej daengz haemq vaiq fazcanj.

1. Ywcuengh Lijlun Codaeuz Yienh Bonjsaeh

Ywcuengh nyinhrox binghcieng, byaij youq dangqnaj yihyoz dijhi guek raeuz gizyawz digih. Bonj saw《 Lwnh Gij Goekgaen Gak Cungj Bingh 》 Suizcauz Cauz Yenzfangh sij haenx geiq miz Ywcuengh nyinhrox heiqcieng: Heiqcieng "aenvih raeuj cix miz" "cungj dwg aenvih goek rij gwnz ndoi heiqcieng cumx heiqdoeg cij baenz". Sungdai Fan Cwngzda《 Gveihaij Yizhwngzci 》 hix geiq miz, "cieng, gij doeg mokbya raemxrij caeuq rum nyaengq、heiqcimj hwnjfwi rumz naengj cij baenz, ndawde vunz lumj deng fatnit fatndat nei……", caenh'itbouh cingqmingz le gij yawjbingh ywbingh gingniemh Cauz Yenzfangh geiqsij haenx dwg daj Ywcuengh Lingjnanz daeuj. Haujlai yihyoz vwnzyen biujmingz, Ywcuengh doiq baihnamz gij binghlah huj hwngq de yinsiz gag byaij youq dangqnaj yihyozgai, miz lizsij yiyi haicauhsingq.

2. Gamj Beij Vunz Sien Guh, Yenzgiu Ndangvunz Buqgaij, Damqdauj Ndangdaej Gezgou Caeuq Binghleix Bienqvaq

Gaengawq 《 Ningzmingz Yen Ci 》 geiqloeg, lwgminz Bouxcuengh "haem gvaq sam haj bi le, vat aen moh, sijsaeq gip goet hwnjdaeuj, vunz biengz heuhguh 'gip gim'; gij goet gip ndaej haenx uet seuq, caiq yungh feizrang oenq hawq, yienzhaeuh ciuq itdingh gveihcwz cuengq haeuj ndaw aen biengx bae". Bonj saw 《 Mwzswj · Bien Haem · Laj 》 seiz Cangoz hix geiqloeg: "Youq baihnamz Cujgoz miz aen guek vunzyenzyinz, gij caencik de dai le, hawj gij noh naeuh le vut deuz, yienzhaeuh haem gij ndok de, cij baenz lwg hauqswnh." Gij fungsug gipgoet senj cangq Bouxcuengh, hawj cojcoeng Bouxcuengh doiq aen hidungj goetndok ndangvunz miz yinsiz haemq gwzgvanh.

Bwzsung ndaw bi Ginglig, Gvangjsih Yizcouh Bouxcuengh comzyouq miz baez nungzminz gijyi ndeu gvaq. Boux gaihgiz doengjguenj yungh laeuj vamwnhdozloz daeuj yaeuh gaeb Ouh Hihfan daengj 56 boux bouxdaeuz gijyi, caemhcaiq dawz sojmiz vunz cungj gaj dai caez, riengzlaeng minghlingh Yizcouh ndaek hak Vuz Genj caeuq boux canghveh Sung Gingj daengj, doiq sojmiz seihaiz cienzbouh guh gaijbouj, veh doz baenz cek, heuhguh 《 Gij Doz Dungxsaej Ouh Hihfan 》, neix dwg gwnz lizsij guek raeuz yihyoz gwnz de daih'it fuk veh veh ndangvunz gaijbouj ndeu. Baez gaijbouj saehgienh neix yienznaeuz aeu cinyaz nungzminz gijyi daeuj guh beigingj, fanjyingj le baihbaek Sung Vuengzciuz daegbied doegsieb, hoeng youq guek raeuz yihyoz lizsij gwnzde, daegbied dwg gaijboujyozsij, gij lizsij yiyi de cigndaej haengjdingh, gangjmingz aen seizgeiz neix Ywcuengh aenvih diegdeih gvanhaeh, haemq noix deng funghgen swhsiengj cughaed, doiq ndangvunz gezgou caeuq sengleix goengnaengz daihdamj bae damq rox, daezok gij yawjfap daegbied gag miz, saedcaih haemq nanz ndaej daengz.

3. Ywcuenghyoz Fazcanj Riengjret

Dangzcauz Suh Ging daengj vunz biensij bonj saw 《 Ywdoj Linghbien 》 souloeg le dingz yw Ywcuengh ciengzyungh Lingjnanz digih ndeu, lumjbaenz mbeinuem、 mbarinraeuz、fuzlingz、go'gviq、samcaet daengj.

Dieg baihnamz daj ciuhgeq doxdaeuj couh dwg raeujrub fwn lai, doenghgo mwncupcup, doenghduz haemq lai, dwg aen cangbauj sengcingz miz gij yw conzdungj ndeu. Ranzlaeuz gyawj raemx couh sien raen ronghndwen, Ywcuengh nyinhrox caeuq sizcen bae yungh haujlai yw, hab gohyoz yienzleix, hix hab veizvuz cujyi bencwnggvanh.

4. Fanghciyoz Did Nyod

Mboujduenh cwkrom yungh yw cihsiz caeuq ywbingh gingniemh, vih cauxbaenz fanghciyoz Ywcuengh guh ndei giekdaej. Aenvih ciuhgonq Bouxcuengh caengz ndaej guhbaenz gij sawcih gveihfan bonj minzcuz, ndigah gij ywbingh gingniemh、danfueng、niemhfueng Ywcuengh dingzlai cij ndaej doenggvaq yiengh fuengsik bak gangj hawj、dingq aeu、simcienz haenx riuzcienz roengzdaeuj, ndawde miz mbangj aenvih Sawgun swhliu geiqloeg ndaej riuzcienz roengzdaeuj. Daj ndaw saw danyw Dangz Sung seizgeiz, ndaej raen aen danyw souloeg le bouhfaenh Lingjnanz digih gaijdoeg、yw heiqcieng haenx, ndawde baudaengz Ywcuengh, gangjmingz fanghciyoz Ywcuengh youq aen seizgeiz neix gaenq hainduj did nyez.

Lumjbaenz, mwh Bwzsung cauzdingz cujciz canghyw biensij baenz bonj saw 《Swngci Cungjluz》geiq miz gij danyw ca mbouj lai miz 2 fanh diuz, ndawde dingzlai miz Lingjnanz danyw Ywcuengh. Lumjbaenz "yw gujrum……vunz Lingjnanz lai deng gij doeg neix, daj ndwnj buenq in, danyw (yungh) ganhcauj (cauj gvaq)、raemxromj song cungj yw, dubsoiq ganhcauj baenz mba, moix baez gwn 1.7 cienz, aeu raemxromj daeuj diuz gwn".

Dangzcauz vwnzyozgyah Liuj Cunghyenz youq Liujcouh dang hak geizgan, hawsim yiengq Ywcuengh dangdieg yozsiz, gag yaeb、gag ndaem、gag cauh yw, lai hag gij yihyoz gingniemh dangdieg, giethab gij ywbingh ginglig bonjfaenh, bienraiz le 《Danyw Liujcouh Gouq Sam Cungj Bingh Dai Vunz》, geiqloeg danyw yw binghgyakga、baezding、binghraq hozlon, yw genjdanh youh mizyauq, sikhaek raen yaugoj. Neix daj mbiengj ndeu fanjyingj le Ywcuengh Lingjnanz suijbingz daezsang.

1161 nienz, Cwng Gyauz youq ndaw《 Dunghci 》dawz sawyw ciengzsaeq faen baenz 16 loih, ndawde danyw cungjloih Lingjnanz miz 5 bouh 9 gienj, baudaengz Ywcuengh youq baihndaw, biujmingz gij yihyoz siujsoq minzcuz baihnamz baudaengz Ywcuengh youq ndaw conzdungj yihyoz guek raeuz aen diegvih mingzbeg doekdingh haenx.

Daj neix ndaej raen, Dangz Sung seizgeiz Ywcuengh doiq baenzbingh yienzaen ywbingh fuengfap danyw caeuq yungh yw gaenq baenz cungj yiengh miz yenzgiu, hojsik mbouj ndaej daengz cwngfuj fuengmienh daih gveihmoz hidungj cingjleix, caemhcaiq mbouj miz sawcih Bouxcuengh daeuj sou geiq, caengz ndaej caenh'itbouh fazcanj baenz gij yozgoh hidungj, hoeng gaenq cukgaeuq fanjyingj fanghciyoz Lingjnanz gaenq did nyod caeuq ywbingh gisuz miz cinbu.

5. Ywcuengh Ywbingh Gisuz Fuengfap Lai Cungj Lai Yiengh

Ywbingh fuengfap Bouxcuengh gaenriengz sevei lizsij fazcanj cix cugciemh cauxbaenz caeuq fazcanj, gaenq cauxbaenz le gij ywbingh fuengfap miz daegsaek haenx, dingzlai gisuz fuengfap yungh daengz seizneix, gig daih fungfouq le Ywcuengh neiyungz. Gij ywfap Ywcuengh faen fap yw baihrog、fap yw baihndaw caeuq gizyawz ywfap, giengzdiuh gibseiz yw, caemhcaiq cibfaen yawjnaek yawhfuengz.

Fap yw baihndaw Ywcuengh gaengawq gij gihcuj lijlun Ywcuengh, boiq yw baenz dan, cienq raemx gwn daeuj dabdaengz ywbingh muzdiz dwg cungj ywbingh fuengfap youqgaenj ndeu. Sien dwg caz rox baenzbingh yienzaen, doekdingh ywfap, yienzhaeuh ciuq Ywcuengh yunghhyw yenzcwz bae genj yw, gapbaenz fuengyw. Gapbaenz danyw mboujgvaq geij cungj yw, caiqlij dan miz cungj yw ndeu, hoeng yungh rengz haemq cien, genj ndei cix yungh ndaej gvangq.

Fap yw baihrog Ywcuengh dwg doenggvaq gikcoi baihrog dabdaengz ywbingh muzdiz. Ywcuengh nyinhnaeuz, gij ywbingh cozyung gak cungj fuengfap yw baihrog Ywcuengh, cungj daeuj gangj it dwg diuz heiq, ngeih dwg cawz doeg. Youq neiyungz fuengmienh, baudaengz bingh baihrog daj baihrog yw caeuq bingh baihndaw youq baihrog yw song aen fuengmienh. Lumjbaenz, baeznong baezdoeg、feiz coemh raemx log deng sieng yungh Ywcuengh oep baihrog, dwg bingh baihrog daj baihrog yw; siq rueg dungx in、nyouhraix yungh aeu maeyw diemj cit, dwg bingh baihndaw daj baihrog yw. Gidij ywbingh seiz, youh baen aeu yw daj baihrog yw caeuq mbouj aeu yw daj baihrog yw song daihloih, roxnaeuz song yiengh giethab daeuj yungh (lumjbaenz maeyw diemj cit、aeu yw gvet ywfap). Gij ywfap yw baihrog Ywcuengh neihanz cibfaen gvangqlangh, fuengfap lai saek lai yiengh, ywbingh yaugoj haemq ndei, youq guek raeuz conzdungj ywbingh fuengfap ndawde miz diegvih youqgaenj.

Youq ciengzgeiz linzcangz sizcen ndawde, Ywcuengh caemh rom ndaej haujlai gingniemh yawjbingh ywbingh, caemhcaiq cugbouh cauxbaenz le aen fuengfap yawjbingh ywbingh gig miz daegsaek caemhcaiq lai saek lai yiengh haenx, seizneix ciengzyungh miz yawj lwgda ywbingh、cam cingzgvang ywbingh、muengh yawj ywbingh、yawj dungx ywbingh、yawj rib ywbingh、yawj lwgfwngz ywbingh、yawj rwz ywbingh daengj.

6. Laebhwnj Yihliuz Cidu Caeuq Yihliuz Gihgou

Gij ywbingh cidu caeuq ywbingh gihgou dieg Bouxcuengh laeb ndaej haemq laeng, gaengawq vwnzyen geiqloeg, daih'iek youq Sungdai gvaqlaeng cij laeb hwnjdaeuj.

Cib'it sigij buenqgyang, Gvangjsih bauqfat le vunz Bouxcuengh Nungz Cigauh lingjdauj miz lwgminz minzcuz Bouxcuengh Bouxgun daengj camgya fanj Sungcauz gijyi haenx. Gij lwglan Bwz Gihyi Bwz Hozyenz, youq Gvangjsih camgya le baez gijyi neix, dang gvaq "Yihcangj". Neix gangjmingz youq gijyi budui ndawde miz conhciz canghyw, caemhcaiq gaenq laeb le yihliuz cidu.

Ciuq difanghci geiqnaeuz, Mingzdai, youq dujswh cidu lajde, guenfueng laeb miz ywbingh gihgou, guenfueng caeuq ndawbiengz miz itdingh soqliengh boux cienmonz ywbingh. Daengz Cinghcauz, Diegcuengh laebbaenz le veiswngh gihgou cienmonz fucwz guenjleix deihfueng yihyoz caeuq gouqcaeq、duenqyw doengh boux baenzbingh gungzhoj.

7. Ywcuengh Lijlun Cobouh Cauxbaenz Caeuq Ywcuengh Cucoz Okyienh

Cinghcauz satbyai daengz Minzgoz seizgeiz, Bouxcuengh yihyoz fazcanj cobouh cauxbaenz le aen lijlun dijhi haemq caezcingj he, miz le gij cucoz mizgven Ywcuengh fuengmienh.

Ywcuengh fuengmienh, youq ndaw difanghci Cinghdai, gvendaengz Ywcuengh geiqsij mizgven Ywcuengh caeuq canghyw Bouxcuengh daegbied lai, neiyungz hix engq fungfouq, baenzneix mboujdan geiq miz daj gyawz canj、baenzlawz yungh daengj fuengmienh cihsiz, caiqlij geiq miz gyagoeng cauhguh caeuq denjhingz binghlaeh dem.

Binghcwng fuengmienh, Ywcuengh doiq deihfueng lai fat bingh lumj sa、cieng、guj、doeg、fung、caep daengj gaenq miz caemhcaiq gaenq miz itdingh yenzgiu. Cohbingh Ywcuengh miz mbangj dwg aeu Vahcuengh lwnhgangj daeuj an coh, miz mbangj ciuq cujyau binghyiengh daeuj an coh, miz mbangj ciuq bingh gvaq ndei、yak daeuj an coh, miz mbangj yungh loih beij yiengh daeuj an coh. Gvangjsih Dwzbauj Yen boux canghywgeq Ywcuengh gaenq gvaqseiq Loz Gyah'anh sij bonj saw 《 Veh Doz Gangj Fueng Cim Deu Binghsa 》(gaujfwngzsij), geiq miz 82 cungj binghyiengh, ndawde miz 20 lai cungj coh binghyiengh dwg Ywdoj、Sihyih lij caengz raen gvaq, lumjbaenz "mbwn hanz" "deih nit" "ngwzlungz diuq" "caetsing" "byajmig" "saidungx" "saihoz" "ngwzlinj" "meuzlinj" "bwnhoengz" "yiengzrwz" "sa'gyaeujhoengz" daengj, dwg gij coh binghyiengh Ywcuengh cohmoq gaengawq yaem Vahcuengh hoiz baenz Vahgun.

Duenqdingh fuengmienh, Ywcuengh miz damqmeg ywbingh、yawj rib ywbingh、yawj lwgfwngz ywbingh、yawj dungx ywbingh daengj daegsaek duenqbingh ywbingh fuengfap. Ywbingh fuengmienh, fap yw baihndaw Ywcuengh ndawde miz fuengfap yawj binghyiengh daeuj yw, hix miz yawj baenzbingh yienzaen daeuj ywbingh, gij daegdiemj de dwg duenqdingh binghcingz guhcawj, yungh yw genjbienh, cungj bingh ndeu aeu cungj dan ndeu daeuj yw. Fap yw baihrog Ywcuengh lai cungj lai yiengh, itbuen binghcingq dan aeu fap yw baihrog couh mizyauq lo, roxnaeuz fap yw baihrog caeuq fap yw baihndaw boiqhab daeuj yungh.

Gij vwndiz aeu gangj dwg, gij saw Ywcuengh aen seizgeiz neix dingzlai dwg cungj hingzsik bonjfaenh aeu fwngz cau baenz, lumjbaenz 《 Veh Doz Gangj Cit Yw-bingh Lwgnyez 》(Ningzmingz Yen Ywcuengh Dwng Yenjgaij yo, fwngz sij aeu)、《 Veh Doz Gangj Fueng Cim Deu Binghsa 》(Dwzbauj Yen Loz Gyah'anh sij, fwngz sij aeu) daengj. Gij saw fwngz sij aeu neix, doiq Ywcuengh lijlun caeuq linzcangz sizcen guh le cungjgez, gangjmingz Ywcuengh gaenq miz itdingh lijlun giekdaej caeuq gingniemh duenqbingh ywbingh gig lai, gij saw neix ndaej riuzcienz, doiq bujgiz yihyoz cihsiz caeuq daezsang lwgminz Bouxcuengh ndangcangq suijbingz, dwg miz cizgiz cozyung.

8. Yawjnaek Yawhfuengz Baenzbingh

Ywcuengh cibfaen yawjnaek caengz bingh sien fuengz. Youq ciengzgeiz ywbingh sizcen caeuq swnghhoz gingniemh ndawde, Ywcuengh gaengawq swyenz deihleix vanzging、vwnzva fungsug sibgvenq vunz youq daengj, cungjgez ok mbangj di fuengfap fuengz bingh maqhuz miz daegsaek caemhcaiq guh ndaej mizyauq haenx. Lumjbaenz, yawhfuengz gij heiqcieng couh miz fap raek yw gyaep cieng、fap gwn yw fuengz cieng、fap gekliz rieg buh fuengz daengj. Linghvaih, fap ganj hawyw fuengz bingh hix gig miz daegsaek, dwg cungj hingzsik fuengz bingh ywbingh cizdij doxbang ndeu.

Vunz cangqndang fuengz bingh dwg cibfaen youqgaenj. Gij yiengh diuqfoux、doz lienhgoeng gwnz Dozveh Bangxdat Byaraiz Ningzmingz caeuq gwnz nyenz Mbanjcuengh nem gij hozdung conzdungj cangqndang youq seizhoengq、ngoenzciet guh haenx ciuqgaeuq cienz daengz ngoenzneix, lumjbaenz dwkdom、doxdax vad ruzlungz、foux lungzdaengq、foux saeceij、gip daengmbwn daengj, dwg gij gidij biujyienh Ywcuengh cibfaen giengzdiuh "caengz miz bingh sien fuengz" cungj baujgen lijnen neix.

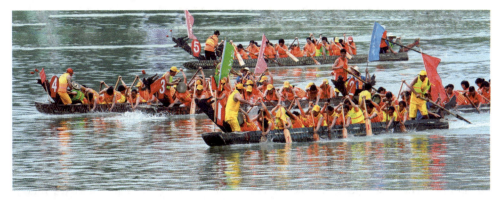

Doxdax vad ruzlungz

（龙舟竞赛）

Linghvaih, gij ranzcanz dieg Bouxcuengh hix miz itdingh cozyung fuengz bingh、 baexmienx duznyaen duzngwz sienghaih. Cungj ranz neix faen gwnz、 laj song caengz, vunz youq caengzgwnz, caengz baihlaj yocuengq hongdawz daengj doxgaiq roxnaeuz ciengx vaiz、 mou daengj, mienh vunz youq liz gwnz dieg geij mij, mboujdan doeng rumz、 raen rongh、 ciuq rongh goengnaengz ndei, caemhcaiq lij ndaej mizyauq fuengz heiqcieng, dingj duznyaen duzngwz daeuj sienghaih, gemjnoix baenz binghfungheiq.

9. Boux Canghyw Mizmingz Mauh Okdaeuj Foedfoed

Dangz Sung doxdaeuj, saehnieb Ywcuengh cugciemh hwngvuengh, aen duivuj doengh boux cienmonz guh Ywcuengh mboujduenh lai ak. Sungdai Suh Sung cawjbien bonj saw《 Bwnjcauj Duzgingh 》gangj daengz "Ywlij song Gvangj", "Ywlij" dwg cwngheuh ceiq caeux heuh canghyw ndawbiengz Bouxcuengh, gangjmingz ceiqnoix youq Sungdai, Bouxcuengh gaenq miz vunz cienmonz guh canghyw, caemhcaiq ndaej daengz sevei nyinhdingh. Mingz Cingh gvaqlaeng hix ok haujlai canghyw Bouxcuengh mizmingz, gij mingzcoh canghyw mizmingz sou youq ndaw lizsij (ci) gak dieg geq cungj geq mbouj liux.

Yiz Cungcangh, Sungdai vunz baihdoeng Gvangjsih Gveiyen, cingdoeng bonjsaeh ywbingh, sim ndei haengj bang vunz, hawj vunz ywbingh mbouj damdoz hoizbauq, deng vunz haenh. [Mingz Gyahcing cib bi (1531 nienz)《 Gvangjsih Dunghci 》]

Liengz Dayung, Sungdai vunz Canghvuz Yen, dwg boux guh cim cit mizmingz.

(《Canghvuz Yenci》)

Fu Linz, Mingzdai vunz Guengjsae Linzgvei, bonjsaeh ywbingh ak, gouq dai bang sieng, gouq lix gvaq haujlai vunz, ndaej vunzlai gingqgyaez. [Mingz Gyahcing cib bi (1531 nienz)《Gvangjsih Dunghci》]

Suh Mi, Mingzdai vunz Gvangjsih Senhcwngz. Goenggeq de Loz Hungzvuj dwg boux canghyw mizmingz daiyihyen, doeklaeng gaen ginhdui daeujdaengz Binhcouh. Suh Mi ndaej goenggeq de caegcaeg cienz hawj bonjsaeh ywbingh, gouq lix haujlai doengh boux baenzbingh yaek dai, caemhcaiq mbouj sou saek faen saek hauz, mbouj lwnh bouxgungz bouxuqlah, ndaej vunzlai haenh ndei. [Mingz Vanliz cibsam bi (1585 nienz)《Binhcouh Ci》]

Dwng Cingzsanh, Cinghdai vunz Liuzgyangh Mbanjgujbanh. Dwg Cinghcauz boux hak goujbinj, ceiq ak dingh meghuj daeuj ywbingh, souh ndaej 81 bi. [Minzgoz ngeihcib roek bi (1937 nienz)《Liuzgyangh Yenci》]

Houz Difuz, vunz Gvangjsih Sanhgyangh Yen Caicunj Yangh Mbanjgyahlinz. Aenvih ndaw ranz gungzhoj, bonjfaenh ga gvez louzlangh daengz Huznanz, ndaej boux vunz daegbied son hawj bonjsaeh ywbingh, sugrox megleix, gig rox yungh yw,, gvaqlaeng ma mbanj guh canghyw ywbingh, fwngz daengz bingh ndei, gyae gyawj okmingz, caemhcaiq mbouj cam aeu ngaenz yawjbingh, souh vunz gingqgyaez. [Minzgoz samcib haj bi (1946 nienz)《Sanhgyangh Yenci》]

Aenvih hanhdingh bienfuk, mbouj baez boux lied ok.

Ywcuengh Moqcup Fazcanj

1. "Ywcuengh" "Ywcuengh" Daezok

"Cuengh" aen cwngheuh neix ceiq caeux raen youq gij saw lizsij Nanzsung. Diuz Fuzsuij Couh ndaw《Sung Sij · Manzyiz Con》naeuz: "Gvangjsih gak bouh 25

aen gin, sam mbiengj gyawj dunghih, caeuq Manz、Cuengh、Liz、Dan cabyouq.”
Cungguek moq laebbaenz gvaqlaeng, ginggvaq minzcuz faenbied, dawz Gvangjsih、
Yinznanz、Gvangjdungh doengh aen swngj gih neix sojmiz gag heuh “Bouxcuengh”
“Bouxnungz” “Bouxlungz” “Bouxdoj” “Bouxyied” “Bouxdaez” daengj cungj
doengjit heuhguh “Bouxcuengh”. 1965 nienz, ciuq Couh Wnhlaiz cungjlij cangyi,
dawz “Cuengh” (僮) gaij baenz “Cuengh” (壮), “Bouxcuengh” (僮族) couh gaij
baenz “Bouxcuengh” (壮族).

Ceiq caeux daezok “Ywcuengh” aen swz neix dwg boux conhgyah Ywcuengh
mizmingz Cinz Baujlinz. 20 sigij 50 nienzdaih geiz satbyai, Gvangjsih Liujcouh
Digih Yinzminz Yihyen Cinz Baujlinz doiq《Cungj Fuengfap Aeu Cimvax Ywbingh
Ywcuengh》guh haivat cingjleix, fatbiuj le bien faenzcieng《Cimvax Ywcuengh
Gauj》, caemhcaiq youq 1959 nienz okbanj le bonj saw《Cimvax Ywfap》neix,
ndaw saw veh ok le gij doz hezvei cimvax ciengzyungh, caemhcaiq ciengzsaeq lied ok
ywbingh fuengfap gak cungj bingh.

Gaenriengz “Bouxcuengh” (僮族) dungjyiz gaij baenz “Bouxcuengh” (壮族),
“Ywcuengh” (僮医) hix gaij heuhguh “Ywcuengh” (壮医).

2. Geizcaeux Ywcuengh Yenzgiu

Cawz gij yenzgiu cwngzgoj Cinz Baujlinz yenzgiu cimvax Ywcuengh caixvaih,
lij miz gizyawz mbangj di damqra yenzgiu cwngzgoj dem.

1979 nienz, Gvangjsih Gveilinz Dezlu Yihyen Suh Hanliengz doiq fap dinghmeg
ywbingh Ywcuengh riuzcienz youq Liujcouh、Hozciz digih haenx guh le cobouh
cingjleix, fatbiuj le《Damqlwnh Damqmeg Ndawbiengz Ywcuengh》bien faenzcieng
neix.

1981 nienz, Cinz Baujlinz fatbiuj le bien faenzcieng《Gyonjgangj Goekgaen
Ywcuengh》, doiq yihyozsij Bouxcuengh guh le cobouh yenzgiu caeuq damqcaz.

3. Ywcuengh Yenzgiu Daih Gveihmoz Bae Mbeguh

20 sigij 80 nienzdaih doxdaeuj, gak gaep cwngfuj caeuq mizgven bumwnz gig

yawjnaek Ywcuengh yenzgiu fazcanj, gij hong Ywcuengh haivat caeuq cingjleix haidaeuz yamq haeuj miz cujciz、miz giva、gveihmoz hung aen hingzsi ndei neix bae.

1983 nienz, Gvangjsih Bouxcuengh Swcigih Veiswnghdingh dawz Ywcuengh yenzgiu liedguh cungdenj godiz, cujciz mizgven gohyenz yinzyenz, daj vwnzyen soucomz、vwnzvuz gaujcaz caeuq saeddeih diucaz daengj fuengmienh, doiq Ywcuengh lizsij caeuq cingzgvang seizneix guh yenzgiu, doiq Ywcuengh gij niemhfueng、mifangh、danfueng caeuq lizsij vwnzvuz guh soucomz cingjleix.

1984 nienz 6 nyied, Gvangjsih Cunghyih Yozyen laebbaenz le Bouxcuengh Yihyoz Yenzgiusiz.

1985 nienz 4 nyied 1 hauh, Gvangjsih Cunghyih Yozyen Ywcuengh Mwnzcinjbu laebbaenz haidou yawjbingh.

1985 nienz 5 nyied 31 hauh, Guekgya Gohyoz Gisuz Veijyenzvei baecinj laebbaenz Gvangjsih Minzcuz Yihyoz Yenzgiusoj.

1985 nienz, Daihroek Gaiq Daengx Guek Yinzda daibyauj、Gvangjsih Cunghyih Yozyen Ywcuengh Yenzgiusiz cujyin Banh Siuvwnz gyausou ciusou le guek raeuz gwnz yihyoz lizsij buek daihdaeuz Ywcuengh lizsij yenzgiuswngh. Ywcuengh lizsij yenzgiuswngh beizyangj, gawq gyagiengz le Ywcuengh duivuj gensez, hix daezsang le Ywcuengh duivuj suciz, yunghrengz coicaenh le saehnieb Ywcuengh fazcanj.

4. Gvangjsih Minzcuz Yihyoz Yenzgiusoj Laebbaenz

1986 nienz 6 nyied, Gvangjsih Bouxcuengh Swcigih Dangjveij、Gvangjsih Bouxcuengh Swcigih Yinzminz Cwngfuj gietdingh dawz Nanzningz Digih Yinzminz Yihyen gaij baenz Gvangjsih Minzcuz Yihyen, caemhcaiq dawz Gvangjsih Minzcuz Yihyoz Yenzgiusoj caeuq Gvangjsih Minzcuz Yihyen liedguh angqhoh Gvangjsih Bouxcuengh Swcigih laebbaenz 30 hopbi cungdenj gensez hanghmoeg, douzngaenz 1000 fanh maenz.

Gvangjsih Minzcuz Yihyoz Yenzgiusoj laebbaenz le, geij bi ndawde couh youq ndaw fanveiz Gvangjsih guh le gveihmoz hung gij hong bujcaz sawgeq minzcuz yihyoz, daengz 2001 nienz gungh soucomz daengz minzcuz yihyoz niemhfueng、

mifangh 10000 lai diuz, soucomz le buek minzcuz yihyoz fwngz cau aeu、sawgeq
minzcuz yihyoz、minzcuz yihyoz vwnzvuz ndeu, gip guh minzcuz yihyoz byauhbwnj
10000 lai faenh, laebhwnj le aen gvanjlanghbaij minzcuz yihyoz caeuq byauhbwnjsiz
yw minzcuz, doiq 5500 boux canghyw minzcuz ciengzgeiz sanq youq ndawbiengz
haenx daenggeiq biensij okdaeuj, cingjleix biensij le 《 Ywcuengh Cingq Haivat
Cingjleix 》《 Gvangjsih Minzcuz Yihyoz Niemhfueng Gyoebbien 》 daengj minzcuz
yihyoz conhcu, caemhcaiq hidungj guh le Ywcuengh yawj lwgda ywbingh、mbokyw
ywfap、maeyw diemjcit、cim deu、feiz gung daengj yenzgiu.

5. Gvangjsih Minzcuz Yihyoz Hezvei Laebbaenz

1986 nienz 12 nyied, Gvangjsih Gaiq Daih'it Minzcuz Yihyoz Yozsuz
Gyauhliuzvei caeuq Gvangjsih Minzcuz Yihyoz Hezvei Laebbaenz Daihhoih youq
Nanzningz ciuhai. Gij cunghcij caeuq yinvu Gvangjsih Minzcuz Yihyoz Hezvei
dwg, donzgez daengx gih guengjdaih minzcuz yihyoz yinzyenz, gyagiengz Dangj、
cwngfuj caeuq guengjdaih minzcuz yihyoz yinzyenz lienzhaeh, fanjyingj gij yigen、
maqmuengh caeuq iugouz guengjdaih minzcuz yihyoz yinzyenz, cihciz、baujcang gij
habfap gienzik gyoengq minzcuz yihyoz yinzyenz.

Gvangjsih Minzcuz Yihyoz Hezvei ndaej laebbaenz, doiq gyagiengz gak minzcuz
yihyoz gyangde yozsuz lienzhaeh, sawj minzcuz yihyoz yozsiz heiqfaenh bienq lai
hoengh bae, daezsang minzcuz yihyoz yozsuz suijbingz, coicaenh minzcuz yihyoz
vunzcaiz gungganq caeuq daezsang, cizgiz youq ndaw guek minzcuz yihyoz caeuq
gozci yozsuz gyauhliuz miz yiyi gig ndei.

6.《 Minzcuz Yihyoz Bau 》 Cauhganh

1988 nienz 4 nyied 8 hauh, ginggvaq Gozgyah Gohyoz Gisuz Veijyenzvei、
Gozgyah Sinhvwnz Cuzbanjsuj baecinj, Gvangjsih Minzcuz Yihyoz Yenzgiusoj
cauxbanh faenh ganhvuz 《 Minzcuz Yihyoz Bau 》(sawqganh) youq 1989 nienz 1 nyied
5 hauh cingqsik nyaenqok, daj 1992 nienz hwnj youz buenq ndwen ok baez bauqceij
gaijbaenz singhgiz ok baez bauqceij.

《Minzcuz Yihyoz Bau》dwg gwnz lizsij guek raeuz daih'it faenh minzcuz yihyoz conhyez bauqceij, daegdaengq gaisau niemhfueng ndawbiengz minzcuz、mifangh caeuq gyahdingz yihliuz baujgen cihsiz, gyauhliuz gij fuengfap fuengzbingh ywbingh daegbied gak minzcuz ndawbiengz, bujgiz gij yihliuz baujgen cihsiz saedyungh、genjbienh、miz yaugoj gak minzcuz ndawbiengz.

7. Canghyw Caepnieb Ywcuengh Gaujsi Haigauj

Ginggvaq Veiswnghbu、Gozgyah Cunghyihyoz Gvanjlijgiz baecinj doengzeiq, daj 2008 nienz hwnj, cingqsik youq Gvangjsih guh Cunghyihyoz loih loihbied (Ywcuengh) conhyez swhgwz gaujsi sawqdiemj gunghcoz. Ginggvaq song bi gaujsi sawqdiemj gunghcoz, daj 2010 nienz haidaeuz, Ywcuengh yihswh swhgwz gaujsi cingqsik nabhaeuj guekgya yihswh swhgwz gaujsi fanveiz, saedhengz aen cidu bi ndeu gaujsi baez ndeu.

Seizneix, gaenq miz 1000 lai boux gaujswngh ndaej daengz guekgya gaep gij Ywcuengh swhgwz nyinhdingh, vih Ywcuengh yenzgiu fazcanj cukmaenh le aen giekdaej giendingh.

8. Gvangjsih Minzcuz Yihyoz Yenzgiuyen Caeuq Gvangjsih Ywcuengh Yihyen Laebbaenz

2002 nienz, youq gwnz giekdaej Gvangjsih Minzcuz Yihyoz Yenzgiusoj Fusuz Yihyen neix, laebbaenz le Gvangjsih Ywcuengh Yihyen, caeuq Gvangjsih Minzcuz Yihyoz Yenzgiusoj saedhengz "buek vunz ndeu, song gaiq baiz" guenjleix. 2007 nienz, Gvangjsih Ywcuengh Yihyen deng lied guh Gozgyah Cunghyihyoz Gvanjlijgiz "11 · 5" geizgan cungdenj gensez daengx guek cib aen minzcuz yihyoz yihyen ndawde aen ndeu. 2009 nienz 6 nyied, ginggvaq Swcigih Gihgou Benhci Veijyenzvei caeuq Swcigih Veiswnghdingh baecinj, gaij baenz "Gvangjsih Bouxcuengh Swcigih Minzcuz Yihyoz Yenzgiuyen".

9. Gvangjsih Gozci Ywcuengh Yihyen Laebbaenz

Gvangjsih Gozci Ywcuengh Yihyen dangguh swcigih laebbaenz 60 hopbi daih angqhoh minzswngh gunghcwngz hungnaek goeng'ik, youq 2016 nienz 3 nyied ginggvaq Swcigih Gihgou Benhci Veijyenzvei baecinj cingqsik laebhwnj, dwg aen saehnieb danhvei ngeih loih goeng'ik cwngcu gaep youz Gvangjsih Cunghyihyoz Dayoz guenjleix, yienzlaiz Gvangjsih Bouxcuengh Swcigih Minzcuz Yihyoz Yenzgiuyen (Gvangjsih Ywcuengh Yihyen) daengx aen genci gyoeb youq itheij, dem venj gaiq baiz Gvangjsih Bouxcuengh Swcigih Minzcuz Yihyoz Yenzgiuyen, saedhengz "buek vunz ndeu, song gaiq baiz" guenjleix.

Gvangjsih Gozci Ywcuengh Yihyen cungj ciemq dieg menciz 20 fanh bingzfanghmij, gencuz cungjmenciz 18.75 fanh bingzfanghmij, cungj douzngaenz 15.56 ik maenz, it geiz guh mbonq 1000 aen, yihyen seizneix miz cizgungh 1500 lai vunz.

Gvangjsih Gozci Ywcuengh Yihyen ndwn youq Gvangjsih、naj coh daengx guek、fuzse Dunghmungz, roengzrengz ceng guh gij vunzlig ceiq ndei、gisuz ceiq ndei、gij sezbei ceiq ndei、gij vanzging ceiq ndei、gij fugsaeh ceiq ndei daeuj vih gyoengq beksingq ndaw guek rog guek daezgung gij yihliuz、baujgen、dauqfuk ndangcangq miz yaugoj、ancienz、fuengbienh、gyaqcienh, roengzrengz dajcauh baenz aen yendaiva、gozciva、sinsizva ndaw gvaengh dieg yihliuz cunghsinh ywbingh miz daegsaek Bouxcuengh caeuq Yauzcuz ndeu.

21 sigij doxdaeuj, daegbied dwg Cibbet Daih Aen Dangj doxdaeuj, dangj caeuq guekgya gig yawjnaek minzcuz yihyoz saehnieb fazcanj, ceiqdingh caeuq okdaiz le baenz buek cwngcwz caeuq fazgveih bangfuz caeuq coicaenh minzcuz yihyoz saehnieb fazcanj, Ywcuengh fazcanj bungz daengz aen seizgei ndei doenghbaez caengz miz gvaq. Seizneix, ginggvaq gaenh 40 bi haeujlaeg haivat、cingjleix caeuq yenzgiu cauhmoq, Ywcuengh cauxbaenz le aen minzcuz yihyoz dijhi miz deihfueng daegsaek haenx, laebhwnj le aen Ywcuengh lijlun dijhi caezcienz ndeu, caenx haeuj ndaw ndoeng conzdungj yihyoz guek raeuz bae, bienqbaenz aen yihyoz dijhi guek raeuz minzcuz yihyoz miz daibyaujsing ndeu, baujhoh ndei lwgminz Bouxcuengh ndangcangq sengsanj.

Ywcuengh Lijlun Swnh'wngq Mbwn Deih

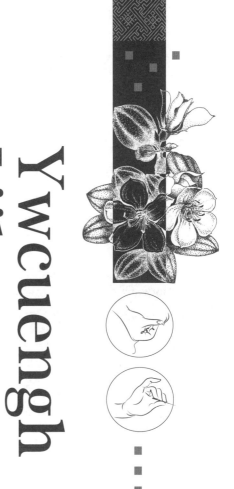

Ywcuengh Mingzswz Suzyij

Ywcuengh lijlun dijhi ndaej cauxbaenz, dwg vunz ciuhgonq Bouxcuengh caeuq fouzsoq Ywcuengh ndawbiengz youq cien bak bi ndaw swnghhoz、swnghcanj caeuq linzcangz sizcen guh giekdaej, dwg cungj geiqhauh youqgaenj Ywcuengh bienqbaenz monz minzcuz yihyozyoz doxdoiq doglaeb caeuq miz conzdungj vwnzva beigingj nem daegdiemj ndeu, hix dwg yihyozyoz Bouxcuengh youq yozsuz lingjyiz ndawde cugciemh daejyienh okdaeuj. Ywcuengh lijlun dijhi mboujdan baudaengz Ywcuengh doiq ndangvunz caeuq swyenz gvanhaeh guh hungzgvanh yinsiz, lij bauhamz doiq ndangvunz bonjndang dungxsaej gi'gvanh、ndoknoh heiq lwed nem gij goengnaengz de lijgaij, caeuq doiq gak cungj bingh baenzbingh yienzaen、binghgih caeuq duenqdingh fuengzre banhfap miz gvilwd bae cungjgez. Vihliux fuengbienh caezgya doiq Ywcuengh yinsiz engq lai, lajneix dawz gij mingzswz suzyij Ywcuengh ciengz raen de guh gohbuj.

Yaemyiengz: Dwg cezyoz ciuhgeq Cungguek ndawde aen couhsieng gainen ndeu. Gij yozsoz yaemyiengz nyinhnaeuz, sojmiz swvuz caeuq yienhsiengq cungj ndaej faen baenz yaem yiengz song aen fuengmienh.

Sam roen song loh: Dwg gij cungjheuh roenhaeux、roenheiq、roenraemx、lohlungz、lohhuj.

Roenhaeux: "Diuz gwnngaiz", lumj doengh gij siuvaq hidungj yihyoz ciuhneix, ndaej siuvaq supsou gijgwn, vih sengmingh hozdung daezhawj yingzyangj doxgaiq.

Roenheiq: "Diuz loh heiq", lumj aen hidungj diemheiq yihyoz ciuhneix, ndaej sup haeuj gij heiq singjseuq swhyienz, baiz ok gij heiq uekcuek, saedyienh gij heiq doxvuenh vunz caeuq swyenz.

Roenraemx: "Diuz loh raemx", lumj diuz sainyouh hidungj yihyoz ciuhneix, ndaej baiz ok gij raemx doyawz ndaw ndang.

Lohlungz: Dwg diuz loh lumj guenj nei hawj dungxsaej ndoknoh soengq yangjfwn, lumj aen hidungj lwed lae baedauq yihyoz ciuhneix.

Lohhuj: Dwg diuz lohdoeng roxnyinh caeuq cienzdauj ndaw ndang rog ndang gak cungj saenqsik, lumj aen sinzgingh hidungj yihyoz ciuhneix.

Heiq: Miz song aen hamzeiq, it dwg gij heiq diemheiq, ngeih dwg cungj lawhheuh mbangj di goengnaengz caeuq dungliz ndaw ndangvunz.

Lwed: Hawj daengx ndang dungxsaej ndoknoh seiqgueng soengq yingzyangj. De daj gij haeux raemx gwnndoet caeuq gij heiq mbwn deih daeuj.

Gyaeujuk (couh dwg "aen uk"): Gvihaeuj lohhuj bae, roxnyinh daengz gak cungj saenqsik daj ndaw rog ndang daeuj caemhcaiq guh ok fanjying, miz gij goengnaengz dungjcouz、ngeixnaemj, guenj gij hozdung cingsaenz simcingz.

Meh simdaeuz: Gvihaeuj lohlungz, guenj lwed youq ndaw fan muengx lohlungz ndaej yinhhengz, dawz lwed soengq daengz ndaw ndangvunz cujciz gi'gvanh, yingzyangj daengx ndang.

Meh daep: Gvihaeuj roenhaeux, baiz heiqlwed, diuz heiqgih, coicaenh siuvaq gijgwn.

Meh mbei (couh dwg "damj"): Gvihaeuj roenhaeux, guenj baizok raemxmbei, bang siuvaq gijgwn.

Meh mamx: Gvihaeuj roenhaeux, cawjguenj gijgwn siuvaq supsou.

Meh dungx: Gvihaeuj roenhaeux, cawjguenj gijgwn souhcoux caeuq cug naeuh.

Meh saej: Gvihaeuj roenhaeux, siuvaq supsou gijgwn cingsaeq, baiz ok gij nyaq gijgwn.

Meh mak: Gvihaeuj roenraemx, cawjguenj diuzcez caeuq baiz deuz raemx.

Meh siujdungx (couh dwg "rongznyouh"): Gvihaeuj roenraemx, bang aen mak diuzcez raemx baiz deuz.

Meh rongzva: Dwg swnghciz hidungj, doglaeb youq baihrog sam roen song loh, cujyau goengnaengz dwg raekciengx daihlaeng.

Ndok: Caeuq naeng、nyinz、noh itheij gapbaenz aen gaq caeuq aenyiengh baihrog ndangvunz, miz gij goengnaengz daemxcengj aenndang bouxvunz ndwn、yindung daengj.

Noh: Caeuq naeng、 nyinz、 ndok itheij gapbaenz aen gaq caeuq aenyiengh baihrog ndangvunz, ndaej dingjdangj gij yakrwix rog ndang, baujhoh gij gi'gvanh baihndaw.

Roen loh mbouj swnh: Roenhaeux、 roenheiq、 roenraemx、 lohlungz、 lohhuj aeu doeng cij baenz yungh, danghnaeuz sam roen song loh saekgaz, roxnaeuz diuzcez mbouj ndei, couh rox baenz bingh.

Swyenzgvanh Mbwn Vunz

1. Lijlun Yaemyiengz

Gij lijlun yaemyiengz nyinhnaeuz, fanzdwg gij yindung、 coh baihrog、 doxhwnj、 raeuj ndat、 rongh、 mbouj miz yiengh、 gij angq、 gij iet coh baihrog、 gij cujdung、 gij ganghsing、 gij seiqcingq、 bya baihnamz raemx baihbaek cungj dwg "yiengz"; fanzdwg gij sienghdui dinghcaem、 coh baihndaw、 doxroengz、 nit、 laepamq、 miz yiengh、 nyaenxhaed、 souyo baihndaw、 gij beidung、 unqniek、 gij luenz、 bya baihbaek raemx baihnamz cungj dwg "yaem".

Yaemyiengz miz gij yenzcwz doxgven. Gij lijlun yaemyiengz nyinhnaeuz, gij doenghyiengh roxnaeuz yienhsiengq yungh yaemyiengz faensik haenx, de wnggai dwg youq doengz aen fancouz、 doengz aen cwngzsw roxnaeuz doengz aen diemj doxgyau ndeu, couh dwg youq gwnz giekdaej doxgven, gij saeh roxnaeuz yienhsiengq mbouj doxgven haenx mbouj hab faen yaem yiengz. Hix couh dwg naeuz, yaemyiengz dwg cungj saeh ndeu roxnaeuz dwg aen saehfaed ndeu song aen fuengmienh dox gvanlienz. Swyenzgai ndawde sojmiz saehfaed roxnaeuz yienhsiengq cungj bauhamz miz gawq dox doiqdingj, youh doxnangq doxyungh song aen fuengmienh neix.

Yaemyiengz youq ciuhgeq Cungguek dwg cungj cezyoz lijlun haemq youqgaenj. Cingq lumj《Suvwn · Yaemyiengz Wngq Yiengh Daihlwnh》soj gangj: "Yaemyiengz, dwg gij dauhleix mbwn deih, dwg gij ganghgij gak yiengh doxgaiq, dwg bohmeh bienqvaq de, dwg goekgaen dai lix, dwg diegyouq saenzmingz!"

Youq ndaw conzdungj yihyoz ciuhgeq Cungguek, itbuen dawz gij doxgaiq caeuq goengnaengz doiq ndangvunz miz doicaenh baenaj、hawj raeuj hawj rongh、angq daengj cozyung cungj gvihaeuj yiengz, doiq gij doxgaiq caeuq goengnaengz doiq ndangvunz miz comzgiet、nyinh、naenxhaed doengh gij cozyung neix cungj dwg gvihaeuj yaem.

Ciuhgeq lwgminz Bouxcuengh haemq caeux couh miz gij gainen yaemyiengz lo. Doenggvaq caeuq Cunghyenz vwnzva gyauhliuz caeuq doxdoengh, yaemyiengz gainen youq dieg Bouxcuengh swnghcanj、swnghhoz ndawde wngqyungh engqgya gvangqlangh, hix deng Ywcuengh dangguh gij hongdawz cekgangj daswyenz caeuq ndangvunz swnghlij gvanhaeh ndawde gak cungj fukcab gvanhaeh.

《Gvangjsih Dunghci · Cibcaet Gienj》geiq miz ndawbiengz Bouxcuengh "haemq saenq yaemyiengz". Boux Ywcuengh mizmingz Loz Gyah'anh youq bonj saw《Veh Doz Gangj Fueng Cim Deu Binghsa》de, couh mingzbeg doekdingh aeu yaem vuengh yiengz nyieg、yiengz vuengh yaem nyieg、yaem yiengz cungj vuengh doiq gak cungj binghsa guh faenloih, caiqlij dangguh cungjgangh daeuj duenqdingh binghyiengh.

Ywcuengh nyinhnaeuz swyenz gak cungj bienqvaq, cungj dwg gij fanjyingj caeuq gezgoj yaem yiengz doiqdingj、yaem yiengz doxcaeuq guh goek、yaem yiengz siu maj、yaem yiengz doxdaengh、yaem yiengz cienjvaq. Gij gangjfap yaem vuengh yiengz vuengh haenx haemq daegbied, cauxbaenz cungj cingzgvang neix dwg mbouj dwg caeuq dieg Bouxcuengh dohraeuj sang lai, doengzseiz gij yienghsiengq swyenz fwnraemx cuk nem gij binghyiengh daegbied binghsa biujyienh mizgven, lij deq haeujlaeg bae damqcaz.

Gidij daeuj gangj, yaemyiengz lijlun ronz miz youq Ywcuengh lijlun gak aen fuengmienh, yungh daeuj gangjmingz gij cujciz gezgou、swnghlij goengnaengz、binghleix bienqvaq aen ndangvunz, caemhcaiq cijdauj linzcangz duenqbingh caeuq ywbingh. Gij lijlun yaemyiengz ndaej gangjmingz gij cujciz gezgou ndangvunz. Ndangvunz ndaej faen baenz yaem yiengz song bouhfaenh. Aeu ndangvunz dungxsaej cujciz bouhfaenh daeuj gangj, baihgwnz dwg yiengz, baihlaj dwg yaem; rog ndang dwg yiengz, ndaw ndang dwg yaem. Aeu baihlaeng、mbiengjdungx、seiqgueng baihndaw baihrog daeuj gangj, baihlaeng dwg yiengz, mbiengjdungx dwg yaem; seiqgueng baihrog dwg yiengz, seiqgueng baihndaw dwg yaem. Aeu dungx ndaw daeuj faen, haj cang dwg ndaw, ndigah dwg yaem; roek fuj dwg baihrog, ndigah dwg yiengz. Gidij daengz moix it aen dungxsaej hix ndaej faen miz yaem yiengz, lumjbaenz miz sim yaem sim yiengz、mak yaem mak yiengz daengj. Gij lijlun yaemyiengz ndaej gangjmingz swnghlij goengnaengz ndangvunz. Ndangvunz cingqciengz sengmingh hozdung dwg gij gezgoj yaem yiengz song fuengmienh baujciz dox doiqdingj dungjyiz hezdiuz gvanhaeh. Danghnaeuz aeu goengnaengz vuzciz daeuj gangj, goengnaengz dwg yiengz, vuzciz dwg yaem, swnghlij hozdung ndangvunz dwg aeu vuzciz guh giekdaej, mbouj miz vuzciz couh mbouj ndaej canjseng gij goengnaengz sengleix. Gij gvanhaeh ndangvunz caeuq vuzciz, hix couh dwg gij gvanhaeh yaem yiengz doxbaengh、doxsiu. Danghnaeuz yaem yiengz mbouj ndaej doxyungh cix faenliz, diuz mingh vunz hix couh satdingz lo.

Gij lijlun yaemyiengz ndaej gangjmingz gij binghleix bienqvaq ndangvunz. Baenzbingh dwg aenvih yaem yiengz mbouj doxdaengh, lumjbaenz yaem hingz couh hanz、yiengz hingz couh huj、yiengz haw couh hanz、yaem haw couh huj daengj binghcingq, cungj dwg gij gezgoj yaem yiengz mbouj diuzhuz.

Gij lijlun yaemyiengz youq Ywcuengh linzcangz yungh ndaej haemq bingzciengz. Diuzcingj yaemyiengz, hoizfuk yaem yiengz siengdoiq doxdaengh, dwg gij gihbwnj yenzcwz Ywcuengh ywbingh. Doeg yiengz ndaej hingz couh huj, hab yungh ywhanz daeuj hanhhaed gij yiengz de; yaemyak hingz couh hanz, hab yungh gij yw raeuj yw huj daeuj hanhhaed gij yaem de; doiq boux binghhaw daeuj gangj, boux yiengz nyieg fuz yiengz, boux yaem nyieg bouj yaem, sawj yaem yiengz vuengh lai nyieg lai cungj yienhsiengq gig mbouj doengz neix dauqfuk daengz cingqciengz cangdai.

2. Gij Lijlun Mbwn Deih Vunz Sam Heiq Doengzbouh

Gij lijlun mbwn deih vunz sam heiq doengzbouh Ywcuengh, dwg 1985 nienz Liujcouh Digih Minzcuz Yihyoz Yenzgiusoj boux Ywcuengh mizmingz Cinz Baujlinz sienseng youq《 Gyoebgangj Yozsuz Dijhi Ywcuengh 》(《 Neimungzguj

Cunghyihyoz 》, 1985 nienz geiz 3) bien faenzcieng neix ndawde sien daez okdaeuj. Seizhaenx Gvangjsih Minzcuz Yihyoz Yenzgiusoj doengh boux guh gohyenz, youq rangh dieg Bouxcuengh comzyouq Hozciz、Liujcouh、Nanzningz、Bwzswz daengj dieg ndawbiengz Ywcuengh guh saeddieg diucaz le, hix cwngmingz caen miz gij gangjfap neix.

Mbwn deih vunz sam heiq doengzbouh, dwg gaengawq gij Vahcuengh "vunz mbouj ndaej nyig mbwn" roxnaeuz "vunz bietdingh aeu swnh diendeih" hoiz gvaqdaeuj. Gij cujyau neihanz de youq lajneix:

① Vunz baengh gij heiq mbwn deih ndaej seng, dwg fanh yiengh ndawde ceiq coengmingz. Aen hopgeiz bouxvunz seng、maj、cangq、geq、dai bae, souh gij heiq mbwn deih daeuj ciengx caeuq hanhhaed, gij heiq boux vunz caeuq gij heiq mbwn deih doxdoeng.

② Gij heiq mbwn deih hawj ndangvunz cauh'ok le gij "ciengzseiz" ndaej lixyouq caeuq ndangcangq, hoeng gij heiq mbwn deih youh dwg mboujduenh bienqvaq. Hwnz ngoenz bienqvaq iq, seiq geiq bienqvaq lai, dwg bienqvaq cingqciengz; deihsaenq、byafeiz bauqfat、rumzhwx、raemxrongz、fwn rinmbwndoek daengj cix dwg gij bienqvaq mbouj doengz bingzciengz, dwg cainanh bienqvaq. Vunz dwg fanhfaed fanh yiengh ndawde ceiq coengmingz, doiq gij heiq mbwn deih bienqvaq miz itdingh cawjdoengh hab'wngq naengzlig, lumj mbwn laep le yaek caux feiz ciuq rongh、mbwn hwngq le rox ok hanh、mbwn nit le rox dem buh gya denz、raemxrongz daeuj le rox bin daengz gizsang bae ndoj daengj, caiqlij mehmbwk dawzsaeg hix caeuq hopgeiz ronghndwen luenz mbanq miz gvanhaeh. Lumj doengh gij heiq mbwn deih bienqvaq neix, bouxvunz danghnaeuz ndaej cujdung hab'wngq, couh ndaej veizciz senglix caeuq ndangcangq "ciengzdoh"; danghnaeuz mbouj ndaej hab'wngq, couh yaek deng sienghaih caemhcaiq baenzbingh.

③ Ndangvunz dwg aen mbwn deih iq ndeu, hix dwg aen danhyenz yijcou iq mizhanh ndeu. Ywcuengh nyinhnaeuz, daengx aen ndangvunz ndaej faen guh sam bouh: Baihgwnz "gyaeuj" (yaem Vahcuengh hoiz baenz Vahgun, couh dwg "mbwn"), baudaengz vaiyenz; baihlaj dwg "dungx", (yaem Vahcuengh hoiz baenz Vahgun, dwg "deih"), bauhamz gij gingj baihndaw; cungqgyang "ndang" (yaem Vahcuengh hoiz baenz Vahgun, couh dwg "vunz"). Gij heiq sam bouh ndangvunz doengzbouh yinhhengz, hanhhaed sengvaq, cijndaej hwngfat mbouj dingz mbouj duenh. Yienghndang caeuq goengnaengz doxdoengz, daihdaej daeuj gangj dwg, heiqmbwn guenj gyangq、 heiqdeih guenj swng、 heiqvunz guenj huz, swng hwnj gyangq roengz hab'wngq, gyang huz ndaej ciengx, couh dwg heiqlwed huzndei、 yaem yiengz doxdaengh、 dungxsaej gag an'onj, caemhcaiq ndaej hab'wngq daswyenz bienqvaq.

Gij gezgou caeuq goengnaengz ndangvunz, gij heiq mbwn dingh caeuq gij heiq doeklaeng ciengx baenz, doengzcaez cauxbaenz gij naengzlig hab'wngq caeuq fuengzhen, baenzneix couh dabdaengz aen ginggai ndangcangq mbwn deih vunz sam heiq doengzbouh.

Binghleix Sengleixgvanh

Ywcuengh roxnyinh swnghlij caeuq binghleix ndangvunz, caeuq conzdungj yihyoz wnq Cungguek doxlumj.

1. Cangfuj Heiqlwed Ndoknoh Dwg Gaenbonj

Cangfuj heiqlwed ndoknoh dwg gij giekdaej doxgaiq youqgaenj gapbaenz ndangvunz. Ywcuengh dawz aen doxgaiq siengdoiq doglaeb youq ndaw uk caeuq ndaw aek、 dungx haenx cungj heuhguh cangfuj, hoeng mbouj miz gij gvanhnen mingzbeg doekdingh daeuj faenbied "cang" caeuq "fuj".

Gij doxgaiq ndaw gyaeujuk heuhguh "uk", hamzmiz gij eiqsei dungjcouz、 ngeixnaemj caeuq cawjguenj cingsaenz hozdung. Danghnaeuz miz gij binghyiengh cingsaenz, Ywcuengh cungj heuhguh "ukluenh" roxnaeuz "gyaeujuk luenh", couh dwg goengnaengz cungj cijveihbu fatseng luenhlab aen eiqsei neix.

Meh simdaeuz, miz gij eiqsei dwg gij dungxndaw ceiq youqgaenj. Mehbwt、mehdaeb、mehmbei、mehmak、mehmamx、mehdungx、mehsaej、mehsiujdungx、mehrongzva, doengh gij dungxsaej neix gak miz gij goengnaengz swhgeij, doengzcaez veizciz ndangdaej bouxvunz cingqciengz swnghlij cangdai, mbouj faen ndaw rog. Youq mwh gij doxgaiq dungxndaw deng sonjhaih roxnaeuz aenvih gizyawz yienzaen yinxhwnj goengnaengz mbouj habdangq, couh yaek baenz bingh.

"Ndok" caeuq "noh" gapbaenz aen gvaengxgyaq caeuq hingzyiengh ndangvunz, caemhcaiq baujhoh gij dungxndaw ndaw ndangvunz youq itbuen cingzgvang lajde mbouj deng sienghaih. Ndoknoh lijdwg gij gi'gvanh yindung ndaw ndang, roenhaeux、roenraemx、roenheiq caeuq lohlungz、lohhuj ndaw ndang hix cungj youq ndaw ndoknoh baedauq daehyinh. Ndoknoh deng sieng, ndaej yinx roen loh gwnzneix gangj haenx deng saekgaz cix baenz gij bingh wnq.

"Lwed" dwg gij doxgaiq gig youqgaenj yingzyangj daengx ndang daepbwt ndoknoh dungxndaw、seiqgueng, ndaej gij heiq mbwn deih bienqbaenz, baengh gij heiq mbwn deih daeuj yinhhengz. Gij saek、caetliengh caeuq soqliengh lwed miz itdingh "ciengzdoh", lwed miz bienqvaq ndaej fanjyingj ok haujlai swnghlij caeuq binghleix bienqvaq. Camz lwed、cuengq lwed、bouj lwed, dwg gij fuengfap ciengzyungh Ywcuengh yw ndei lai cungj bingh. Cazniemh saek lwed caeuq lwed niugwd bienqvaq, dwg Ywcuengh buenqdingh bingh gvaq cingzgvang baenzlawz yiengh cungj baengzgawq youqgaenj ndeu.

Ywcuengh gig yawjnaek "heiq". Heiq dwg yiengz, lwed dwg yaem. Heiq dwg doenghlig, dwg goengnaengz, dwg gij biujyienh rengzhoengh sengmingh ndangvunz. Heiq yienznaeuz lwgda yawj mbouj raen, hoeng gij heiq bouxlix, baez sup baez cuengq, haeuj ok cungj dwg heiq. Ywcuengh duenqdingh boux vunzbingh ndeu dwg mbouj dwg gaenq dai bae, cujyau gaengawq sam aen fuengmienh: ① "Gyaeujuk", dwg mbouj dwg lij cingsingj, vunz dai lo, hozdung aen uk couh dingz lo, caiq mbouj ndaej cingsingj caeuq ngeixnaemj lo; ② "meh simdaeuz" dwg mbouj dwg lij cingqcaih diuqdoengh, vunz dai le, simdaeuz couh dingz diuq lo; ③ "ndaeng" dwg mbouj dwg lij diemheiq, couh dwg lij diem mbouj diemheiq, vunz dai lo, diemheiq couh dingz lo, swhyienz mbouj miz heiq haeujok lo. Daj neix yawj ndaej raen miz mbouj miz heiq, dwg diuz gyaiq caeuq geiqhauh dai lix. Daj aen yiyi neix daeuj gangj, ndaej gangj ndangvunz aeu heiq guh yienz, heiq ceiq youqgaenj, miz heiq cij miz yungh, baenz bingh le hix aeu heiq daeuj yw.

Ywcuengh dawz gij cingsaenz hozdung, vah caeuq ngeixnaemj naengzlig bouxvunz, gyoebgyonj baenz gij goengnaengz "gyaeujuk". Ndigah fanzdwg gij bingh cingsaenz fuengmienh, youq ywbingh fuengmienh cungj aeu yawjnaek diuzcingj gij gihnwngz aen uk. Ukgyaeuj dwg bouhgwnz mbwn, diegvih sang gienzlig naek, daengx ndang ndoknoh, lwedheiq, dungxsaej doengh aen gi'gvanh neix cungj aeu ciepsouh aen uk cijveih, dwg aen cungj cijveihbu caencingq doxngamj haenx. Uk luenh, uk vaih, couh rox cijveih mbouj lingz, loengloek, yienghneix couh cauhbaenz gizyawz goengnaengz dungxndaw mbouj doxngamj, hawj sam cungj heiq mbouj ndaej doengzbouh cix yinxfat gij bingh daengx ndang, caiqlij dai bae dem.

2. Mbwn Deih Vunz Sam Heiq Doengzbouh Aenndang Couh Onj

Ywcuengh mbwn deih vunz sam heiq doengzbouh cujyau dwg doenggvaq roenhaeux, roenraemx caeuq roenheiq ndaw ndangvunz caeuq cotsim dungxndaw civaq hezdiuz cozyung daeuj saedyienh.

Ywcuengh nyinhnaeuz, haeuxduh daengj baengh gij heiq mbwn deih ndaej sengmaj, baengh gij heiq mbwn deih ndaej souyo, ndaej gij heiq mbwn deih daeuj nyinh ciengx ndangvunz.

Diuz roen haeuxduh daengj doxgaiq haeuj daengz ndangvunz ndaej siuvaq supsou heuhguh "roenhaeux", cujyau dwg gangj diuz saihoz caeuq dungxsaej, gij cujyau goengnaengz de dwg supsou caeuq siuvaq gwn roengz gijgwn haeuxngaiz caeuq raemx daengj, baiz ok haexnyouh, aen cotsim dungxndaw youq daep, mbei, mamx.

Diuz roen raemx ndangvunz haeujok heuhguh "roenraemx", gij cujyau goengnaengz de dwg sup raemx haeuj ndang caeuq baiz ok hanh, nyouh, gij cotsim diuzcez de dwg mak caeuq rongznyouh. Ndangvunz miz roenraemx cij ndaej sup haeuj raemx, baiz ok raemx, caemhcaiq baujciz bienqdoengh doxdaengh.

Roenheiq dwg diuz roen hawj gij heiq ndangvunz caeuq gij heiq swhyienz doxvuenh haenx, youq ndaeng bak haeujok, aen cotsim doxvuenh de dwg bwt.

Youq ndaw "sam diuz roen" neix, roenhaeux, roenraemx doengz goek cix faen lae, supsou gij doxgaiq miz yingzyangj cingsaeq ndaw haeux ndaw raemx le, roenhaeux baiz ok haex, roenraemx baizok hanh, nyouh, hoeng roenheiq caeuq swyenz miz lienzhaeh ceiq cigsoh, ceiq maedcaed. "Sam roen" doengrat, diuzcez miz faenconq, gij heiq ndangvunz couh ndaej caeuq gij heiq mbwn deih baujciz doengzbouh doxdaengh (couh dwg cungj yiengh ndangcangq), "sam roen" saekgaz roxnaeuz diuzcez mbouj lingz, yienghneix, mbwn deih vunz sam heiq mbouj ndaej doengzbouh le couh baenz gak cungj bingh.

3. "Song Loh" Doengrat Couh Bingzan

Lohlungz caeuq lohhuj yiennaeuz mbouj cigsoh caeuq daswyenz doxdoeng, hoeng cix dwg song diuz roen fungsaek youq ndaw ndang gig youqgaenj ndaej veizciz ndangdaej sengleix goengnaengz, fanjyingj gij bingh bienqvaq.

Ywcuengh nyinhnaeuz, lungz dwg guenj raemx, lohlungz youq ndaw ndangvunz couh dwg diuz loh lwed (mbangj boux Ywcuengh geq youh heuhguh meglwed, meglungz), gij goengnaengz de cujyau dwg hawj ndoknoh ndaw ndang soengq yingzyangj. Lohlungz miz lohhung caeuq muengx banq doh daengx ndang, cienq bae cienq dauq, aen cotsim de youq simdaeuz. Lohlungz doengrat, yaem yiengz couh doxdaengh, ndangdaej couh cangq; danghnaeuz lohlungz saekgaz mbouj doeng, dungxndaw ndoknoh couh mbouj miz yingzyangj cix baenz gak cungj bingh; danghnaeuz lohlungz saekgaz mbouj doeng, aenndang couh bienq reuq caemhcaiq dai bae.

Ywcuengh nyinhnaeuz, huj dwg gij doenghyiengh bungq dawz cix dawz, gij singq de gig gaenj, roxnyinh ndatfwd. Diuz lohhuj youq ndaw ndang bouxvunz dwg diuz roen hawj vunz roxnyinh, couh dwg "diuz loh saenqsik", aen cotsim de youq "gyaeujuk". Lohhuj caeuq lohlungz ityiengh, miz lohhung caeuq muengx banq doh aenndang, hawj aenndang cingqciengz ndaej youq ndaw seizgan gig dinj, gamjsouh daengz gak cungj saenqsik caeuq gikcoi baihrog, caemhcaiq ginggvaq cotsim "gyaeujuk" cawqleix, gig vaiq guh'ok fanjying, baengh neix daeuj hab'wngq baihrog gak cungj bienqvaq, saedyienh swnghlij doxdaengh sam heiq doengzbouh. Danghnaeuz lohhuj mbouj saekgaz caiqlij deng laengz dingzduenh, yienghneix ndangvunz doekdaemq roxnaeuz saet bae gij fanjying naengzlig caeuq hab'wngq naengzlig saenqsik baihrog cix cauhbaenz haujlai cungj bingh, vanzlij dai bae dem.

Gangj Baenzbingh Yienzaen Caeuq Gihlij

1. Yawjnaek Gij Doeg Baihrog, Aeu Doeg Gung Doeg

Dieg Bouxcuengh youq ranghdieg yayezdai, ndoengfaex mwnhoengh, dienheiq cumx hwngq, doenghgo doenghduz ndawndoeng miz doeg caeuq gizyawz doxgaiq miz doeg haenx daegbied lai, lumjbaenz nywjdoeg、faexdoeg、nondoeg、ngwzdoeg、raemxdoeg、gvangqdoeg daengj, doenghduz doenghgo nduknaeuh youh miz ciengdoeg. Nanzgvaiq Dangzcauz Cinz Canggi youq ndaw《 Ywdoj Gip Lw 》gangj: "Lingjnanz miz doxgaiq doeg lai, hix miz gij doxgaiq ndaej gaij lai, nanzdauh mbouj dwg mbwn soengq ha?"

Sa、cieng、guj、doeg dwg gij bingh ciengz raen caeuq lai fat Lingjnanz digih, cungj dwg youz gij doeg baihrog gig haenq youh nanz dingjdangj cauxbaenz.《 Houhan Suh · Maj Yenz Con 》sij naeuz: "Bae Gyauhcij hoenxciengq, bing lai lahdawz heiqcieng." Maj Yenz daeuj baihnamz hoenxciengq seiz, "bing hak deng binghcieng binghraq dai bae cib boux miz seiq haj boux", yawj ndaej ok gij heiqcieng haih vunz youqgaenj. Sungdai Fan Cwngzda《 Gveihaij Yizhwngzci 》hix gangj daengz: "Cieng, song Gvangj cijmiz Gveilinz mbouj miz, daj neix daengz baihnamz cungj dwg mbanj miz doegcieng caez." "Song dah (gaijsiz: Dahcojgyangh、Dahyouggyangh) raemx namh daegbied rwix, ndaw bi mbouj miz seiz lawz mbouj miz cieng. Cawzcin dwg cieng nywj; cawzhah dwg cieng fwnmoenq; roek caet nyied dwg cieng haeuxmoq; bet gouj nyied dwg cieng haz em. Vunzdoj naeuz cieng haz em daegbied doeg."

Haujlai saedlaeh caeuq gyauyin deng doeg baenz bingh caiqlij dai bae haenx, hawj lwgminz Bouxcuengh doiq doeg miz cungj yinsiz daegbied cigciep caeuq haeujlaeg, ndigah cungjgez ok haujlai gaij doeg ywbingh fuengfap. Doiq gak cungj doeg baihrog yinxhwnj gij bingh haenx, Ywcuengh ginglig le ciengzgeiz damqra caeuq sizcen, ndaej ok le gij ywbingh banhfap "aeu doeg gung doeg" haenx. Gaengawq haujlai sawgeq geiqloeg mizgven Ywcuengh ciuhgeq yw gak cungj binghdoeg, caeuq doiq ndawbiengz Ywcuengh guh saeddieg diucaz yawjraen, Ywcuengh daegbied haengj yungh gij yw miz di doeg daeuj yw gij bingh aenvih deng doeg cix baenz bingh haenx.

Itbuen daeuj gangj doegyak、huqdoeg haeuj daengz ndangvunz le, dwg mbouj dwg baenz bingh youz ndangvunz dingjdangj gij rengz dingjhoenx doeg caeuq gij goengnaengz bonjndang gaij doeg de giengz nyieg daeuj gietdingh, hix couh dwg youz gij cingqheiq ndaw ndang bouxvunz giengz nyieg daeuj gietdingh. Hoeng deng doeg gvaq le, deng doeg saekgaz sam roen song loh roxnaeuz sied bae cingqheiq daengz nyieg caez, gig yungzheih hawj bingh fwt gyanaek cix dai bae. Hoeng, youq giz dieg ciuhgeq Bouxcuengh, gij fuengfap gaijdoeg giepnoix, yienghneix gyoengqvunz couh ra cungj fuengfap aeu doeg gung doeg ndeu.

《 Lwnh Gij Goekgaen Gak Cungj Bingh 》 geiqloeg le Bouxlij Lingjnanz aeu haj cungj yw miz doeg daeuj yw gak cungj binghcab bingh nanz yw, daegbied dwg gij binghnaek binghyungyiemj gij doeg baihrog cauxbaenz haenx, haj cungj doeg miz doeg neix faenbied dwg yw bu'gyangzyoz、yw lanzyoz、yw doengzhenj、yw gim、yw ginyoz;《 Coujhou Beigizfangh 》 hix geiqsij le Bouxlij Lingjnanz gij fueng gingniemh fuengzyw gij doegraeusa、gij doeg cieng、gij doeg naq、gij doeg ngwz, gij yw gapbaenz de hix dwg ciuq aen yenzcwz aeu doeg gung doeg bae guh;《 Bwnjcauj Ganghmuz 》 ndawde miz geiqloeg gvendaengz vunz Lingjnanz yungh ywdoeg, lumjbaenz aeu gaeunuem yw hwnjgyak nanz yw caeuq baezding、majdouhlingz gaij doegguj、gaeuhenj gaij gwnndoet deng doeg daengj.

2. Lijlun Doeg Haw, Cangq Ndang Ywbingh

Gij lijlun doeg haw, maqhuz miz Ywcuengh daegsaek. Duenqdingh deng doeg naek mbaeu dwg aeu doiq ndangvunz dwg mbouj dwg miz sienghaih caeuq sienghaih cingzdoh daeuj guh baengzgawq. Miz mbangj doeg singq haenqrem, miz mbangj cix menh fat doegsingq cozyung; miz mbangj dwg gij doeg miz hingzyiengh, miz mbangj dwg gij doeg yawj mbouj raen; miz mbangj doeg cij sieng naengnoh, miz mbangj doeg cix sienghaih dungxsaej caeuq saekgaz diuzroen youqgaenj ndaw ndang, baenzneix couh gig daih sienghaih ndangdaej swnghlij goengnaengz cix cauhbaenz bingh, vanzlij dai bae dem.

Doeg rox baenz bingh, dwg aenvih doegsingq bonjndang caeuq ndangvunz gij cingqheiq mbouj doxdoengz, cingqheiq ndaej cawz doeg, gij doegyak de hix ndaej sienghaih cingqheiq. Song yiengh doxceng doxdaeuq, couh yawj bouxlawz ak bouxlawz nyieg lo. Danghnaeuz heiqcingq mbouj ndaej hingz, couh ndaej hawj sam heiq doengzbouh saetdiuz, roxnaeuz dungxsaej goengnaengz gazngaih, roxnaeuz saekgaz sam roen song loh baenz bingh. Aenvih gak cungj doeg singqcaet mbouj doengz, ciemqfamh doengh giz cujyau hix mbouj doengz, gij gihci miz cozyung hix mbouj doengz, nem ndangvunz dingjhoenx gij doeg daeuj sienghaih cingzdoh mbouj doengz, youq seiz ywbingh raen daengz gij binghyiengh denjhingz caeuq ndangyiengh de hix gak mbouj doxdoengz.

Haw couh dwg cingqheiq haw roxnaeuz heiqlwed haw. Haw gawq dwg gij yienzaen baenz bingh, doengzseiz hix dwg cungj fanjyingj yienghbingh. Dangguh song aen yinhsu baenz bingh ndawde aen ndeu, haw ndaej biujyienh ok unqnyieg mbouj miz rengz、saenzsaek naetnaiq、ndang byom、sing daemq heiq noix daengj yienghsiengq linzcangz, caiqlij nyieg dai bae. Caemhcaiq, hix ndaej hawj gij naengzlig yinhvaq caeuq fuengzhen ndaw ndang doxwngq gemjnyieg, daegbied yungzheih cauhbaenz gij doegyak baihrog ciemqfamh, raen miz gij binghyiengh linzcangz fukcab doeg haw caemhyouq.

Gij yienzaen haw, Ywcuengh gyoebgyonj baenz song aen fuengmienh: It dwg mbwnseng hawj mbouj gaeuq rengz, bohmeh ndang nyieg、geiz daiqndang yingzyangj mbouj ndei roxnaeuz seng ok caeux daengj cauhbaenz haw; ngeih dwg doeklaeng baeg gvaqbouh, roxnaeuz caeuq gij doegyak doiqdingj heiq lwed siuhauq gvaqbouh yaek aeu dembouj youh dembouj mbouj gaeuq, roxnaeuz aenndang bonjfaenh yinhvaq saet ciengz, supsou mbouj gaeuq cix baenz haw.

Gyonj daeuj gangj, doeg roxnaeuz haw ndaej hawj ndangvunz saetbae "ciengzdoh" cix biujyienh baenz yienghbingh. Danghnaeuz cungj yienghbingh neix ndaej habdangq yw, roxnaeuz ndangvunz gij naengzlig gag fuengzhen、gag coih bonjfaenh ndaej hoenxhingz gij doegyak, yienghneix ndangvunz "ciengzdoh" cugbouh hoizfuk bingh cix cugciemh bienq ndei; mboujne, doeklaeng rox aenvih sam heiq mbouj ndaej doengzbouh, cauxbaenz ndangvunz heiq sied、heiq cied cix dai bae.

Ywcuengh giengzdiuh ndangdaej hawnyieg、cingqheiq mbouj gaeuq youq ndaw bingh dauqfuk bienq ndei gij cozyung youqgaenj de. Lwgminz Bouxcuengh cibfaen yawjnaek lienh ndang caeuq gwnndoet diuzleix, lumj gij doz vunz ciuhgeq hoenxgienz gwnz Dozveh Bangxdat Byaraiz、cimq gak cungj laeujdoq yw fungheiq、gwn moedsauj (mba) roxnaeuz laeujmoed cangq ndang fuengz bingh ywbingh daengj, gij muzdiz de dwg hawj gij heiqcingq aen ndang maenh'ak hwnjdaeuj, hawj gij heiqdoeg ciemqhaeuj haenx nyieg roengzbae roxnaeuz cienzbouh siumied caez bae, yienghneix ndaej ywbingh cangq ndang、souh gyaeu souh nanz.

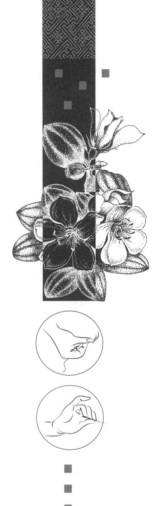

Ywcuengh
Ywbingh
Genjdanh
Saedyungh

Gij Yenzcwz Ywbingh Ywcuengh

Ywcuengh duenqbingh dwg youq itdingh yenzcwz cijdauj baihlaj, ciuq itdingh cwngzsi bae guh. Ywcuengh duenqbingh miz gij daegdiemj lajneix.

1. Cingjdaej Duenqyawj, Lai Yiengh Duenqyawj Gyonj Daeuj Duenqyw

Ndangvunz dwg aen youjgih cingjdaej ndeu, gak aen gapbaenz cungj mbouj ndaej faengat. Youq swnghlij fuengmienh, ndangvunz aen "gyaeuj" (mbwn)、 "ndang" (vunz)、 "dungx" (deih) sam bouh aenndang caeuq swyenzgai doengzbouh yinhhengz, hanhhaed sengvaq, mbouj dingz mbouj duenh, roenhaeux、 roenraemx、 roenheiq ndangvunz doengrat, lohlungz、 lohhuj mbouj saekgaz, "heiq" "lwed" ndaej yinhhengz, dungxsaej "ndok" "noh" seiqgueng daengx ndang ndaej yinhciengx, aenndang couh mbouj miz bingh. Youq gwnz binghleix, danghnaeuz heiqcingq mbouj gaeuq, sa、 cieng、 guj、 doeg daengj gak cungj doegyak couh swnh lohlungz、 lohfeiz ciemq haeuj, lohraemx、 lohhaeux、 lohheiq mbouj swnh, dungxsaej ndoknoh mbouj doxdaengh roxnaeuz yinhciengx mbouj ndei, gij yienghceij mbwn deih vunz sam heiq doengzbouh luenh, couh baenz gak cungj bingh okdaeuj.

Baengh roenhaeux、 roenraemx、 roenheiq guh gaeudoeng, caeuq fan muengx lohlungz、 lohhuj doxlienz, gij binghbienq baihndaw dungxsaej ndaej raen youq rogndang. Ndigah, Ywcuengh youq mwh duenqdingh bingh, aen yenzcwz daih'it aeu haeujsim couh dwg cingjdaej yawjbingh, caenhliengh cungj genjcaz liux bae, caenhliengh lai bae soucomz gij yienghsiengq baenz bingh, vih cingqdeng duenqdingh bingh daezhawj baengzgawq cukgaeuq.

Ywcuengh cawz yawjnaek cingjdaej yawj bingh le, lij giengzdiuh lai yiengh duenqyawj gyonj daeuj duenqyw. Gij fuengfap duenqyw Ywcuengh gak miz daegdiemj caeuq habyunghsingq, lumjbaenz gij yienghceij "lwgda", itdingh aeu doenggvaq yawj lwgda duenqdingh cij ndaej rox; bouxbingh dwg mbouj dwg "gyaeujuk" luenh baenz

gangj vah luenh, itdingh aeu guh dingq daeuj duenqdingh; gij heiq huqfeiq roenhaeux、
roenraemx dwg baenzlawz yiengh, itdingh aeu nyouq daeuj yawj bingh; bouxbingh dwg
mbouj dwg in, hoj youq gizlawz, aeu ciengzsaeq cam; gij "heiq" lohlungz lohhuj dwg lai
dwg noix, "lwed" dwg mbouj dwg gaeuq, aeu naenx daeuj duenq cij cingcuj; daengjdaengj.
Boux Ywcuengh geq miz gingniemh haenx, rox youq seiz duenqbingh ywbingh hableix
gyoebhab gak cungj duenqdingh daeuj ywbingh, yungh ndaej hab sim hab eiq.

2. Cienzmienh Cazyawj, Doedok Cungdenj

Cienzmienh cazyawj, doedok cungdenj, miz song caengz hamzeiq. Caengz
hamzeiq daih'it dwg cienzmienh duenqyawj "gyaeuj" (mbwn)、 "ndang" (vunz)、
"dungx" (deih) gak giz bouxbingh le, cungdenj bae duenqyawj doengh giz caeuq
binghbienq maedcaed doxgven haenx. Lumj binghbienq "meh daep", aeu cungdenj
cazyawj "lwgda" dwg mbouj dwg henj, naenx gwnz dungx mbiengj baihgvaz
doxhwnj dwg mbouj dwg in、 miz mbouj miz gaiq foeg, daengjdaengj; binghbienq
"meh rongzva" cungdenj genjcaz gyang dungx caeuq laj dungx, yawj miz mbouj miz
gaiq foeg、 naenx in mbouj in daengj. Lingh caengz hamzeiq dwg yungh lai yiengh
duenqyawj gyonj daeuj duenqyw le, gaengawq gij daegdiemj gij bingh mbouj doengz,
cungdenj yungh saek cungj fuengfap daeuj duenqyawj. Lumjbaenz, doiq mbangj di
"bingh meh dungx"、 baenz baezfoeg, ndaej cungdenj yungh cungj fuengfap yawj
lwgda ywbingh Ywcuengh; doiq mbangj boux mehmbwk baenzbingh "meh rongzva",
ndaej cungdenj yungh cungj fuengfap yawj dungx duenqyw singq Nungz caemhcaiq
giethab yienhdaih yihyoz bae guh gohmehmbwk genjcaz.

3. Gonqlaeng Duenqyawj, Gyoebhab Buenqdingh

Ywcuengh duenqyawj aen muzdiz de dwg hawj linzcangz ywbingh daezhawj
baengzgawq. Ywcuengh duenqbingh caeuq ywbingh ciuq itdingh cwngzsi miz bouhloh
bae guh, ndaej faen baenz haj bouh.

Bouh daih'it: Daj gij swhliu cawjgauq caeuq cam cinjsoj ndaej swhliu daeuj
doekdingh cujyau binghyiengh caeuq gij yienghsiengq denjhingz de. Youq gwnz aen

giekdaej neix bae duenqdingh cungj bingh neix dwg mbouj dwg haw roxnaeuz doeg baenz bingh. Danghnaeuz dwg haw baenz bingh, couh aeu faencing dwg yaemhaw roxnaeuz yiengzhaw, roxnaeuz dwg heiqhaw roxnaeuz dwg lwed haw; danghnaeuz dwg deng doeg baenz bingh, couh caenh'itbouh buenqdingh gij cungjloih caeuq singqcaet doegyak, duenqdingh cohbingh caeuq binghsingq.

　　Bouh daihngeih: Doenggvaq lai cungj duenqyw fuengfap ndaej daengz swhliu le bae cienzmienh faensik, guh'ok duenqdingh baenz bingh gihlij caeuq giz baenz bingh.

　　Bouh daihsam: Gyonjgyoeb cingzgvang bouxbingh, duenqdingh dwg binghyaem roxnaeuz dwg binghyiengz, duenqdingh dwg bingh naek bingh mbaeu caeuq bingh gvaq cingzgvang.

　　Bouh daihseiq: Gyonjgyoeb daeuj buenqduenh, doekdingh ywbingh yenzcwz, senjdingh cujyau fuengyw caeuq gij fuengyw bangbouj.

　　Bouh daihhaj: Gaengawq gij singqcaet doegyak caeuq baenz bingh gihlij caeuq giz baenz bingh, hawj bouxbingh daezgung gij ywbingh cosih bangbouj baenzlawz gwn ndoet baenzlawz gwndaenj.

Genjdanh Gaisau Fuengfap Duenqyw Ywcuengh

1. Yawj Lwgda Ywbingh Ywcuengh

　　"Canghyw, docih mwngz lo. Mbat gonq mwngz bang gou yawj da, daezsingj gou guh conghhaex caeuq saej genjcaz. Gou bae yihyen gohganghcangz hawj canghyw nyinhcaen cazyawj le, raen miz naed baez iqetet ndeu. Guh soujsuz gvaqlaeng guh binghhleix genjcaz, raen dwg baez cogeiz. Seizneix guh soujsuz yw le buenq bi lo, hix mbouj raen gij yiengh yaek dauqfat de. Ywcuengh caen ak bw!" Bouxbingh vunzsai cungnienz ndeu, caensim docih canghyw.

　　Henz de bouxbingh mehmbwk cungnienz caj yawj bingh hix naeuz: "Deng lo, deng lo, yawj lwgda ywbingh caen saenz lo. Gou hix dwg doenggvaq yawj lwgda ywbingh daeuj genjcaz, raen aen baez rongzva cogeiz, guh soujsuz le mbouj sanq gvangq. Canghyw fugoh cungj gangj lo, itbuen gohmehmbwk guh genjcaz hix nanz ndaej raen cungj foeg iqet neix, caj daengz mwh linzcangz biujyienh raen le, dingzlai dwg geizlaeng lo, haemq hoj yw, doeklaeng gezgoj nanz liuh. Gou siengj hawj canghyw caiq nyinhcaen yawj baez ndeu, giz wnq ndangdaej miz mbouj miz bingh ndumj."

Canghyw giemhaw naeuz: "Gangj lauxsaed, Ywcuengh yawj lwgda ywbingh mbouj miz baenzlai saenz. Yawj lwgda ywbingh cijnaengz dwg daihgaiq daezok cungj gojnwngz ndeu, lij aeu guh caenh'itbouh yihyoz genjcaz cij ndaej doekdingh."

"Dangyienz, cungj genjcaz fuengfap mbouj miz sienghaih neix vanzlij dwg mbouj loek, daegbied dwg doiq mbangj di baezdoeg gig rwix, duenq ndaej cinjdeng daihdaih daezsang." Canghyw boujcung naeuz.

Yawj lwgda ywbingh Ywcuengh goengfou caen baenzlai saenzheiq ha? Yawj lwgda ywbingh Ywcuengh dwg cungj fuengfap duenqdingh bingh, de gaengawq saek lwgda、 hingzyiengh、 megloh gwnz da bienqvaq daengj daeuj faenbied baenzbingh yienzaen、 giz baenz bingh、 binghsingq caeuq doi ok bingh le doeklaeng cingzgvang baenzlawz yiengh, dwg soujduenh youqgaenj duenqyawj bingh Ywcuengh ndawde cungj ndeu.

Ywcuengh nyinhnaeuz, lwgda dwg aen conghcueng mbwn deih hawj ndangvunz, dwg giz ceiq ndei romyouq mbwn deih vunz sam heiq, gij heiq ceiqndei cungj comz youq lwgda. Ndigah, lwgda ndaej fanjyingj gij daegdiemj binghvih、 binghsingq. Yawj lwgda ywbingh ndaej duenqdingh dwg cungj bingh lawz、 guj ok bingh gvaq cingzgvang, haujlai bingh cungj ndaej aeu yawj lwgda ywbingh Ywcuengh daeuj duenqdingh. Gij yienzleix cungj fap yawjbingh neix, dwg gij bingh gi'gvanh、 mbouj doengz cujciz、giz baenz bingh mbouj doengz cungj ndaej youq gwnz gungjmoz (dahau) ndaw gvaengh saenqhauh fanjyingj daegdingh de; gij bingh mbouj doengz youq doengz aen gi'gvanh ndeu、 doengz gaiq cujciz ndeu, youq ndaw gvaengh fanjyingj fuengmienh ndaej miz saenqhauh bienqdoengh mbouj doengz, doengzseiz gaengawq gij bienqvaq saenqhauh bienq doengh mbouj doengz gwnz lwgda lij ndaej duenqdingh gij bingh dwg ngamq baenz roxnaeuz dwg binghgaeuq caeuq bingh naek bingh mbaeu cingzgvang. Gij youhsi yawj lwgda ywbingh haemq cinjdeng、youh vaiq, guh hwnjdaeuj genjdanh fuengbienh、heih hag heih rox, mbouj miz sieng、ancienz baengh ndaej, mbouj sai geijlai ngaenz youh miz ndeicawq、fuengbienh doigvangq, youq baihrog guh cix ndaej yawj rox ndaw ndang cingzgvang、daj giz iq rox daengx ndang, doiq bouh laeng dijgenj caeuq bujcaz, ndaej liuhdingh gij bingh、caengz bingh couh ndaej fuengz, cungjgez hwnjdaeuj couh dwg "genjdanh、fuengbienh、lingz、cienh、vaiq."

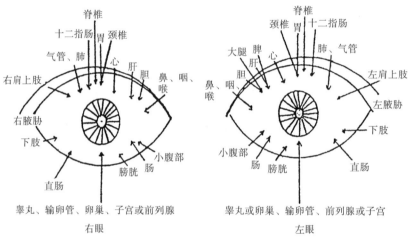

Dozdinghvih yawj dahau duenq bingh

（白睛诊法定位图）

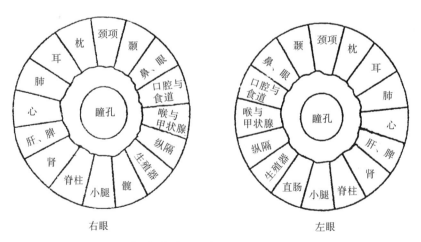

Dozdinghvih yawj da'ndaem duenq bingh

（黑睛诊法定位图）

2. Da Yawj Ywbingh Ywcuengh

Baez yawj couh rox heuhguh ak. Da yawj ywbingh dwg aen vanzcez duenqbingh ywbingh haemq youqgaenj ndeu. Lijlun Ywcuengh nyinhnaeuz, ndangvunz baengh roenhaeux、roenraemx、roenheiq cigsoh caeuq swyenzgai doxdoeng, baengh fan muengx lohlungz、lohhuj caeuq gwnz laj ndaw rog doxdoeng. Youq seiz ywbingh, couh ndaej doenggvaq cazyawj baihrog bienqvaq daeuj guj ok gij yienghceij swnghlij roxnaeuz binghleix ndaw ndang.

Da yawj ywbingh Ywcuengh bau daengz yawj saenzheiq、yawj naj、yawj rwz、 yawj ndaeng、yawj naengbak caeuq bak、yawj conghhoz、yawj naengnoh、yawj huqfeiq sam roen、yawj linx daengj. Baihnaj gangj daengz yawj lwgda ywbingh Ywcuengh haenx, gizsaed hix dwg dingz gyoebbaenz youqgaenj da yawj ywbingh Ywcuengh ndeu.

Yawj saenz: Gij hozdung cingsaenz ceiqheiq bouxvunz ndaej baengh gij goengnaengz "gyaeujuk", baengh gij doxgaiq "heiq" "lwed" daeuj yinhciengx. "Gyaeujuk" youq gwnz dwg mbwn, diegvih sang gienzlig hung, dwg cungj cijveihbu ndangvunz gak giz, saenzheiq mbouj bingzciengz lai dwg gij bingh "gyaeujuk" bonjfaenh baenzbingh roxnaeuz gij bingh wnq yinxhwnj "gyaeujuk" luenh、 "gyaeujuk" vaih. Itbuen daeuj gangj, goengrengz gaeuq、fanjwngq vaiq、lwgda rongh、lingzsingj, gangjnaeuz "heiq" "lwed" gaeuq, "gyaeujuk" ndaej ciengx ndaej ndei, roxnaeuz miz doeg mbaeu; fanj gvaqdaeuj gangj, naj reuq mbouj hwng、fanj gvaqdaeuj ngunhdegdeg、numqnwtnwt、ngawzngwdngwd、heiq nyieg, lai dwg "gyaeujuk" ciengx ndaej mbouj ndei, ndang nyieg deng doeg haenq lai.

Yawj naj: Cujyau doenggvaq cazyawj saek naj caeuq saek rongh bienqvaq daeuj duenqdingh bingh. Gwnz naj banq rim fan muengx lohlungz、lohhuj vangjloz, ndangvunz cingqheiq vuengh nyieg、deng doeg naek roxnaeuz mbaeu cungj ndaej youq gwnz naj duenq caz okdaeuj. Gvangjsih Lungzanh Yen miz boux Ywcuengh geq ndeu yawj naj daeuj duenqyawj baezyaxyaem (baudaengz mbangj di baezdoeg) caeuq baeznou (linzbahgez gezhwz) haemq ak. Gij gingniemh de dwg, najbyak caeuq gyang meizda bouxbingh danghnaeuz ndaemmong roxnaeuz mongmod mbouj rongh, daezsingj ndaw ndang aiq miz cungj baezyaxyaem; danghnaeuz saek ndaemmong daj gwnz daengz laj iet bae, gangjmingz gij baez yaem youz mbaeu bienq naek; danghnaeuz gij saek ndaemmong iet coh song gemj, dingzlai dwg baezyaxyaem bienq naek bienq yungyiemj lo. Miz mbangj boux Ywcuengh ndawbiengz lij yungh muengh yawj duenqdingh gak cungj binghyiengh cungjloih mbouj doengz de, lumj sabwnyiengz、saduzbing、sacaetsing daengj.

Yawj rwz: Cujyau dwg yawj gij cingzgvang yiengh、saek caeuq doxgaiq iemqok dujrwz. Cingqciengz cingzgvang, dujrwz vunz gaiq rwz hoengz youh unq. Dujrwz mbang youh ndaem dwg "meh mak" deng siedsieng; lwgnyez laeng rwz liengz, caemhcaiq raen meglwed gwnz rwz, dingzlai dwg yaek baenz mazcinj; ndaw rwz iemq ok raemxnong, haeusing yaek dai dwg "baezrwz".

Yawj ndaeng: Cujyau cazyawj hingzyiengh、saekrongh bienqvaq aenndaeng. Aenndaeng dwg aen bakdou roenheiq, yungzheih deng gij doeg daj rog ciemqhaeuj. Boux mug saw, dwg gij doeg funghanz famh coh gwnz; boux mug gwd youh niu, dwg funghuj famh coh gwnz; boux giuzndaeng loemq, dwg mazfung roxnaeuz meizduz; song mbiengj conghndaeng doenghyebyeb caiq ajngab, dingzlai dwg doeghuj famh haeuj ndang; conghndaeng doengh (cungj binghyiengh song mbiengj conghndaeng aenvih diemheiq gaenj cix doenghyebyeb), lai dwg bwt huj, roxnaeuz raen youq bingh ajngab, dwg cungj biujyienh heiqbwt mbouj doeng、diemheiq sinhoj. Danghnaeuz bingh naek raen conghndaeng doenghyebyeb, ajngab caiq hanh najbyak ok subsub, dwg cungj ciudaeuz "meh bwt" roxnaeuz "meh mak" doekbaih, roenheiq mbouj miz yungh, yungyiemj lai bae, aeu sikhaek ciengjgouq vaiq yw.

Yawj naengbak: Cujyau cazyawj gij cingzgvang bienqvaq naengbak、saekrongh、nyinh sauj. Naengbak cingqciengz saek hoengzmaeq youh nyinhsub. Saek naengbak hoengzndaem lai dwg doeghuj, saek monghau dwg haw, saek aeujheu dwg doeghanz、cwk lwed、bingh'in. Naengbak sauj dek lai dwg doeghuj、doeghuj ndaw ndang lai lai, sieng yaem cix baenz.

Yawj conghhoz: Cujyau yawj gij cingzgvang bienqvaq yiengh、saek conghhoz. Conghhoz dwg bakdou roenhaeux、roenheiq. Conghhoz foeg in, lai dwg funghuj doeghuj gung ndaw ndang, roxnaeuz "meh bwt" "meh dungx" doeghuj haenq lai; ndaw hoz hoengz oiq, dwg gij doeghuj haw gung doxhwnj.

Yawj naengnoh: Cujyau cazyawj saeknoh caeuq hingzyiengh bienqvaq. Naengnoh dwg baihrog daengx aenndang. Doegyak daj rog famh haeuj ndang, naengnoh sien dingj dawz. Naengnoh maeddeih banq rim fan muengx lohhuj、lohlungz, heiqcingq aenndang vuengh nyieg、heiqdoeg naek mbaeu cungj ndaej youq gwnz naengnoh fanjyingj okdaeuj.

Yawj gij huqfeiq "sam roen": Huqfeiq dwg gangj doenghgij myaiz baiz okdaeuj haenx, roenhaeux baiz ok gij doxgaiq rueg、haex, caeuq roenraemx baiz ok nyouh daengj.

Yawj linx: Diuz linx youq bakdou roenheiq、roenhaeux, gij doeg naek mbaeu, hix ndaej daj ailinx、singqcaet diuz linx gwnz de fanjyingj okdaeuj.

3. Yawj Rib Ywbingh Ywcuengh

Yawj rib ywbingh dwg gij fuengfap duenqdingh miz daegsaek Ywcuengh ndawde cungj ndeu. Yawj rib ywbingh dwg doenggvaq cazyawj gij yienghceij、geng unq、saek bienqvaq song fwngz daeuj yawj bingh, miz gij daegdiemj genjdanh、vaiqdangq、saedyungh.

Ywcuengh nyinhnaeuz, heiqlwed caeuq raemx haeux doenggvaq lohlungz、lohhuj ndaej yinhvaq. Doegyak famh ndaw ndang roxnaeuz doegcumx doeghuj maj ndaw ndang seiz, hix dwg ciq lohlungz、lohhuj guh roenloh cix baenz haujlai binghyiengh. Rib gwnz laj deihdub dwk banq miz fan muengx saeq byai lohlungz lohhuj, doegyak naek mbaeu、heiqlwed vuengh sied、gij yiengh goengnaengz ndoknoh dungxsaej ndaej daj ribfwngz fanjyingj okdaeuj. Itbuen doenggvaq caz saek、caz geng unq、caz rib mbiengj ndwen、caz naenx byai rib daengj daeuj duenqdingh.

4. Yawj Rwz Ywbingh Ywcuengh

Ywcuengh nyinhnaeuz, dujrwz caeuq ndangvunz gak giz miz cungj gvanhaeh baihndaw sengleix de, youq binghleix fuengmienh biujyienh ok itdingh fanjying gvilwd. Dang ndangvunz miz bingh seiz, dujrwz giz doxwngq de couh yaek miz gij yienghceij bienq saek、doedok、mboeproengz、foeg、cung lwed、diemj minjganj、giz vauq daengj. Ndigah, youq mwh yawjbingh, cazyawj dujrwz doiq duenqbingh miz itdingh canhgauj gyaciz.

Yawj rwz ywbingh faenbaenz cungj fuengfap yawj dingjrwz duenqbingh caeuq yawj dujrwz duenqbingh. Fap yawj dingjrwz duenqbingh dwg canghyw aeu mehfwngz de cuengq youq laj dingjrwz, lwgfwngzyinx caeuq lwgfwngzgyang nem youq gwnz dingj rwz. Danghnaeuz bungq dawz le raen loq caep roxnaeuz gyoet, dingzlai dwg aen ciudaeuz ndaw sam ngoenz de baenz gij bingh baihrog lahdawz dwgliengz; danghnaeuz bungq dawz raen ndat, couh dwg gij binghyiengh heiqhuj coh gwnz, mbouj miz bingh couh dwg cungj yiengh ndangcangq, miz bingh couh dwg heiqhuj baenzbingh. Aen fap yawj dujrwz duenqbingh cujyau doenggvaq cazyawj gij bienqvaq saek yiengh dujrwz daeuj duenqbingh. Dujrwz saekmonghau lai dwg haw hanz, saek ndaemheu dwg bingh'in; dujrwz mbang youh hawq, neix dwg mbwnseng heiqmak mbouj gaeuq; dujrwz foeghoengz huj lai baenz in, dwg doegyak ndaw ndang haenq lai.

5. Dingq Aeu Ywbingh Ywcuengh

Dingq aeu ywbingh Ywcuengh dwg cungj fuengfap duenqbingh dingq gij sing bouxbingh lumjbaenz sing diemheiq、ae、rueg、saekwk、heiqsaekaek、danqheiq、haetcwi、ajrumz、dungxgoenj daengj, caeuq nyouq gij heiq bouxbingh, daeuj duenqdingh binghcingz.

Gij vah boux ndangcangq aenvih singqbied、nienzgeij hung iq、ndang ndei nyieg cix miz mingzyienj cengca, hoeng youq mwh cingqciengz cingzgvang wnggai gangj vah swhyienz, singyaem unqswnh caeuq rwenzrub, vahgawq cingcuj.

Doenggvaq nyouq heiq daeuj duenqbingh, cujyau nyouq gij heiq huqfeiq caeuq gij heiq daegbied gwnz ndang. Boux heiqhaeu yaek daegbied ne, dingzlai dwg gij bingh doeghuj roxnaeuz cumxhuj saekgaz ndaw ndang; gij heiq nyouq mbouj mingzyienj roxnaeuz mbouj miz heiqhaeu, lai dwg doeghanz roxnaeuz yiengzhaw.

6. Cam Cingzgvang Ywbingh Ywcuengh

Cam cingzgvang ywbingh dwg cungj fuengfap duenqcaz binghcingz ndeu, de dwg cam bouxbingh roxnaeuz boux buenx yawjbingh, yawhbienh liujgaij bingh hainduj、fazcanj caeuq ywbingh ginggvaq、binghyiengh seizneix nem gij cingzgvang wnq caeuq bingh mizgven haenx, daeuj yawj bingh cingzgvang.

Youq seiz ywbingh, itbuen dwg dawz gij baengzgawq youqgaenj bouxbingh gangj haenx guh binghyiengh duenqdingh. Gij gonqlaeng sunsi cam cingzgvang ywbingh dwg cam cujyau binghcingz、cam buenx miz binghyiengh caeuq ywbingh ginggvaq、cam itbuen cingzgvang、cam gij saeh baenz bingh gaxgonq、cam saeh ndaw ranz. Gij cujyau neiyungz cam cingzgvang ywbingh, daihdaej baudaengz gij cingzgvang cam nit ndat、cam ok hanh cingzgvang、cam in mbouj in、cam gwn doxgaiq miz mbouj miz feih caeuq haex nyouh cingzgvang, cam ninz ndaej ndei mbouj ndei、cam gij cingzgvang conhgoh daengj. Cam cingzgvang ywbingh caeuq gij ywfap wnq doxcaeuq canhgauj, couh ndaej engq cinjdeng bae gaemdawz bwnjciz caeuq fazcanj seiqdaeuz gij bingh.

7. Lumh Naenx Ywbingh Ywcuengh

Lumh naenx ywbingh Ywcuengh dwg cungj fuengfap duenqdingh doiq gij naengnoh、dinfwngz、aek dungx caeuq giz baenz bingh wnq bouxbingh guh lumh naenx, daeuj damq rox mbangj giz nit roxnaeuz ndat、miz mbouj miz gaiq geng、naenx in mbouj in、miz mbouj miz doengh gaiq cwklwed roxnaeuz gizyawz binghciengz mbouj doengz bienqvaq, baenzneix daeuj duenqdingh giz baenz bingh caeuq binghsingq. Ndawde, lumh naengnoh cujyau cazyawj naengnoh nit roxnaeuz ndat、reuq roxnaeuz oiq、nyinh roxnaeuz sauj caeuq foeg mbouj foeg daengj.

Ywcuengh Ywbingh Yenzcwz Roek Cih Goujgez

Ywcuengh ywbingh yenzcwz dwg gij yenzcwz youq Ywcuengh gihbwnj lijlun cijdauj baihlaj ceiqdingh, doiq fuengzyw bingh miz bujben cijdauj yiyi. Ywcuengh ywbingh yenzcwz dwg dingz gapbaenz youqgaenj Ywcuengh gihcuj lijlun de, youq Ywcuengh fuengzyw bingh gocwngz ndawde miz gij dungjlingj cozyung youqgaenj.

Ywfap dwg gij gidij fuengfap youq ceihleix yenzcwz cijdauj lajde dingh'ok gij gidij banhfap, ywfap engq gidij caeuq lingzvued lai yiengh. Saemjduenq ndei le dingh ywfap, ciuq fap yungh danyw, ywfap dwg gij baengzgawq dingh danyw、 yungh danyw、 genj yw, gak cungj ywfap lumj ywfap cimfeiz ywbingh Ywcuengh、 cungj ywfap cim deu ywbingh Ywcuengh、 cungj fuengfap aeu cimvax ywbingh Ywcuengh、 cungj fuengfap aeu cimyouz ywbingh Ywcuengh、 cungj fuengfap aeu cimsaenz ywbingh Ywcuengh、 cungj fuengfap aeu maeyw diemj cit ywbingh Ywcuengh、 cungj fuengfap aeu daengcauj cit ywbingh Ywcuengh、 cungj fuengfap aeu feiz gung ywbingh Ywcuengh、 cungj ywfap gvetsa ywbingh Ywcuengh、 cungj ywfap raek yw ywbingh Ywcuengh、 cungj ywfap ringx gyaeq ywbingh Ywcuengh、 cungj ywfap mbokyw ywbingh Ywcuengh、 cungj ywfap ciepndok Ywcuengh、 cungj ywfap gaemh lumh megnyinz ywbingh Ywcuengh、 cungj ywfap gwn doxgaiq ywbingh Ywcuengh daengj, youq gidij yungh daengz seiz cungj aeu gvancez gij cingsaenz ywfap.

Gyonj hwnjdaeuj gangj, ywbingh yenzcwz cijdauj ywfap doekdingh, ywfap dwg ywbingh yenzcwz gidijva, youz ywbingh yenzcwz gvidingh, caemhcaiq fugcoengz itdingh ywbingh yenzcwz. Ndigah, ywfap youz ywbingh yenzcwz daeuj dingh, youz de daeuj dingh dan dingh yw, ciep gwnz dawz laj, dwg aen vanzcez ceiq youqgaenj Ywcuengh ywbingh gocwngz de.

Ywcuengh duenqyw bingh gangjgouz genjdanh mingzbeg saedyungh, cujyau miz sam aen yenzcwz ywbingh neix: Diuzheiq、gaijdoeg、boujhaw, neix dwg aen yenzcwz cijdauj linzcangz ywbingh gocwngz, doiq linzcangz ywbingh fueng'anq、fuengfap genjleh caeuq doekdingh miz cijdauj cozyung youqgaenj.

1. Diuzheiq

Ywcuengh nyinhnaeuz heiq dwg gij biujyienh gij rengz sengmingh hozdung ndangvunz. Diuzheiq couh dwg leihyungh gij fuengfap daegdingh bae diuzcez aen heiqgih ndangvunz, hawj mbwn deih vunz sam heiq ndangvunz baujciz doengswnh, caemhcaiq saedyienh mbwn deih vunz sam heiq doengzbouh yinhhengz.

2. Gaijdoeg

Daj gvangq daeuj gangj sojmiz gij yinhsu cauxbaenz bingh haenx cungj heuhguh doeg; daj gaeb daeuj gangj dwg gangj gij doxgaiq gidij doiq ndangvunz miz doeg、miz haih haenx, faen myaiz、cwk daengj doengh gij doeg baihrog neix caeuq fung、hanz、huj daengj gij doeg baihrog. Gaijdoeg dwg doengh cungj fuengfap doenggvaq gwn yw roxnaeuz oep yw、oenqswiq、camz lwed、gvet cimj、gok mbok daengj doengh cungj ywfap baihrog baiz doeg neix, dabdaengz ywbingh muzdiz. Gij yw gaij doeg youq dieg Bouxcuengh yungh haenx miz baenz bak cungj. Lumj caekdungxvaj、aengjgwxbya、byaekmiekhaz daengj caez aeu daeuj gaij gij doegngwz、doegnon; aeu maknamj、lauxbaeg hau daeuj gaij gwn laeuj deng doeg; aeu goujhohmongdaeuj gaij maenzfaex、gaeunuem deng doeg; daengjdaengj.

3. Boujhaw

Haw couh dwg cingqheiq nyieg roxnaeuz heiq lwed mbouj gaeuq. Ywcuengh ciengzseiz doenggvaq gwn doxgaiq daeuj bouj roxnaeuz gwn yw daeuj bouj heiq lwed ndangvunz, diuzcingj gij gihnwngz aen ndang daeuj dabdaengz cungj yiengh cingqciengz.

Binghhaw lai raen youq doengh cungj binghmenhnumq、binghbouxlaux roxnaeuz geiz dauqfuk cawz doegyak gvaqlaeng, ywbingh dwg bouj haw guhcawj. Ywcuengh nyinhnaeuz fuz cingq bouj haw, itdingh aeu gij doenghyiengh miz noh miz lwed, caemhcaiq cungjgez ok gij gingniemh yungh yw doenghduz: Doengh cungj doxgaiq gyaep bouj yaem yo yiengz, an saenz dingh hoenz; duzroeg duznyaen bouj heiq ciengx lwed, diuzleix yaemyiengz. Doengh cungj doxgaiq miz noh miz lwed miz cingz neix lai dwg gij doxgaiq feihdauh ndaej bouj heiq bouj lwed, boux ndangnyieg ciengz gwn gag miz ik, hoeng mbouj ndaej gwn gvaqmauh.

Gij Soujfap Ywbingh Lai Cungj Lai Yiengh

1. Cungj Ywfap Cimfeiz Ywbingh Ywcuengh

Cungj ywfap cimfeiz ywbingh Ywcuengh dwg cungj fuengfap ywbingh dawz bakcim coemh hoengz le riengjvaiq camz haeuj naeng bae, hab aeu daeuj yw gak cungj binghfungheiq cauxbaenz hoh foeghoengz、in, siginh、binghdoeg cauxbaenz mbangj giz cujciz foeghoengz, gij rogsieng gaeuq cauxbaenz mbangj giz lwed cwk, linzbahgez gezhwz, hoh foeg, daengjdaengj.

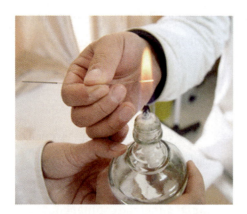

Cungj ywfap cimfeiz ywbingh Ywcuengh

（壮医火针疗法）

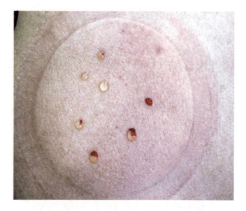

Cimfeiz Ywcuengh caeuq gok mbok

yw gvaq le ok raemxhenj

（壮医火针及拔罐治疗后出黄水）

2. Cungj Ywfap Cim Deu Ywbingh Ywcuengh

Cungj ywfap cim deu ywbingh Ywcuengh dwg cungj ywbingh fuengfap aeu fag

cim daegdingh roxnaeuz fag cim hung
nyib buh, doenggvaq mbouj doengz
fuengfap, deu byoengq rog naeng giz
mbouj doengz roxnaeuz deu ok senhveiz
laj naeng daeuj ywbingh ndeu, hab
aeu daeuj yw binghsa caeuq neigoh、
vaigoh、gohmehmbwk、gohlwgnyez、
vujgvanhgoh、gohnaengnoh、gohsainyouh、
gohbouxsai daengj gij bingh ciengz raen、
bingh lai fat caeuq bingh ngeiznanz haenx.

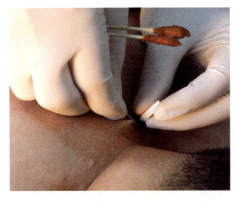

Cungj ywfap cim deu ywbingh Ywcuengh

（壮医针挑疗法）

3. Cungj Fuengfap Aeu Cimvax Ywbingh Ywcuengh

Cungj fuengfap aeu cimvax ywbingh Ywcuengh dwg cungj fuengfap aeu gaiq
vaxsoiq roq roxnaeuz muz baenz yiengh cim aeu daeuj guh hongdawz, yienzhaeuh
youq giz hezvei doxwngq rog ndang vunzbingh naenx, roxnaeuz coeg gvej daengz
naeng ok lwed daeuj ywbingh, hab aeu daeuj yw mauhfung、fatsa、mbangj giz
foeghoengz、lwgnyez gyang hwnz daej、lwgnyez gingfung、binghmaz fungheiq
daengj doenghgij bingh neix.

4. Cungj Fuengfap Aeu Cimseyangh Ywbingh Ywcuengh

Cungj fuengfap aeu cimseyangh ywbingh Ywcuengh youh heuh ywfap
cimseyangh, dwg cungj fuengfap bakcim yub seyangh le camz haeuj ndangvunz
daeuj ywbingh, hab aeu daeuj yw ndangdaej roxnaeuz hohndok ciengq in、maz、iet
goz mbouj bienh, gij sienggaeuq doek laemx rog deng sieng, linzbahgez gezhwz,
baenzfoeg, daengjdaengj.

5. Cungj Fuengfap Aeu Cimsaenz Ywbingh Ywcuengh

Cungj fuengfap aeu cimsaenz ywbingh Ywcuengh dwg cungj fuengfap yungh cim saeq, genj giz naenx ceiq in camz cim, yienzhaeuh bokliz didi ndeu yienghneix daeuj haenq gikcoi ywbingh, hab aeu daeuj yw doengh giz unqnem deng sieng baenz gij in gipsingq、menhnumq, lumjdoengh giz unqnem hoz、gen、baihlaeng、hwet、ndokbuenz、ga daengj, caeuq seiqgueng hoh in mbouj dwg deng lah haenx.

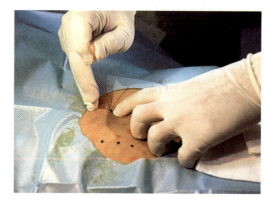

Cungj fuengfap aeu cimsaenz ywbingh Ywcuengh

（壮医神针疗法）

6. Cungj Fuengfap Aeu Cimnaeng Ywbingh Ywcuengh

Cungj fuengfap aeu cimnaeng ywbingh Ywcuengh youh heuh cungj fuengfap aeu cimmeizvah ywbingh, dwg aeu cim youq fan muengx rog naeng ndaekcamz lohlungz、lohhuj daeuj ywbingh, hab aeu daeuj yw gyaeujin、ndoksej in、laeng hwet in、hwet in、naeng maz、nohhumz、najgyad、hezyaz sang、ninz mbouj ndaek、gwn mbouj siuvaq、baenzgyak、gyaeujndoq、da ginsw、canj gvaq cij noix daengj.

7. Cungj Fuengfap Aeu Cimyouz Ywbingh Ywcuengh

Cungj fuengfap aeu cimyouz ywbingh Ywcuengh dwg cungj fuengfap aeu fag cimnyibbuh bingzciengz, bakcim yub di youzgyaeuq coemh ndat le, riengjret mbaeu camz haeuj diemj ywbingh bae aeu daeuj ywbingh, hab aeu daeuj yw gij bingh fungcaep inmaz、baenzfoeg、gyakvaiz、bingh naengndongj daengj.

8. Cungj Fuengfap Camz Lwed Ywbingh Ywcuengh

Cungj fuengfap camz lwed ywbingh Ywcuengh dwg cungj ywfap aeu cim camz haeuj mbangj di hezvei ndangvunz bae, yungh nyaenjnaenx roxnaeuz gok mbok daengj fuengfap hawj giz camz ok lwed, aeu daeuj ywbingh, hab aeu daeuj yw gij bingh doeghuj、doeghwngq gvaqbouh baenz gij binghyiengz、binghhuj, lumj fatsa、baihrog lahdawz fatndat、doek laemx deng sieng cwk lwed、maez、baenzsa、conghhoz in、da'nding、hwet ga in daengj.

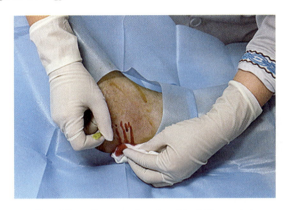

Cungj fuengfap camz lwed ywbingh Ywcuengh

（壮医刺血疗法）

9. Cungj Fuengfap Aeu Maeyw Diemj Cit Ywbingh Ywcuengh

Cungj fuengfap aeu maeyw diemj cit ywbingh Ywcuengh dwg cungj fuengfap aeu gij mae'ndaij cimq gvaq Ywcuengh, diemj dawz le cit hezvei roxnaeuz doengh giz rogndang bouxbingh daeuj ywbingh. Aen fap neix ndaej doeng heiqgih lohlungz、lohhuj, miz gij cozyung cawz fung doeng maz、dingz in dingz humz、siu cwk hawj lwed byaij、siu foeg sanq giet daengj, hab aeu daeuj yw gij bingh fatndat、indot、mazmwnh、naeng humz daengj.

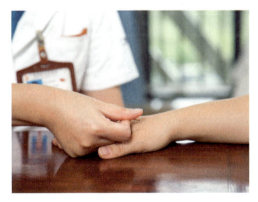

Cungj fuengfap aeu maeyw diemj cit ywbingh Ywcuengh

（壮医药线点灸疗法）

10. Cungj Fuengfap Aeu Ngaih Cit Ywbingh Ywcuengh

Cungj fuengfap aeu ngaih cit ywbingh Ywcuengh dwg cungj ywbingh fuengfap ndeu, de doenggvaq raeuj ndat bae gikcoi doeng heiqgih lohlungz lohhuj, boenq hanz cawz doeg, siu cwk sanq giet, hoiz yiengz gouq maez. Ngaih dwg doenghgo rum maj lai bi haeuj govagut ndeu. Mbaw'ngaih heiq homfwdfwd, manh raeuj feih haemz, hawq le yungzheih coemh dawz, rengzfeiz raeujrub, ndigah dwg gij huq ndei guh cit. Cungj fuengfap neix hab aeu daeuj yw gij bingh fungcaep ndok in、ae'ngab、gij bingh haw hanz, lumj dungx in、lajdungx in、oksiq、saejgaz、haexgaz、dawzsaeg in、nyouhconh、gyoenjconh、rongzva duiq、roengzbegdai、baezcij ngamq baenz、linzbahgez gezhwz、baenzai、naeng baenz nengq、baezngwz、maez daengj, hix ndaej yungh bae fuengz bingh baujgen.

11. Cungj Fuengfap Aeu Byoi Diemj Cit Ywbingh Ywcuengh

Cungj fuengfap aeu byoi diemj cit ywbingh Ywcuengh genjdanh heuh byoicit ywfap, dwg cungj fuengfap ndawbiengz Bouxcuengh aeu byoi cit giz baenzbingh daeuj fuengz bingh ywbingh ndeu. Cungj fuengfap neix miz gij cozyung doeng heiqgih lohlungz lohhuj, siu fung cawz cumx, dingz in siu maz, hab aeu daeuj yw dwgliengz、funghuj baenz heuj in、aek caet laj dungx in、gak cungj sinzgingh in maz daengj.

12. Cungj Fuengfap Aeu Raemx Feiz Boq Cit Ywbingh Ywcuengh

Cungj fuengfap aeu raemx feiz boq cit ywbingh Ywcuengh dwg cungj ywbingh fuengfap sien aeu raemxheu byoq giz baezfoeg, caiq aeu ngaih laebdaeb oenq cit giz bingh, caemhcaiq doiq giz bingh boq heiq, hawj bouxbingh roxnyinh cwxcaih ndeu, hab aeu daeuj yw gak cungj baezfoeg.

13. Cungj Fuengfap Aeu Daengcauj Cit Ywbingh Ywcuengh

Cungj fuengfap aeu daengcauj cit ywbingh Ywcuengh youh heuh daengcauj cit roxnaeuz dwk daengcauj, dwg cungj fuengfap aeu daengcauj caemj youzcaz roxnaeuz youzduhdoem diemj dawz le cit hezvei gizbingh, faenbaenz diemj dawz soh cit、ndaep feiz cit song cungj, youq dieg Bouxcuengh lai dieg yungh daengz, yaugoj haemq ndei, hab aeu daeuj yw fatndat、dungx in、hwet in、hohndok in、oksiq、rwzuiq menhnumq、maez、ae'ngab、hozai daengj.

14. Cungj Fuengfap Gvetsa Ywbingh Ywcuengh

Cungj fuengfap gvetsa ywbingh Ywcuengh dwg cungj fuengfap aeu gaiq gaeuvaiz henzbien wenj ndeu youq rog ndang daj gwnz daengz laj gvet, daj ndaw coh rog baebae dauqdauq gvet daeuj ywbingh, hab aeu daeuj yw gak cungj binghsa、bingh menhnumq binghgaenj.

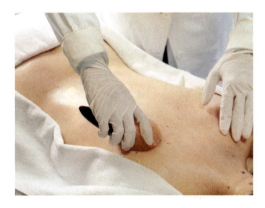

Cungj fuengfap gvetsa ywbingh Ywcuengh

（壮医刮痧疗法）

15. Cungj Fuengfap Camzsa Ywbingh Ywcuengh

Cungj fuengfap camzsa ywbingh Ywcuengh dwg gangj cungj fuengfap doenggvaq deu camz mbangj giz ndangvunz, youq laj naeng nyaenj ok di lwed cwk, aeu daeuj yw binghsa, miz gij cozyung doeng sam roen song loh、siu doeghuj、cawz doegsa、cawz cwk hawj lwed byaij, cujyau aeu daeuj yw gak cungj binghsa (lumjbaenz dwgliengz、fatndat、baenzae fatndat、baenzae)、binghfungheiq、dungx in rueg siq singgip menhnumq、conghhoz bangxmbaq hwet ga in、gyaeuj in、sam nga sinzgingh in、mbiengjgyaeuj in、gahengh hwnjgeuq in、fatsa、ninz mbouj ndaek、raizraemx、binghbiz daengj.

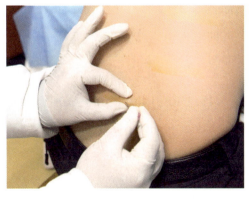

Cungj fuengfap camzsa ywbingh Ywcuengh

（壮医浅刺刺痧疗法）

16. Cungj Fuengfap Aeu Feiz Gung Ywbingh Ywcuengh

Cungj fuengfap aeu feiz gung ywbingh Ywcuengh dwg cungj fuengfap aeu yw'nye gyagoeng cauhguh gvaq, diemj dawz le ndaep feiz bae, yienzhaeuh aeu song caengz ceijnaengvaiz daeuj duk, dangq youq mbangj giz roxnaeuz giz hezvei, aeu daeuj ywbingh, hab aeu daeuj yw fung hanz cumx maz、dungx in、oksiq、dungxduengh、linzbahgez gezhwz daengj.

17. Cungj Fuengfap Aeu Faexseiqfueng Ndat Dub Ywbingh Ywcuengh

Cungj fuengfap aeu faexseiqfueng ndat dub ywbingh Ywcuengh dwg cungj fuengfap yw baihrog ndeu, de dwg aeu faexseiqfueng coemh baenz danq le aeu daeuj roqdub giz bingh roxnaeuz hezvei, hab aeu daeuj yw gij bingh ndok did baenz ga hwet in、hohndok in daengj.

18. Cungj Fuengfap Aeu Yw Loemz Naengj Ywbingh Ywcuengh

Cungj fuengfap aeu yw loemz naengj ywbingh Ywcuengh dwg cungj banhfap doenggvaq raemxfwi roxnaeuz hoenzfeiz daeuj loemz naengj giz bingh aeu daeuj ywbingh. Gij yw loemz naengj youq gwnz naeng, gij cwngzfwn yw fwi hwnjdaeuj ginggvaq naengnoh supsou, mbangj giz ndaej baujciz nungzdu haemq sang, ndaej fazveih cozyung haemq nanz, miz gij cozyung cawz funghanz、sanq doeghanz、siu doegcumx、siu foeg in、sanq gietcwk doeng sam roen song loh, hab aeu daeuj yw binghmazmwnh、gyangzcising cizcuyenz、hwet in menhnumq、giujdin in、niujsieng daengj.

19. Cungj Fuengfap Aeu Yw Oenq Swiq Ywbingh Ywcuengh

Cungj fuengfap aeu yw oenq swiq ywbingh Ywcuengh dwg cungj fuengfap ywbingh ndeu, de dwg aeu gij ywdoj dieg Bouxcuengh gag miz haenx cienq raemx, swnh ndat aeu raemxyw oenq swiq giz bingh naengnoh, caj dohraeuj raemxyw habngamj le caiq aeu daeuj swiq ndang. Cungj fuengfap neix, hab aeu daeuj yw baihrog lahdawz dwgliengz、ndaw ndang deng sieng、fungheiq、binghsa、doek laemx deng sieng、hwet ga in、hwet in、fungheiq baenz hoh in gak cungj binghnaengnoh daengj.

20. Cungj Fuengfap Oep Yw Ywbingh Ywcuengh

Cungj fuengfap oep yw ywbingh Ywcuengh dwg cungj fap yw baihrog ndeu, de dawz Ywcuengh nem youq mbangj giz roxnaeuz gwnz hezvei gwnz ndang, doenggvaq gij yw gikcoi, diuzcez aenndang mbwn deih vunz sam heiq doengzbouh doxdaengh aeu daeuj ywbingh, hab aeu daeuj yw neigoh、vaigoh、fugoh、wzgoh、vujgvanhgoh daengj lai cungj bingh ciengzraen、bingh lai fat.

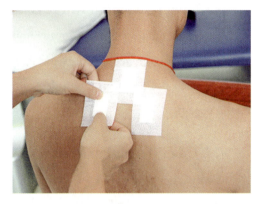

Cungj fuengfap oep yw ywbingh Ywcuengh
（壮医敷贴疗法）

21. Cungj Fuengfap Raek Yw Ywbingh Ywcuengh

Cungj fuengfap raek yw ywbingh Ywcuengh dwg cungj ywbingh fuengfap ndeu, de dwg genj yungh di yw ndeu raek youq mbangj giz ndangvunz, leihyungh gij heiq daegbied gij yw raek gwnz ndang haenx aeu daeuj ywbingh. Gij laizyouz cungj ywfap neix dwg "buhbaengz gogat" ciuhgeq Bouxcuengh, miz gij cozyung gaij doeg siu yenz、siu foeg dingz in、fuengz bingh ywbingh haenx, hab aeu daeuj yw baezcij、linzbahgez gezhwz、da'nding、lwgnyez baenzgam、lwgnyez baknengz、re bingh baujgen daengj.

22. Cungj Fuengfap Diemj Hez Ywbingh Ywcuengh

Cungj fuengfap diemj hez ywbingh Ywcuengh dwg cungj ywfap youq giz hezvei gwnz ndang bouxbingh, aeu diemj、naenx、bek、mbaengq、roq、dub daengj mbouj doengz soujfap, coisawj gij goengnaengz ndangdaej hoizfuk cingqciengz, yawhbienh fuengz bingh, hab aeu daeuj yw gak cungj bingh mazmwnh、cungfung gvaqlaeng louz roengz gij binghyiengh、gij bingh siuvaq hidungj、ukhaw, nem gak cungj yienzaen yinxhwnj inget.

23. Cungj Fuengfap Ringx Gyaeq Ywbingh Ywcuengh

Cungj fuengfap ringx gyaeq ywbingh Ywcuengh dwg cungj fuengfap ywbingh ndeu, de dwg aeu gyaeq youq gwnz ndang bouxbingh giz doxgven ringx bae ringx dauq, hab aeu daeuj yw gij bingh deng fung dwgliengz、fung hanz baenzae、noh in hoh in daengj.

24. Cungj Fuengfap Mbokyw Ywbingh Ywcuengh

Cungj fuengfap mbokyw ywbingh Ywcuengh dwg cungj fuengfap ywbingh ndeu, de dwg dawz gij mbok dwk roengz raemxyw Ywcuengh cawj goenj bae cimq 15 faencung, swnh ndat dawz mbokyw gok youq gwnz giz bingh bae. Cungj fuengfap neix miz gij gunghyau ndaej siu fung cawz cumx、soeng nyinz hawj lwed byaij、sanq hanz dingz in、cawz doeg siu foeg、doeng heiqgih lohlungz lohhuj daengj, hab aeu daeuj yw fungcaep baenz hwet ga in、fungcaep in maz、ndangdaej mazmwnh、mbiengj ndang gyad、doek laemx deng sieng、gyaeuj in、ndokraek ndei le baenz cwk lwed daengj.

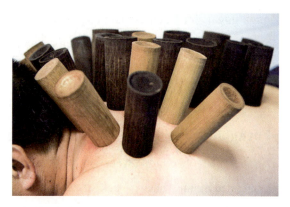

Cungj fuengfap mbokyw ywbingh Ywcuengh
（壮医药物竹罐疗法）

25. Cungj Fuengfap Aeu Yw Ndat Dangq Ywbingh Ywcuengh

Cungj fuengfap aeu yw ndat dangq ywbingh Ywcuengh dwg cungj ywfap yw baihrog ndeu, de dawz gij yw doxgven de gya ndat le, cuengq youq giz daegdingh gwnz ndang bouxbingh daeuj ndat oep roxnaeuz nod bae nod dauq, baengh gij rengz yw caeuq rengz ndat daeuj ywbingh. Cungj fuengfap neix miz gij goengnaengz cawz doegfung、sanq doeghanz、siu doegcumx、vaq doegcwk、siu foeg in、sanq cwkgiet、doeng heiqgih lohlungz heiqhuj daengj, hab aeu daeuj yw doeghanz、

doegcumx、doegfung、doegsa、 doegcwk baenz gij bingh haenx, lumjbaenz fungcaep、dwgliengz、 mauhfung、naengnoh mazmwnh、 ndangnoh gyoet in ndangnaiq、 mbaq hoz hwet ga in、ndokraek、 doek laemx deng sieng、baezngwz gvaqlaeng sinzgingh in、ae'ngab、 baenzae menhnumq、ndaengsaek、 dawzsaeg in、dingz dawzsaeg daengj.

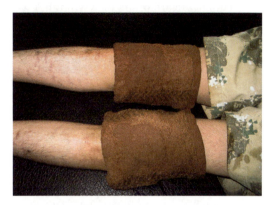

Cungj fuengfap aeu yw ndat dangq
ywbingh Ywcuengh
（壮医药物热熨疗法）

26. Cungj Fuengfap Swiqdin Ywbingh Ywcuengh

Cungj fuengfap swiqdin ywbingh Ywcuengh dwg cungj fuengfap ywbingh ndeu, de dwg gya raemx cawj ywdoj le, aeu raemxyw daeuj swiq roxnaeuz cimq din. Cungj fuengfap neix miz gij goengnaengz doeng heiqgih lohlungz lohhuj、siu huj gaij doeg、siu yenz dingz in、siu foeg cawz cwk、gaj non dingz humz, hab aeu daeuj yw baihndaw sieng fatndat、hezyaz sang、gyaeujngunh daraiz、rwz okrumz、genga maz、binghnaengnoh daengj.

27. Cungj Fuengfap Ciepndok Ywcuengh

Cungj fuengfap ciepndok Ywcuengh dwg cungj fuengfap yw ndok raek ndeu, de dwg aeu soujfap caeuq gij yw Ywcuengh dinghmaenh caeuq yw giz ndok raek, hab aeu daeuj yw gak cungj baihrog sieng cix cauxbaenz gij ndok raek danhsinzsing、 bihozsing de. Gij ndokraek gaihfangsing、fukcab de aeu gij fuengfap Sihyih bae siudoeg guh seuq baksieng caeuq fukvih le, ndaej boiqhab cungj fuengfap ciepndok Ywcuengh bae yw.

28. Cungj Fuengfap Anmoh Ywbingh Ywcuengh

Cungj fuengfap anmoh ywbingh Ywcuengh youh heuh doinaenx ywfap, dwg cungj ywbingh fuengfap aeu gij soujfap fwngz caeuq lwgfwngz, youq gwnz naeng、 noh bouxbingh naenxlumh daeuj ywbingh. Gij soujfap naenxlumh youh faenbaenz fapnaenx、faplumh caeuq fapdoi sam cungj soujfap. Gij ywfap neix ciengz aeu daeuj yw laenghwet in、gen ga in、laj dungx naetin、dungx raeng in、gyaeuj in daengj gak cungj bingh'in caeuq funghanz baenz dwgliengz daengj doengh cungj binghcingq neix. Faplumh cujyau aeu daeuj yw siuvaq mbouj ndei、haexgaz、baenzae、ae'ngab、 dawzsaeg luenh、dawzsaeg in、viznyoj、laeuhrae、baihrog sieng foeg in daengj binghyiengh. Fapdoi cujyau aeu daeuj yw hezyaz sang、gyaeuj in、gyaeuj ngunh、 ninz mbouj ndaek、simfanz heih fathuj、hwetga in、fungcaep inmaz、doengh giz unq deng sieng、mbangj giz foeg in、aek ndaet lajleq ciengq、dungxraeng、haexgaz daengj binghyiengh.

29. Cungj Fuengfap Naenx Nyinzmeg Ywbingh Ywcuengh

Cungj fuengfap naenx nyinzmeg ywbingh Ywcuengh dwg aeu soujfap doinaenx nyinzmeg Ywcuengh daeuj caz gizbingh siu giz baenzbingh、aeu cim deu camz nyinzmeg、youq gwnz nyinzmeg gok mbok sam cungj fuengfap caez yungh daeuj ywbingh, hab aeu daeuj yw mbiengj gyaeuj in、hoziu in、bangxmbaq in、gencueg dwk muengxgiuz in、goengnwngz yunghcuih luenh、ndokhwet doed、ndokhwet did、bingh gyoebhab ndoksaen hoh daihsam、nohcaekgumq deng sieng、hwet ga dungx binghyiengh gyoebhab、hoh gyaeujhoq doiqvaq baenzbingh daengj binghyiengh.

Cungj ywbingh fuengfap doinaenx nyinzmeg lwgnyez dwg cungj ywbingh fuengfap gaengawq gij daegdiemj sengleix caeuq binghleix lwgnyez, doenggvaq soujfap bae gikcoi gij hezvei daegdingh lwgnyez, daeuj daezsang lwgnyez ndangdaej gak hangh gihnaengz ywbingh banhfap, caengz bingh sien fuengz gonq, daezsang lwgnyez gij rengz dingj

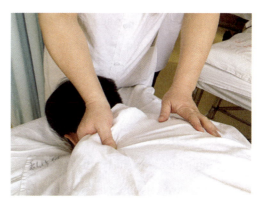

Cungj fuengfap naenx nyinzmeg ywbingh Ywcuengh
（壮医经筋推拿疗法）

bingh, lij ndaej hoizsoeng caeuq cawz gij bingh in lwgnyez, lai aeu daeuj yw lwgnyez oksiq、rueg、gwn haeux mbouj siuvaq、mbouj siengj gwn doxgaiq、haexgaz、dungxin、gyoenjconh、dwgliengz、baenzae、ae'ngab、fatndat、nyouhconh、gyanghwnz daej、noh hwnjgeuq hoz geng、doekswiz、hwnjfung daengj.

30. Cungj Fuengfap Cit Ndoksaen Ywbingh Ywcuengh

Cungj fuengfap cit ndoksaen ywbingh Ywcuengh dwg cungj fuengfap fuengz bingh ywbingh ndeu, de cit baihlaeng ndoksaen, aeu gij rengz manh sanq hingyungz caeuq gij rengz unqraeuj ngaihyungz daeuj gikcoi mbwn deih vunz sam heiq sengfat、

bang maj, coicaenh sam roen song loh yinhhengz, daeuj gaij gij doeg ndaw ndang, hawj doeg siu ndang cangq、heiqlwed doxdaengh, bouj heiqlwed ndaw ndang、gaij doeg siu cwk、diuz sam roen song loh、coicaenh mbwn deih vunz sam heiq doengz-bouh, hab aeu daeuj yw neigoh、vaigoh、fucanjgoh、wzgoh、bizfuhgoh、nanzgoh、yenjgoh、wj biz houzgoh

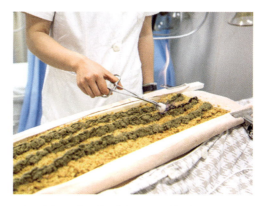

Cungj fuengfap cit ndoksaen ywbingh Ywcuengh
（壮医神龙灸疗法）

daengj gij bingh ciengzraen、lai baenz de caeuq baenz maen gij binghcab nanz yw haenx. Daengx bi seiq geiq cungj ndaej guh gij cit saenzlungzcit, doiq mbangj boux baenzbingh daegbied de, genhciz youq doengh cungj mbwn samfug ceiq hwngq caeuq mbwn sam gouj ceiq nit guh cit daeuj ywbingh yaugoj engq ndei.

31. Cungj Fuengfap Cawj Yw Swiq Ndang Ywbingh Ywcuengh

Cungj fuengfap cawj yw swiq ndang ywbingh Ywcuengh dwg cungj fuengfap gya raemx cawj Ywcuengh 30 faencung, cawj goenj yaep ndeu le daih aeu raemxyw, caj vwnhdu gyangq daengz 40 daengz 50℃ seiz, aeu daeuj cimq swiq hoh seiqgueng roxnaeuz daengx ndang, hawj raizloh naengnoh doeng、sailwed gya'gvangq、heiqlwed doengswnh, daeuj ywbingh. Cungj fuengfap neix miz gij goengnaengz doeng heiqgih lohlungz lohhuj、doeng meg dingz in、siu huj gaij doeg、siu foeg cawz cwk、gaj non dingz humz haenx, hab aeu daeuj yw doengh gij bingh ndokngutgung、najva、rumzget、gyangzcizsing cizcuihyenz、baenzgyakvaiz、ndokget、baenzsauj、naengnoh mbouj miz rengz caeuq noh get naeng va、ndangget、ndanggyad daengj.

Ywcuengh Saenzgeiz Yinxdaeuz Lailai

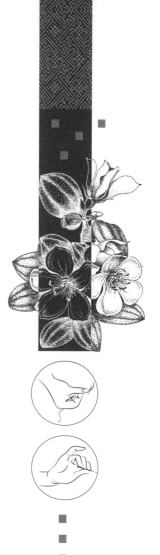

Gyonjgangj Ywcuengh

Gvangjsih youq gvaenghdieg yayezdai Lingjnanz, mbwn raeuj、raemxfwn lai, gij swyenz diuzgen gig ndei neix maj ok swhyenz Ywcuengh gig lai. Cien bak bi daeuj, Ywcuengh doiq lwgminz Bouxcuengh sengsanj、ndangcangq miz baujcang cozyung hungloet. Swhyenz Ywcuengh dwg gij doxgaiq giekdaej gyoengq lwgminz Bouxcuengh fuengz bingh ywbingh, dwg ndaw cangbauj guekcoj yihyozyoz ndawde bouhfaenh youqgaenj ndeu. Swhyenz Ywcuengh ndaej gohyoz baujhoh、haifat caeuq wngqyungh, doiq doidoengh canjnieb Ywcuengh Gvangjsih, coicaenh ginghci saedlig Gvangjsih demmaj, gyavaiq minzcuz yihyoz saehnieb guek raeuz fazcanj, miz gij cizgiz cozyung mbouj ndaej dingjlawh.

Ywcuengh dwg gangj gij yw conzdungj canj youq dieg Bouxcuengh caemhcaiq ciuq Ywcuengh sizcen gingniemh caeuq lijlun Ywcuengh yungh daengz haenx. Gij swhyenz Ywcuengh seizneix geiqsij haenx miz 2000 lai cungj, ndawde gij Ywcuengh okmingz miz godienzcaet、go'gviq、makgak veizyangh、maklozhan、ragduhbya、 ginghgunh、maknganx、gaeulwed、gogukgaeq、gocaengloj、duzndwen daengj.

Ywcuengh itbuen dwg gaengawq canjdieg、vanzging sengmaj、daegdiemj sengmaj、giz guh yw、yienghceij、yienzsaek、feih、goengnaengz、singyaem、 yunghliengh daengj fuengmienh daeuj an mingz.

Ywcuengh ciuqeiq gij goengyauq yw faenbaenz ywgaijdoeg、yw bouj haw、yw diuzdoeng heiq ndang、yw doeng diuz sam roen song loh、yw diuz "gyaeujuk"、yw dingz lwed、yw dingz in、yw gaj non、ywsoumaenh、yw conhgoh daengj; ciuq gij binghyiengh cujyau yw faenbaenz yw laemx dwk deng sieng、ywvuengzbiu、 yw'ngwzhaeb、ywbaez daengj; ciuq gij saek yw faenbaenz ywhoengz、yw'ndaem、 ywhau、ywhenj daengj, ywhoengz miz vayezgi、gaeulwed daengj, yw'ndaem miz lwgrazndaem、gaeqndaem、maenzgya daengj, ywhau miz moeggva cienghau daengj, ywhenj miz hinghenj、gogimsienq、faexvuengzlienz daengj.

Gij singqcaet Ywcuengh miz hanz、huj、raeuj、liengz、bingz haj cungj, gij feihdauh yw miz manh、soemj、haemz、maz、saep、ndaengq、gam、cit bet cungj.

Ywcuengh youq seiz ywbingh, ndaej ciuq gij yiengh goyw daeuj duenqdingh goengyauq, lumj gaeu faex sim gyoeng dingh cawz fung, mbaw nye doxdingj ndaej cawz hoengz, mbaw nye miz oen ndaej siu foeg, ndaw mbaw miz ieng ndaej cawz doeg, ganj luenz va hau singq yw hanz, singqhuj ganj fueng saek va hoengz, rag henj siu huj doiq henj yungh, hoh hung doeklaemx yw ceiq ak; ciuq gij singqfeih daeuj duenqdingh goengyauq, lumj manh rang dingz in cawz cumx hanz, go soemj go saep swiq baeznong, haemz ndaej gaij doeg giem siu huj, maz ndaej dingz in sanq aen baez, saep guenj sousup ndaej siuh yenz, go ndaengq gyangq hanz gung roengz geng, feih gam bouj haw bouj ndangnyieg, feih cit lai dwg hawj nyouh doeng daengj; ciuq gij saek daeuj duenqdingh goengyauq, couh dwg aeu hoengz yw hoengz、aeu hau yw hau、aeu henj yw henj、aeu ndaem yw ndaem, lumj vayezgi diuz binghdawzsaeg, gaeulwed bouj lwed haw, moeggva aeuq gwn doeng raemxcij, hinghenj、godiengangh、gaeuvangzlungz、go'iemgaeq daengj yw vuengzbiu, lwgraz、duhndaem、maenzgya ciengx byoem daengj.

Ywcuengh seiz ywbingh ciuq binghyaem caeuq binghyiengz daeuj faen binghcingq yunghyw, faenbied binghcingz caeuq faenbied binghcingq giethab, giengzdiuh diuz heiq、gaij doeg、bouj haw sam aen yenzcwz, ciengz caeuq fap yw baihrog boiqhab daeuj yungh. Yw'ndip、yw doenghduz、ywgaijdoeg daengj yungh ndaej haemq lai.

Gij lijlun gapyw ywboux、ywmeh ndaw danyw Ywcuengh hix gag miz daegsaek. Ywboux yw binghyaem, ywmeh yw binghyiengz. Gij yw ndaw danyw cimdoiq cujyau binghyiengh roxnaeuz baenzbingh yienzaen heuhguh ywcawj, gij yw bangbouj bang ywcawj yw gij binghcawj roxnaeuz yw gij bingh giem miz de heuhguh ywbang, gij yw dazyinx gij yw wnq bae daengz giz bingh roxnaeuz diuz feihdauh ndaw yw heuhguh ywdaiqroen roxnaeuz ywyinx.

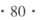

Ywgaijdoeg

Ywcuengh nyinhnaeuz, ndangvunz danghnaeuz heiqcingq mbouj gaeuq, sa、 cieng、guj、doeg caeuq fung、hanz、cumx、huj daengj gak cungj doeg famh haeuj ndaw ndang, mbwn deih vunz sam heiq mbouj ndaej doengzbouh, sam roen song loh mbouj doeng, couh baenz gak yiengh bingh. Ywdoeg youq ndaw sawyw ciuhgonq ciengz dwg gangj gij singqcaet yw miz mbouj miz doeg, nyinhnaeuz yw cungj gag miz gij doegsingq de, cungj doegsingq neix couh dwg doeg. Ndawbiengz Bouxcuengh yungh daengz gij ywdoeg caeuq ywgaijdoeg miz baenz bak cungj baenzlai. Gij ywgaijdoeg ciengzyungh miz yw gaij doegsa、yw gaij doegcieng、yw cawz doegrumz、yw cawz doegcumx、yw siu doeghuj、yw cawz doeghanz、yw gaij doeggizyawz (lumjbaenz yw deng doeg goyw、yw deng doeg cungginhsuz、yw deng doeg duznggwz duznon). Yw cawz doegsa miz nyanetdeih、gyaemqfangz、godinma、 gofaethaexma、gomakmuh、gogoeg daengj; yw cawz doegcieng miz ngaihseiq、 golaeujndo、faexlauxbaeg、gobienmax、byaekvae、gohazrang daengj; yw cawz doegrumz miz longzlingznaemq、gobakcae、gofangzfungh、gogat、ngwzgamj、 goitmou、gosiengz、sagieng daengj; yw cawz doegcumx miz byaekiemjsae、 haeuxroeg、gogingz、faexmakdengh、go'ngaihlaux、makgakbya、huzcihswj、 godiengangh daengj; yw siu doeghuj miz nyarinngoux、nomjsoemzsaeh、godeizgoek、 gocaetmbaw、gogokyiengz、nyafaenzlenz、go'iemgaeq、go'gyak daengj; yw cawz doeghanz miz makgak veizyangh、gofaetvaiz、go'nyaepnyaeq、nywjriengvaiz、 go'gviq、buenqyaqraemx daengj; yw gaij doeggizyawz miz gangzngwd、gooij、 nyasaujbaet、nya'nyaujmeuz、caekdungxvaj daengj.

1. Gangzbenjdauq Youh Heuh Ngwz Mbouj Gvaq

Youq diegbya Bouxcuengh miz cungj doenghgo gaeuseng ciengzraen ndeu, daengx go miz oen ngaeu doxdauq, ganj de miz gij limq saekhoengz roxnaeuz saekhenjndaem, mbaw baenz yiengh samgak, vahsi baenz rieng maj gwnz dingj, aen mak youq 10 nyied baedauq cug baenz saeklamz, nohmak raemx lai. Vunz ciengz mbaet mbaw caeuq mak daeuj gwn, mbaw soemjsetset, aen mak miz di van. Coh de heuh gangzbenjdauq (gangzngwd).

Gangzngwd yw ngwz haeb sieng miz aen vahriuz saenzgeiz ndeu. Haemq nanz gaxgonq, miz goeng dwkfwnz ndeu youq gwnz bya raemj fwnz, sawqmwh deng ngwzdoeg haenq haeb mbat ndeu, laengfwngz fwt foeg hoengz, in daengz simdaeuz bae. De simvueng dinfwngz luenh, goemq dawz baksieng buekmingh buet ma ranz, ngamq daengz ranz couh laemx youq henz douranz, hwnq mbouj ndaej lo. Daengx ranz vunz cungj laihnaeuz de gaenq dai lo, youh siengsim yaek dai, cijndaej hawj de banh sangsaeh. Aenvih cawx mbouj ndaej faex, couh aeu gaiq benj ndeu ram dawz seihaiz, goemq dawz fan denz "denz cien gaen", vijvij sijsij dwk ram bae moek. Youq byongh roen, boux canghyw ndeu doiqnaj doxnyangz, guhmuengz cam: "Ndaw guencaiz dwg bouxlawz? Vih maz dai bae? Dai bae geijlai nanz la?" Vunz ndaw ranz han gaenq dai bae geij aen seizsaenz, deng ngwzdoeg haeb sieng. Goeng canghyw ndaej daengz vunzranz doengzeiq le, biengjhai "denz cien gaen" dinghsaenz baez yawj, "bouxdai" saeknaj hau lumj ceijhau nei; mo gij meg de, lij doengh didi unqnyieg; lumh byaindaeng, lij miz didi heiqndat. Canghyw sikhaek dawz cim okdaeuj, genjdingh hezvei "bouxdai" camz mbat cim ndeu, youh daj ndaw daehyw raek daeuj haenx dawz yw okdaeuj, aeu raemxndat guenq roengzbae, yienzhaeuh guh le baiz raemx baiz doeg soujsuz. Buenq aen cungdaeuz gvaq le, boux dwkfwnz haenx huj siu lo foeg siu lo, gingqyienz singj gvaqdaeuj; gvaq sam ngoenz le, ndaej naengh youq gwnz mbonq gwn doxgaiq lo. Vunzlai haenhfoenfoen naeuz goeng canghyw neix dwg Vaz Doz dauq lix、 Benj Coz dauq ma lajbiengz. Vunz ndaw ranz docih goeng canghyw gouq dauq mingh le, cam de dwg yungh gijmaz yw baenz lingz. Goeng canghyw dawz go doenghgo ndeu naeuz: "Gou hix mbouj rox heuh coh maz, dan rox de cujyau yw ngwz haeb sieng." Daihgya raen go yw baenzneix ndei de mbouj miz maz mingzcoh gig hojsik. Canghyw nyaeuq dawz meizda loq siengj yaep ndeu, fwt bek goekga naeuz: "Miz lo! Bouxbingh mbouj dwg 'gangz benj' bae cix dauqlix 'dauq' ma? Yienghneix couh heuhguh 'gangzbenjdauq' ba!" Gij vunz youq ciengz cungj haenh ndei, doengzcaez doengzeiq.

Gangzngwd youh heuh feqgvanyez, dwg daengx go go'nywj banqraih gohgofeq maj lai bi, ciengz maj youq ndaw lueg、ndaw faexcaz roxnaeuz henz mieng. Coh'wnq youh heuhguh ngwz mbouj gvaq、gaeuoen gyaeujcae、golaujhujli、gaeunuem、go'byajben、gofanghswngbanj、godaujginhgouh、golozdezcauj、godauqvenjginhgouh、gohozbwzcauj、gobakcae、go'gyaeujcae、godoiqlwed、nywjlinxguk、golisonhciengh、gaeusamgak、godonghmeiq、nywjhajdoeg、goguklaengzroen、gangzbenjdauq、gaeusoemj、rumdanghhaeb、gaeudanghvuengz daengj, Gvangjsih cujyau faenbouh youq Lungzanh、Majsanh、Denhngoz、Cauhbingz、Hocouh、Bwzliuz、Bozbwz daengj dieg.

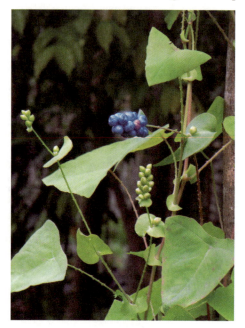

Gogangzngwd
（杠板归原植物）

Daj ndaw coh'wnq gangzngwd yawj ndaej ok, aenvih go neix ndaej yw ngwzhaeb sieng, miz haujlai coh caeuq ngwz mizgven, lumj ngwz doenqdauq、ngwz mbouj gvaq、rumdanghhaeb、gaeudanghvuengz daengj. Go nywj neix youq doengh giz ngwz haeujok haenx cungj miz, haemq yungzheih ra daengz, danghnaeuz youq rogndoi mbouj siujsim deng ngwz haeb, youq cungj cingzgvang mbouj miz yw daegbied mizyauq, go yw neix suenq dwg goyw ndei ndeu.

Gangzngwd singq bingz, feih soemj、haemz; haeuj meg saejsaeq; ndaej siu huj gaij doeg、doeng raemx siu foeg、sanq cwk dingz lwed, cujyau yw ngwzhaeb、lwgnyez baenzae bakngoenz、foegfouz、vuengzbiu、okdungx、okleih、hozinmanh、nyouhniuj、baez、linzbahgez gezhwz、naenghaenz naengloij、gyak、nyouhdeih daengj bingh. Yw gwn yunghliengh 10 ～ 50 gwz; baihrog yungh habliengh.

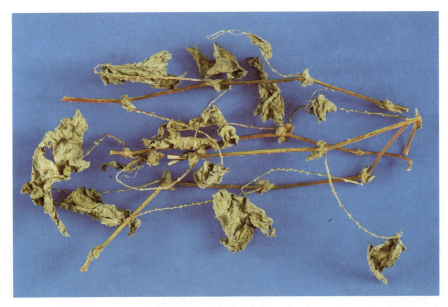

Gij yw gogangzngwd

（扛板归药材）

Danyw yawj bingh ywbingh lumj lajneix:

① Lwgnyez baenzae bakngoenz: Gangzngwd 30 gwz, aeu laeujhau loq cauj, cienq raemx, gya dangzrin diuz gwn.

② Naenghaenz naengloij: Gangzngwd ndip 100 gwz, cienq raemx swiq gizbingh.

③ Hoz inmanh: Gangzngwd、goguthenj gak 15 gwz, cienq raemx gwn.

④ Nyouhdeih: Gangzngwd、ngveihmakdauz gak 15 gwz, haeunaeuh、maeqgaujvaiz、gogemzgungq gak 20 gwz, cienq raemx gwn.

2. Byaekiemjsae Youh Heuhguh Nywjdaengngoenz、Nywjbauqaen

Go yw neix yiengh lumj heujmax, singq swnh raeuz lumj byaekroem, ndigah youh heuh byaekiemjsae. Cienzgangj mwh ciuhgonq, 10 aen daengngoenz caez youq gwnz mbwn, gomiuz cungj roz liux. Ngeihlangzsaenz Yangz Cenj rengz ak maenh'ak, rengz ak dangqmaz, rap dawz song goengq bya, bae gyaep daengngoenz. Daengngoenz cungj mbouj miz giz ndoj, mwh gip bienq gvai, coh baihlaj baez yawj, raen byaekiemjsae maj ndaej oiqupup, heuswdswd, couh ndoj youq laj byaekiemjsae, cij ndoj gvaq yungyiemj.

Daengngoenz hix caen mizsim, vihliux bauq aen gouqmingh byaekiemjsae, caen mbouj dak byaekiemjsae. Mbwn rengx mbouj roengz fwn, gij doenghgo wnq cungj unqduix, mbouj miz saenzheiq lo, dan byaekiemjsae heuswdswd, hai va ok simva, dawz mak biumaj. Neix couh dwg gij laizyouz byaekiemjsae youh heuh nywjdaengngoenz、 nywjbauqaen.

　　Byaekiemjsae youq Gvangjsih cujyau faenbouh youq Cingsih、Namzningz、 Bozbwz、Bwzliuz、Bingznanz daengj dieg.

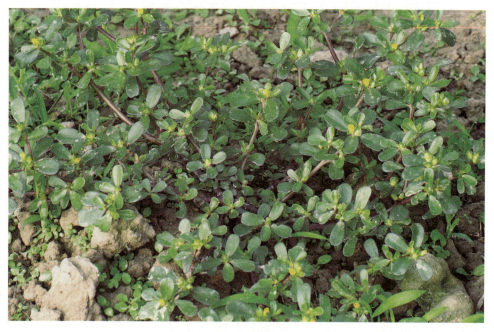

Go'byaekiemjsae

（马齿苋原植物）

　　Byaekiemjsae feih soemj, singq hanz; haeuj meg saejlaux、daep; ndaej siu ndat gaij doeg、liengz lwed dingz lwed, cujyau yw okleih, binghbwzdai, nyouhniuj, lwed huj yinxhwnj okhaexlwed、conghhaex baenzin ok lwed、nyouhlwed、 binghlaeuhlwed caeuq canj gvaq ok lwed, hoz inmanh, baeznong, hangzgauqmou, baez, naenghaenz naengloij, gyak daengj bingh. Yw gwn yunghliengh 10 ～ 30 gwz; baihrog yungh habliengh.

Danyw yawjbingh ywbingh lumj lajneix:

① Okleih: Aeu go'byaekiemjsae 500 gwz, swiq seuq ronq soiq, gya raemx 1500 hauzswngh, cienq ndaej raemxyw 500 hauzswngh, moix baez bak gwn 80 hauzswngh, moix ngoenz 3 baez; caemh ndaej aeu go'byaekiemjsae ndip 100 gwz, swiq seuq ronq soiq, gya haeuxsuen 50 gwz, doengzcaez cawj cuk, dungx iek gwn.

② Hangzgauqmou: Aeu byaekiemjsae、caekvaeh gak 50 gwz, daem yungz oep gizbingh, moix ngoenz 2 ～ 3 baez.

③ Hoz inmanh: Aeu habliengh go'byaekiemjsae ndip, daem yungz aeu raemxyw riengx bak nyinh dumz gizbingh, moix ngoenz geij baez, 1 ～ 2 ngoenz ndaej gemjmbaeu in, itbuen genhciz sawjyungh 3 ngoenz.

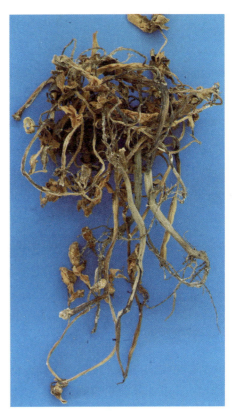

Gij yw byaekiemjsae
（马齿苋药材）

④ Nyouhniuj: Aeu go'byaekiemjsae ndip 300 gwz (roxnaeuz yw hawq 120 ～ 150 gwz)、dangznding 90 gwz, dawz go'byaekiemjsae ndip (yw hawq gya raemx cimq 2 aen cungdaeuz le) swiq seuq ronq soiq, caeuq dangznding doengzcaez cuengq haeuj ndaw rek gya raemx cienq, raemx liengh aeu sang gvaq mienh yw. Cawj goenj 30 faencung le dawz nyaqyw deuz, aeu raemxyw daihgaiq 500 hauzswngh, swnh ndat gwn roengzbae, gwn le ninz roengz mbonq bae goeb moeg ok hanh. Danghnaeuz binghyiengh caengz cienzbouh siucawz, ndaej yungh doengzyiengh fuengfap caiq gwn 1 ～ 2 ngoenz, moix ngoenz 3 baez, moix baez 1 fukyw.

3. Nywjlinxngwz Vahau Caeuq Dahsien Buhhau

Gaxgonq, miz boux canghyw mizmingz ndeu, deng iucingj bae yw boux binghnaek he. Bouxbingh najaek caeuq laenghwet cungj in、ndang loq ndat、ae ok myaizniu nong doengh gij huquq neix, hawj haujlai canghyw yw gvaq yaugoj cungj mbouj ndei. Boux canghyw mizmingz duenqbingh caz danyw, seizde hix ra mbouj raen cungj fuengfap yw ndaej habdangq. Ngoenz ndeu, boux canghyw mizmingz ndangnaiq nueknuek haenx boemz gwnz daiz yietnaiq, sawqmwh raen boux dahsien daenj buhhau ndeu mbinfedfed daeuj daengz henz ndang, caemhcaiq doiq de naeuz: "Boux neix dwg boux vunzndei, simsienh haengj bang vunz, lienz doenghduz cungj ndaej daengz de bang gvaq. De raen miz vunz gaeb ngwz, couh cawx daeuj cuengq dauq, goengsae mwngz itdingh aeu yungh sim bae yw, gouq mingh de." Canghyw cam dahsien buhhau miz maz danndei, dahsien buhhau naeuz: "Cingj riengz gou daeuj." De riengz dahsien daenj buhhau haenx bae daengz rog ranz, dahsien daenj buhhau cix mbin deuz, youq giz dieg de ndwn gvaq haenx miz duz ngwzcienz ndeu, linxngwz iet daengz gyawz giz de cix fwt maj baenz caz baenz caz nywjiq. Cingq geizheih dwk, canghyw mizmingz cix deng gij sing yamqdin cauz singj, laxlawz dwg loqfangzhwnz. Vunzranz bouxbingh

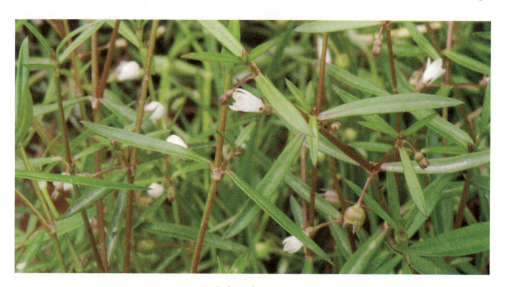

Go'nyarinngoux

（白花蛇舌草原植物）

heuh de bae gwn haeux. Canghyw mizmingz naeuz: "Gaej bah, cingj riengz gou daeuj." Canghyw mizmingz caeuq vunzranz bouxbingh bae daengz rog ranz, caen raen henz haenz miz doenghgo nywj saeqset hai vahau ndaw loq raen daengz haenx. Yienghneix, canghyw mizmingz couh yaeb aeu di nywjiq hai vahau iqet ndeu, daengq gij vunzranz bouxbingh sikhaek cienq raemx hawj vunzbingh gwn. Bouxbingh gwn le cingqcaen roxnyinh aek soeng haujlai, fatndat hix siu lo, rueg gij aepsaep haenx hix noix lai lo, ngoenz daihngeih lienz gwn geij baez, bingh couh ndei lo. Canghyw mizmingz couh heuh go'nywj neix guh nywjlinxngwz vahau (nyarinngoux).

Nyarinngoux youq Gvangjsih cujyau faenbouh youq Hocouh、Cwnzhih、Yungzyen、Yilinz、Gveigangj、Bingznanz、Ginhsiu daengj dieg.

Nyarinngoux feih loq haemz、gam, singq hanz; haeuj mehdungx、saejlaux、saejsaeq; miz gij goengyauq siu huj gaij doeg、siu cumx siu huj, cujyau yw bizyenh'aiz、baeznong、hoz inmanh、binghsaejgungx、lajdungx in、ngwzhaeb、dungx baenzaiz、cenzlezsen bizbwd、nyouhniuj daengj bingh. Yw gwn yunghliengh 10～30 gwz; baihrog yungh habliengh.

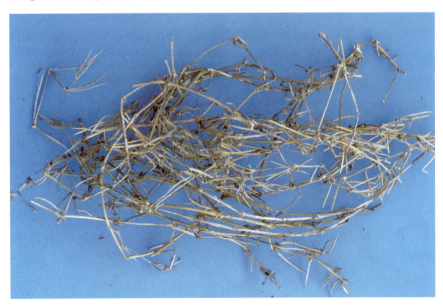

Gij yw go'nyarinngoux

（白花蛇舌草药材）

Danyw yawjbingh ywbingh lumj lajneix:

① Bizyenh'aiz: Nyarinngoux、gaeubwnhgauh、vagutndoeng、godongzhaeu gak 30 gwz, gosamdiuzcim、caemhgumh、gutywgau、caekdungxvaj gak 15 gwz, cienq raemx gwn, moix ngoenz fuk ndeu.

② Hoz inmanh: Nyarinngoux、gohungh gak 20 gwz, gogat、caizhuz、golenzgyauz gak 10 gwz, gobeimuj Cezgyangh、goseganh、nyaqrahgaeq gak 5 gwz, cienq raemx gwn, moix ngoenz fuk ndeu.

③ Dungx baenzaiz: Nyarinngoux、gaeumuzdungh、cehvaribfwngz、gyapgyapbangx、cehgaeujgij、go'nywjaeuj、caemhgumh gak 30 gwz, danhcwnh、nyayazgyae gak 15 gwz, naenggungqsou sauj 12 gwz, vadinghyangh、gomuzyangh gak 9 gwz, duzmbongjmbwt 5 gwz, cienq raemx gwn, moix ngoenz fuk ndeu.

④ Cenzlezsen bizbwd: Nyarinngoux、nomjsoemzsaeh gak 30 gwz, vangzgiz、haijcauj gak 20 gwz, godangjcaem、danhcwnh gak 15 gwz, cehmakfob 12 gwz, cehgaeujgij、gaeungva、godauqrod、gocwzse gak 10 gwz, gamcauj 5 gwz, cienq raemx gwn, moix ngoenz fuk ndeu.

4. Aen Goj Gyaeundei Youh Siliengz Baihlaeng Mbungqmbajfaex

Haemq nanz gaxgonq, miz song aen mbanj henznden, aen ndeu dwg singq Cangh Mbanjdoeng, aen ndeu dwg singq Lij Mbanjsae.

Mbanjsae miz boux canghyw singq Lij baengh yaeb yw gai yw gvaq ndwenngoenz. Ndaw ranz canghyw miz dah gyaeu lumj dahsien ndeu heuhguh Dahmbungqmbaj. Mbanjdoeng miz boux hauxseng he heuh Cangh Muz, mboujdan vunz sang ndang cangq, vanzlij dwg boux canghdwknyaen gyae gyawj mizmingz ndeu. Ngoenzhaenx, ndit raeuj mbwn gvengq, Dahmbungqmbaj aemq aen laep hwnj bya bae gip yw. Daengz banhaemh, Dahmbungqmbaj cingq yaek byaij dauq ranz, sawqmwh dingqnyi sing rongx sing humhum, duz guk gyaeuj hau ndeu cingq coemj dawz Dahmbungqmbaj. Youq mwh yungyiemj haenx, Cangh Muz dawz diuz naq raeh ndeu soh coeg haeuj lwgda duzguk hung bae, duzguk hung gaj dai lo. Yienghneix doiq bouxcoz couh roxnaj lo, doeklaeng caiq doxgyaez lo. Hoeng, bohmeh caeuq cugdaeuz

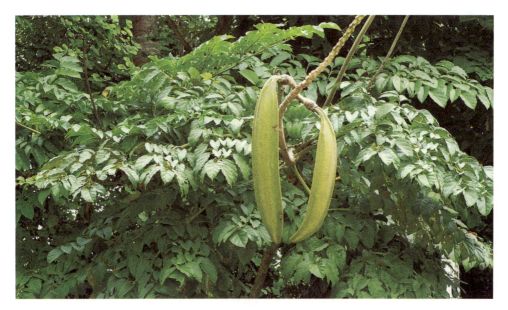

Gogoeg
（千层纸原植物）

gyoengqde cungj mbouj doengzeiq, cijndaej caegcaeg gag doxgyaez. Cugdaeuz
Mbanjsae miz daeg lwg he, raen Dahmbungqmbaj gyaeu lai, yaek aeu de guh yah.
Miz haemh ndeu, Dahmbungqmbaj swnh gyoengqvunz cungj ninz moengzloengz
le, caegcaeg riq okbae, caeuq Cangh Muz baihrog mbanj cingq caj de youq itheij,
yaek deuz bae gizgyae. Song boux byaij ok mbanj mbouj miz geijlai gyae couh deng
gyoengqvunz dawz bogfeiz gyaep daeuj haenx gaemh dawz lo. Ciuq gij gvidingh ndaw
fuengzcug, Cangh Muz caeuq Dahmbungqmbaj yaek deng aeu cag lamh dwk youq
gwnz deih gyanghongh aeu feiz coemh dai bae. Ndaw feiz hoenghhub mbin ok
haujlai mbungqmbaj aen ndang buenq ronghcingx mbin lumj faiq nei. Gyoengqde
lumj miz di lau nei, mbin haeuj ndaw ceugoeg bae ndoj hwnjdaeuj. Cienzgangj neix
couh dwg aen ndang Cangh Muz caeuq Dahmbungqmbaj bienqbaenz, doeklaeng
vunzlai couh heuh doengh gofaex miz doengh faek ceugoeg raezrangrang neix heuhguh
mbungqmbajfaex.

　　Gogoeg youh heuhguh mbungqmbajfaex、ceijciencaengz、mbungqmbaj nyawh、 yinzgucij、baengzvaj, youq Gvangjsih cujyau faenbouh youq Liujcouh、Yilinz、Ginhcouh、Namzningz、Bwzswz、Hozciz、Vuzcouh daengj dieg.

　　Gogoeg singq hanz, feih haemz; ndaej diuzdoeng roenheiq、siu huj gaij doeg、ciengx dungx maj noh, cujyau yw ae、conghhoz foeg in、cihgi'gvanjyenz singqgaenj、lwgnyez baenzae bakngoenz、baeznong naeuhnwd、dungx

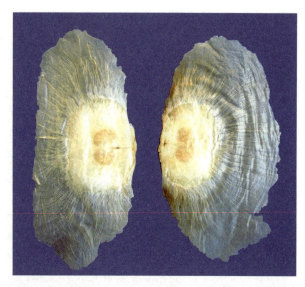

Gij yw gogoeg
（千层纸药材）

in heiqdaep. Yw gwn yunghliengh 3 ～ 10 gwz, cienq raemx gwn; baihrog yungh habliengh.

　　Danyw yawjbingh ywbingh lumj lajneix:

　　① Ae: Gogoeg、raggo'byaekmengh、gosiengz gobizbaz、gocoenggyaj mbawsaeq、raggomakmuh、raggodacingh、gonengznuengx gak 9 gwz, gaeuroetma 4.5 gwz, cienq raemx gwn.

　　② Conghhoz foeg in: Gogoeg、gimjlamz gak 6 gwz, ragduhbya 3 gwz, gobienmax 15 gwz, cienq raemx gwn.

　　③ Cihgi'gvanjyenz singqgaenj、lwgnyez baenzae bakngoenz: Gogoeg、gizgwngj gak 5 gwz, bangdahaij 10 gwz, gonengznuengx、va'gvanjdungh gak 9 gwz, gamcauj 3 gwz, cienq raemx, gya dangzrin diuz gwn.

　　④ Baeznong naeuhnwd: Naenggogoeg, ring sauj nienj baenz mba byaeuq gizbingh. Lingh aeu raemxcazdaeng cienq swiq gizbingh.

　　⑤ Dungx in heiqdaep: Gogoeg 10 gwz, youq gwnz rek doengz ring sauj nienj baenz mba, moix baez 3 gwz, aeu laeujhaeux diuz gwn.

5. Godeizgoek Siu Foeg Dingz In Ak

Miz goyw lizsij baenz cien bi ndeu, coh de heuhguh "saiqvaqcaeg" (youh heuhguh "biengim'aeuj"), couh dwg doenghgo yuiyanghgoh "godeizgoek".《Lingjnanz Gip Yw Loeg》gangj daengz "aenvih yw bikmaxsieng daengz、oen camz haeuj noh、doek laemx deng sieng daegbied miz yaugoj" cix doiq bouxsai ceiq miz leih,

ndigah heuhguh "godeizgoek". Godeizgoek dwg doenghgo yuiyanghgoh go sanghswjyez, maj youq ndaw henzmbanj、 henz roen、faexcaz gwnz bo, faenbouh youq Gvangjdungh、 Gvangjsih、Fuzgen、Daizvanh、 Cezgyangh 、 Gyanghsih 、 Huznanz、Swconh daengj dieg, youq Gvangjsih cujyau faenbouh youq Gveibingz、Sanglinz、 Nazboh、Cingsih、Denhdwngj、 Cwnzhih、Bingznanz daengj dieg. Daengx bi cungj ndaej vat aeu, swiq seuq dak hawq, roxnaeuz bok naengfaex dak hawq.

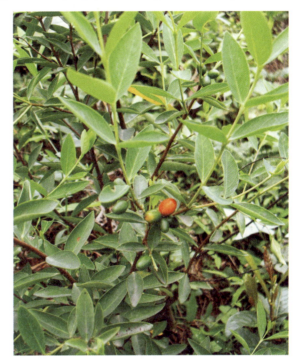

Godeizgoek
（了哥王原植物）

Godeizgoek singq hanz, feih haemz, miz doeg; ndaej siu huj gaij doeg、siu baez sanq giet、siu foeg dingz in、diuzdoeng lohhuj lohlungz, cujyau yw baezcij、 ndokraek、guzsuijyenz、lwgnyez naenghaenz naengloij、duznon duzngwz haebsieng、gak cungj baez foeg daengj bingh. Yw gwn yunghliengh 6 ~ 9 gwz, cienq raemx gwn (hab cienq seizgan nanz 4 aen cungdaeuz doxhwnj); baihrog yungh habliengh, daem yungz oep gizbingh, roxnaeuz nienj baenz mba diuz oep gizbingh, roxnaeuz cienq raemx swiq gizbingh.

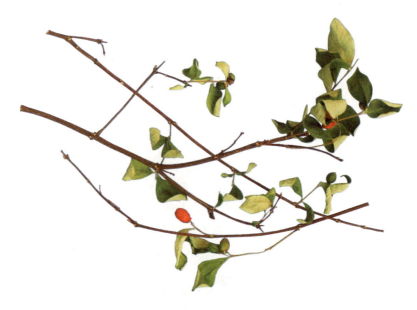

Gij yw godeizgoek

（了哥王原药材）

Danyw yawjbingh ywbingh lumj lajneix:

① Baezcij: Mbawgodeizgoek ndip habliengh, daem yungz le rog oep gizbingh.

② Ndokraek: Godeizgoek 30 gwz, dacazyezgwnh 250 gwz, gutndaem 60 gwz, gaeqbouxseng 1 duz, daem yungz rog oep gizbingh.

③ Guzsuijyenz: Godeizgoek、raggomakvengj、doenghha、goragdingh、raggobanh、gosipndangjraemx、hungzmyauz、raggofaiqfangz gak habliengh, daem yungz rog oep gizbingh.

④ Lwgnyez naenghaenz naengloij: Godeizgoek、gofeq gak 20 gwz, vuengzcungq 6 gwz, mbawgogoux 30 gwz, cienq raemx swiq gizbingh.

6. Baihbaek Miz Caem Cangzbwzsanh, Baihnamz Miz Gocaetmbaw

Gocaetmbaw dwg doenghgo miz raggaeuq maj lai bi, gvangqlangh faenbouh youq dieg yayezdai, ndawbiengz heuh de guh "goyw souh gyaeu", coh'wnq miz cizyezdanj、siujgujyoz、ragbanqdieg daengj.

Gocaetmbaw maj youq ndaw bya giz cumx giz raemh, guek raeuz rangh dieg baihnamz song hamq Dahvangzhoz lai miz, liggaeuq caet bet nyied yaeb aeu ceiq ndei, aeu daengx go roxnaeuz ganj lumj gaeu guh yw. Youq Gvangjsih cujyau faenbouh youq Lingzsanh、Lungzcouh、Cingsih、Nazboh、Lungzlinz、Lingzyinz、Hozciz、Yungzsuij、Mungzsanh、Ginhsiu、Bingznanz、Yungzyen、Hocouh、Cauhbingz、Lingzconh、Lungzswng daengj dieg. Gocaetmbaw feih gam、haemz, singq hanz, miz gij gunghyau ciengx sim cangq mamx、bouj heiq huz lwed、siu huj gaij doeg、cawz myaiz siu myaiz daengj, mboujdan miz gij baujgen cozyung ndaej siu baeg、sag gwn、hawj sim dingh ninz ndaej vaiq、hawj vunz gaej laux baenz vaiq daengj, caemhcaiq youq fuengzceih hezyaz sang、hezcij sang、gvansinhbing、oknyouhvan、ae'ngab、binghlah ganhyenz、mbiengj gyaeuj in daengj fuengmienh miz yaugoj haemq ndei. Gocaetmbaw gyangq daemq hezcij cozyung haemq "ak", de hamzmiz lai cungj yinzsinhcauganh caeuq gyaujgujlanz cauganh, gyangqdaemq hezcingh danjgucunz sanhsenh ganhyouz、dihmizdu cijdanbwz caeuq daezsang gauhmizdu cijdanbwz miz haemq ndei cozyung. Vuenh coenz vah gangj, de ndaej doekdaemq "hezcij vaih", daezsang "hezcij ndei".

Gocaetmbaw youq demgiengz menjyizliz fuengmienh hix miz "cungj bonjsaeh

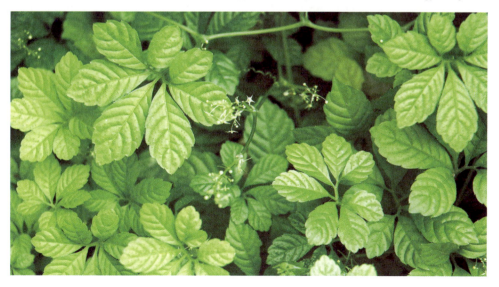

Gocaetmbaw

（绞股蓝原植物）

ak ndeu", lumj gij ywdoj vangzgiz、yinzsinh daengj ityiengh miz gij cozyung song mbiengj diuzcez menjyiz. Ndawbiengz miz coenz vahsug gangj naeuz "baihbaek miz caem Cangzbwzsanh, baihnamz miz gocaetmbaw", gangjmingz gocaetmbaw caeuq yinzsinh gunghyau doxlumj. Yw gwn yunghliengh 10 ～ 30 gwz, cienq raemx gwn; baihrog yungh habliengh.

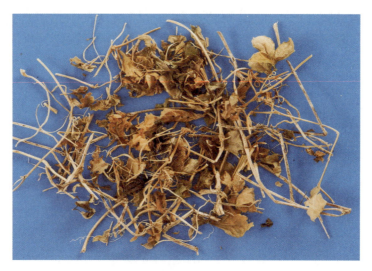

Gij yw gocaetmbaw

（绞股蓝药材）

Danyw yawjbingh ywbingh lumj lajneix:

① Cihgi'gvanjyenz singqmenh: Gocaetmbaw habliengh nienj baenz mba, moix baez 3 gwz, aeu raemxgoenj cung gwn.

② Baenzfoeg: Gocaetmbaw 30 gwz, cienq raemx, gya dangzrwi diuz gwn.

③ Ngaebheiq: Gocaetmbaw 30 gwz, raetgocoengz 20 gwz, gobwzbu、rinhojsanh gak 10 gwz, govagut、danhcwnh gak 15 gwz, cehdingzliz 8 gwz, nienj baenz mba, faen baez aeu raemxgoenj cung gwn.

④ Ganhyenz: Gocaetmbaw 、 go'iemgaeq、nyafaengzbengj gak 15 gwz, cienq raemx gwn.

⑤ Bingh hezyaz sang、doenghmeg bienqgeng、hezcij sang: Gocaetmbaw 20 gwz, cienq raemx gwn.

7. Gij Laizyouz Nomjsoemzsaeh Youh Heuhguh Nywj Hanz Sin

Cienznaeuz, Hancauz boux cienghginh laeb guek miz goenglauz hung Hanz Sin nienz oiq boh de couh gvaqseiq, daengz seizcoz daxmeh de youh dai bae, ranz gungzndoq, baengh gai bya gvaq ndwenngoenz. Ngoenz ndeu, Hanz Sin youq gwnzhaw gai bya seiz, deng geij ndaek manz moeb donq ndeu le couh ninz gwnz congz hwnq mbouj ndaej lo. Ranznden mehbaj singq Cau soengq haeux daeuj dajleix, caemhcaiq daj ndaw naz ndaw reih ra daeuj cungj yw ndeu, cienq raemx hawj de gwn. Gvaq geij ngoenz, de couh dauq fuk ndangcangq lo. Doeklaeng, Hanz Sin haeuj budui dang bing lo, baenz boux cienghginh laeb goenglauz hung ndeu, bang Liuz Bangh hoenx Hang Yij ndaej hingz, doengjit guekgya. Moixbaez hoenx ciengq sat, cungj miz haujlai bingsieng. Hanz Sin haemq gyaez gij bing de, de doq muengh doq nai, doq baij vunz daengz doenghnaz bae yaeb goyw mehbaj singq Cau aeu daeuj bang de yw sieng haenx. Yaeb ma le faen daengz gak aen bingyingz bae, aeu rekhung cienq dang hawj

bouxbing deng sieng gwn, boux sieng mbaeu sam haj ngoenz couh ndei, boux sieng naek cib ngoenz buenq ndwen hix ndei dauq lo, gyoengq bing cungj haemq docih Hanz Sin. Doeklaeng caezgya dingqnaeuz Hanz Sin hix mbouj rox goyw neix heuh coh maz, yienghneix couh siengj hawj goyw neix an aen coh ndeu. Miz vunz gangjnaeuz heuh "nywjyenzsai", miz vunz fanjdoiq naeuz "gvaq geij bak bi le, byawz rox dwg boux yenzsai lawz? Hixnaengz couh heuhguh nywj Hanz Sin ba!" Daihgya cungj doengzeiq.

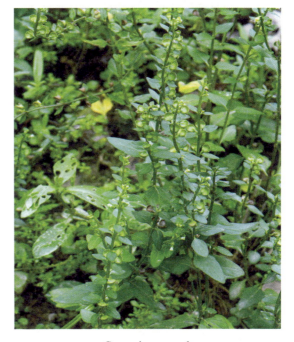

Gonomjsoemzsaeh
（半枝莲原植物）

Yienghneix, aen coh "nywj Hanz Sin" couh baenzneix heuh okdaeuj lo, caemhcaiq itcig riuzcienz daengz seizneix.

Nomjsoemzsaeh caemh heuhguh bingdouzcauj、ganjsanhbenh、ngazcatcauj, dwg doenghgo cunzhingzgoh, faenbouh youq guek raeuz baihnamz gak sengj gih, youq Gvangjsih cujyau faenbouh youq Sanglinz、Ginhsiu、Gveibingz、Bingznanz、Dwngzyen、Cauhbingz daengj dieg.

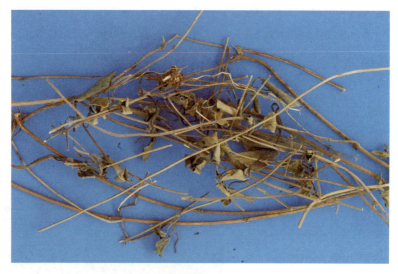

Gij yw nomjsoemzsaeh
（半枝莲药材）

Nomjsoemzsaeh singq hanz, feih manh、haemz; haeuj megbwt、daep、mak; ndaej siu huj gaij doeg、sanq cwk siu foeg、dingj bingh'aizcwng, cujyau yw rueglwed、gyaklwed、lohnyouh fazyenz、lohnyouh indot、okleih singqhuj、ngwz haeb daengj. Yw gwn yunghliengh 15 ～ 30 gwz (yw ndip 30 ～ 100 gwz), cienq raemx gwn; baihrog yungh habliengh, daem yungz le oep roxnaeuz dub ok raemx diuz cat gizbingh.

Danyw yawjbingh ywbingh lumj lajneix:

① Rueglwed、gyaklwed: Nomjsoemzsaeh ndip 50 gwz, daem yungz geuj ok raemxyw, gya haeuj di dangzrwi, aeuq ndat raeuj gwn, moix ngoenz 2 baez.

② Lohnyouh fazyenz、lohnyouh indot: Nomjsoemzsaeh ndip 50 gwz, cienq raemx, gya dangzrin diuz gwn, moix ngoenz 2 baez.

③ Okleih singqhuj: Nomjsoemzsaeh ndip 100 gwz, cienq raemx gwn.

④ Ngwz haeb: Nomjsoemzsaeh、yw'ngwzhaeb、gangzngwd、caekdungxvaj、lienzbatgak gak 10 ～ 15 gwz, cienq raemx gwn.

8. Go'iemgaeq Yw Vuengzbiu

Go'iemgaeq coh'wnq heuhguh nyavetrwz、govahenj、nyavahenj、golinxroeg、cunginhcauj、hozyazgi, dwg go'iemgaeq suz doenghgo gizgoh, seng youq dieg faexcaz giz raemh cumx haenx caeuq henz dah. Youq Gvangjsih cujyau faenbouh youq Cenzcouh、Hingh'anh、Bingznanz、Namzningz、Majsanh daengj dieg.

Aen danywdoj go'iemgaeq cawj gyaeqgaeq yw vuengzbiu, daihgya gojnwngz ndaej dingqnyi di gvaq: Go'iemgaeq 30 gwz (yw ndip 60 gwz), godaebcienz 20 gwz,

gyaeqgaeq 2 aen. Dawz go'iemgaeq、godaebcienz、gyaeqgaeq swiq seuq le gya raemxsaw caez cawj, caj gyaeq cug le bok byak bae caiq cawj 15 faen cung. Gwn dang gwn gyaeq, moix ngoenz 1 baez, ndaej laebdaeb gwn 5 ngoenz. Aen danywdoj neix miz doeng raemx cawz cumx doiq henj cozyung, habyungh daeuj yw cumx ndat vuengzbiu、nyouhdeih indot、da'nding daengj bingh.

Go'iemgaeq singq bingz, feih cit、gam; ndaej siu huj gaij doeg、leih nyouh doiq henj, cujyau yw ganhyenz vuengzbiuhingz singqgaenj、okdungx、sinyenz

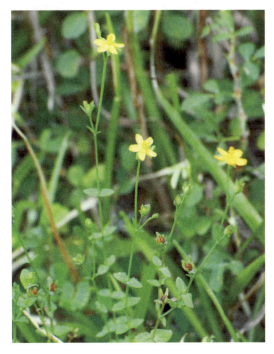

Go'iemgaeq

（田基黄原植物）

singqgaenj、siginsingq gezmozyenz singqgaenj、okleih、gak cungj baez foeg、naenghaenz naengloij、ngwzhaeb daengj bingh. Yw gwn yunghliengh 10 ～ 60 gwz; baihrog yungh habliengh.

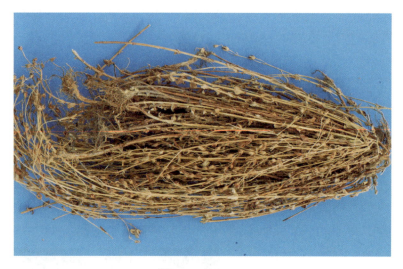

Gij yw go'iemgaeq

（田基黄药材）

Danyw yawjbingh ywbingh lumj lajneix:

① Ganhyenz vuengzbiuhingz singqgaenj: Go'iemgaeq、gogukgaeq、godaebcienz gak 30 gwz, cienq raemx gwn.

② Okdungx: Go'iemgaeq ndip 45 gwz, goriengroeggaeq ndip 30 gwz, raemx laeuj gak buenq cienq gwn.

③ Sinyenz singqgaenj: Go'iemgaeq 3 ～ 9 gwz, nienj baenz mba, gyaeqgaeq cauj gwn.

④ Okleih: Go'iemgaeq 15 gwz, cienq raemx, boux ndaw haexmug miz lwed gya begdangz、boux ndaw haexmug mbouj miz lwed gya dangznding diuz gwn.

⑤ Siginsingq gezmozyenz singqgaenj: Go'iemgaeq 30 gwz, cienq raemx, oenq swiq lwgda bingh.

⑥ Gak cungj baez foeg、naenghaenz naengloij: Go'iemgaeq habliengh, cienq raemx, swiq gizbingh.

9. Cibdaihgoenglauz Yunghcawq Lai

Gij yunghcawq "cibdaihgoenglauz" youq ndawbiengz ywbingh baujgen ndawde mboujdan miz cib cungj, gij mingzcoh de dwg ciuq gij sibgvenq ndawbiengz, sojmiz saehcingz aeu gangjgouz cuidaeuz ndei, couh hawj de "cib" aen soq siengcwngh caezcienz neix daeuj ancoh. Cibdaihgoenglauz coh'wnq heuhguh oennou、mbawoenmeuz、vangzdenhcuz、vangzlienzdoj. Va cibdaihgoenglauz saek henj, mak cug le baenz saek aeujlamz, mbaw de yienghceij gyaeundei, saek mbaw wenj gyaeu. Youq Gvangjsih cujyau faenbouh youq Cauhbingz、Bingzloz、Yangzsoz、Cenzcouh、Yungzsuij、Binhyangz daengj dieg.

Cibdaihgoenglauz feih haemz, singq hanz; ndaej siu huj cawz cumx、gaij doeg dingz okleih, cujyau yw okdungx cumx ndat、conghhoz foeg in、vuengzbiu nyouhhenj、ae'ngab、da'nding、dungxhuj heujin、oknyouhvan、saejngeiq huj singqgaenj、gak cungj baez foeg daengj bingh, lij ndaej yungh daeuj yw gak cungj yenzcwng, daj feiyenz daengz nohheuj in、gizsing benjdauzdijyenz、lwgda gezmozyenz lienz yujsenyenz, cungj miz yaugoj. Yw gwn yunghliengh 9 ～ 30 gwz; cienq raemx gwn.

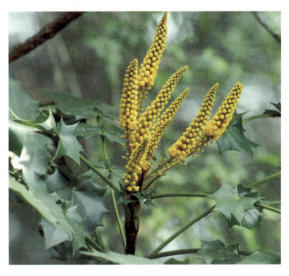

Gocibdaihgoenglauz
（十大功劳原植物）

Danyw yawjbingh ywbingh lumj lajneix:

① Vuengzbiu: Cibdaihgoenglauz、golinxgaeq、nanzbanjlanzgwnh gak 15 gwz, gogukgaeq、gobauhyezmuz gak 20 gwz, cienq raemx gwn.

② Ae'ngab: Cibdaihgoenglauz 30 gwz, gocoenggyaj 15 gwz, gosamlimj、caekvaeh、caekdungxvaj gak 10 gwz, cienq raemx gwn.

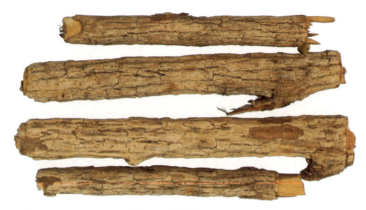

Gij yw Cibdaihgoenglauz

（十大功劳药材）

③ Okdungx cumx ndat: Cibdaihgoenglauz、godiengangh、vuengzgae、naeng rag goraeu、go'iethoh、goriengroeggaeq gak 10 gwz, cienq raemx gwn.

④ Oknyouhvan: Cibdaihgoenglauz 15 gwz, lwggut 20 gwz, cienq raemx gwn.

⑤ Saejngeiq huj singqgaenj: Cibdaihgoenglauz、godiengangh、vagimngaenz、mizhouzdauz、ragduhbya gak 12 gwz, maeqgaujvaiz、gomijrek gak 9 gwz, go'iethoh 6 gwz, cienq raemx gwn.

10. Go'byaekmbin Lumj Duzmbaj Nei

Go'byaekmbin, youh heuh vabidheu, seng youq henz loh roxnaeuz henz dah dieg cumxmbaeq. Aen Sawgun "ciz" gij eiqsei de dwg angjdin, hoeng de maj ndaej cix mbouj lumj dinbit, dauqfanj aenvih mbaw de lumj mbaw faexcuk、limqva de lumj fwed duzmbungqmbaj cij heuhguh faexcukheu、duzmbajheu. Go'byaekmbin miz 3 dip limqva, 2 dip saekheu lumj fwed duzmbaj swnghwnj yaek mbin nei, gig yinx vunz; 1 dip saek hau goz roengzlaj.

Go'byaekmbin dwg cungj Ywcuengh ciengz raen miz ndeu, de gwn ndaej, youh guh yw ndaej, vanzlij ndaej yungh daeuj guh yw'nyumxsaek dem. Youq Gvangjsih cujyau faenbouh youq Sanhgyangh、Hocouh、Cunghsanh daengj dieg.

Byaekmbin feih gam、cit, singq hanz; haeuj megbwt、dungx、saejlwg; ndaej siu ndat siq huj、gaij doeg、doeng raemx siu foeg, cujyau yw nyouhgaz、nyouhniuj、ok haexmug haexlwed、ndaenglwed daengj bingh. Yw gwn yunghliengh 15 ~ 30 gwz (yw ndip 60 ~ 90 gwz, ceiq lai ndaej yungh 150 ~ 210 gwz); rog yungh dubsoiq oep gizbingh roxnaeuz dub ok raemxyw ndik hoz.

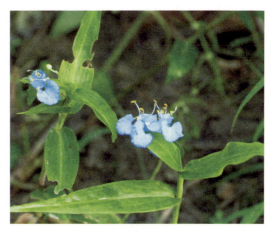

Go'byaekmbin
（鸭跖草原植物）

Danyw yawjbingh ywbingh lumj lajneix:

① Haexgaz: Byaekmbin、nyadaezmax gak 50 gwz, dub ok raemx, gya di dangzrwi, dungx iek gwn.

② Nyouhniuj: Nyodbyaekmbin ndip 200 gwz, daem yungz, gya boi raemxgoenj ndeu, geuj ok raemx le diuz dangzrwi gwn roengz dungx bae, moix ngoenz 3 baez.

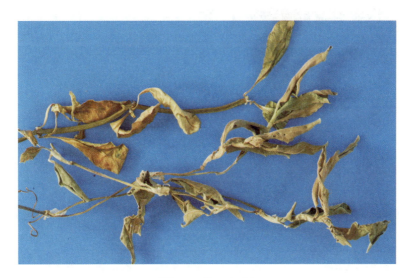

Gij yw go'byaekmbin
（鸭跖草药材）

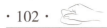

Boux ndang hawnyieg de aenq gemj.

③ Ok haexmug haexlwed: Byaekmbin habliengh, cienq raemx gwn.

④ Ndaenglwed: Byaekmbin habliengh, cienq raemx gwn, moix ngoenz 3 baez.

11. Gogukgaeq Dwg Gij Yw Ndei Ndawbiengz Yw Vuengzbiu

Gvendaengz gogukgaeq yw vuengzbiu, miz aen goj iq ndeu. Daeglwg ranz Vangz yenzvai bangxeiq ndoksej lai ngoenz mbouj cwxcaih, dungxgwnz raeng in mbouj siengj gwn doxgaiq, saeknaj henjroz, saek nohndang lumj lwggam nei. Doenghboux canghyw aeu haujlai cienzngaenz cingj daeuj haenx, damq bingh ywbingh le hai geij fuk yw, gwn le hix mbouj raen bienq ndei, neix hawj Vangz yenzvai daengx ranz vunz simgip raixcaix. Vangz yenzvai yawj daeglwg de ngoenz beij ngoenz roz、heiq noix mbouj mizrengz gangjvah、ndaw da henj lumj makgam nei, ndawsim cungj gagnaeuz dwg gij cwzyin bonjfaenh caeuq roxnyinh najnyaenq simnden. Yienghneix Vangz yenzvai baiq bouxhoiq ranz de dauqcawq bae dajdingq gij banhfap yienghlawz yw ndei, lij okbuengj nem youq ndaw singz rog singz, aeu ngaenz lai daeuj cingj gij canghyw ndaej yw cungj bingh neix. Mbouj gvaq geijlai

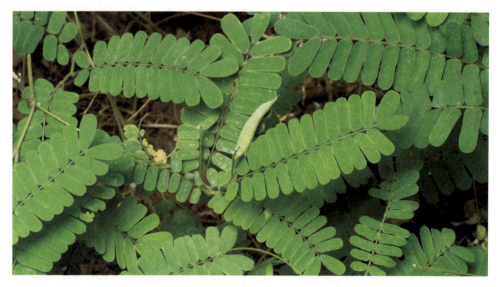

Gogukgaeq

（鸡骨草原植物）

nanz, bouxhoiq couh daeuj bauqsaenq naeuz, bakdou ranz daeuj boux gaujvaq he biengj buengj lo. Vangz yenzvai ngeizvaeg yaep ndeu, yienzhaeuh riu naeuz, cingj de haeujdaeuj. Gaujvaq hix mbouj lai gangj gijmaz, dan dwg cam Vangz yenzvai aeu bit maeg ceij, yienzhaeuh sij gij boiqfueng raemxdang, ndawde yiengh yw ndeu couh dwg gogukgaeq. Vangz yenzvai ganjvaiq daengq bouxhoiq bae genj yw. Daeglwg de gwn geij vanj raemxyw le, bingh mingzyienj bienq ndei, gwn 3 fuk yw couh ndei liux lo. Daj seizneix hwnj, gogukgaeq aeuq dang couh baenz le cungj fuengfap ndei ndawbiengz yw vuengzbiu ndeu.

Gogukgaeq youh heuhguh vangzdouzcauj、cuhyauhcauj、hungzmujgihcauj, aenvih gaeufaex ciengzseiz nyungqnyangq youq gwnz namh roxnaeuz geuj youq gwnz doenghgo wnq, ragcawj co ganj saeq, giz oiq miz bwn saek henjgeq, caeuq ndok gaeq doxlumj cix ndaej mingz. Gogukgaeq dwg doenghgo dougoh, seng youq dieg bya roxnaeuz henz ndoengfaexcaz rogdoengh, faenbouh youq Gvangjdungh、Gvangjsih daengj dieg, Youq Gvangjsih cujyau faenbouh youq Namzningz、Gveigangj、Hwngzcouh、Bozbwz、Bwzliuz、Bingznanz、Cwnzhih、Dwngzyen、Canghvuz、Cunghsanh daengj dieg.

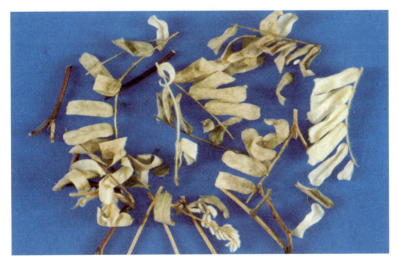

Gij yw gogukgaeq
（鸡骨草药材）

Gogukgaeq singq liengz, feih gam、haemz; ndaej siu huj gaij doeg、doeng lwed sanq cwk、bouj daep dingz in, cujyau yw baenzgyangq、ndoksejin、lauzbingh、baezcij、fatvuengh、laemx dwk deng sieng、ngwzhaeb daengj bingh. Yw gwn yunghliengh 15 ～ 30 gwz, cienq raemx gwn; baihrog yungh habliengh.

Danyw yawjbingh ywbingh lumj lajneix:

① Gizdaep ganhyenz singqmenh inndumj、hwngq fanz、hozhawq baksauj: Gogukgaeq、ragvuengzgae gak 30 gwz, gyaeqgaeqhoengz 1 aen, nohcing 50 gwz, begdangz habliengh. Dawz nohcing ronq baenz benq, gyaeqgaeq、ragvuengzgae、gogukgaeq swiq seuq, doengzcaez cuengq haeuj ndaw rek bae, gya raemx cawj 10 faencung, dawz byuk gyaeqgaeq okbae le caiq cuengq haeujbae cawj 30 faencung, doeklaeng gya begdangz haeujbae caiq cawj 30 faencung couh baenz.

② Baenzgyangq: Gogukgaeq、go'iemgaeq、godiengangh gak 20 gwz, goragndip、cehgaeujgij、gyazcij、sacaem gak 15 gwz, davangzcauj 7 gwz, danghgveih 10 gwz, duhringh 50 gwz, begsaed 30 gwz, naengmaklangz 10 gwz, cienq raemx gwn.

③ Vuengzbiu: Gogukgaeq、gobauhyezmuz gak 20 gwz, cibdaihgoenglauz、golinxgaeq、nanzbanjlanzgwnh gak 15 gwz, cienq raemx gwn.

④ Ndoksejin: Gogukgaeq、lwgmanhbya gak 10 gwz, faexcwj、makvengj、makraemxmouh gak 15 gwz, cienq raemx gwn.

12. Batgak Gwn Ndaej Youh Guh Yw Ndaej

Batgak youh heuhguh daveizyangh、batgak veizyangh, dwg gij mak cug batgak doenghgo bazgozgoh, aenvih yienghceij dwg batgak cix ndaej mingz. Cujyau faenbouh youq Gvangjdungh、Gvangjsih daengj dieg, Gvangjsih dwg giz cujyau canjdieg batgak, cujyau faenbouh youq Gveinanz、Gveisihnanz daengj digih, ciemq daengx guek cungjcanjliengh 90% baedauq, doengzseiz lij dwg daengx guek gij dieg comzsanq batgak ceiq hung haenx. Gij canjliengh batgak Vuzcouh Si Dwngzyen baiz youq daengx guek daih'it mingz, ndawde Gujlungz Cin dwg gij dieg dajndaem menciz ceiq hung、ceiq cizcungh haenx, ndaej haenh guh "aen mbanj batgak". Seizcin、seizcou aen mak baenz saekhenjloeg seiz mbaet aeu, dak sauj roxnaeuz ring hawq.

Batgak dwg gij boiqliuh diuz hom ceiq ciengzyungh haenx, hix dwg gij doxgaiq diuz feihdauh dienseng dajloengh gij noh bietdingh aeu miz haenx, youq mwh dajloengh, gyahaeuj gijneix ndaej cawz singgyaenq bae, demgya gij feihdauh daegbied de, youq gij byaek Cungguek caeuq gij byaek Dunghnanzya ndawde dauqcawq yungh daengz, ciengzseiz yungh youq ndaw gunghsi dajloengh、

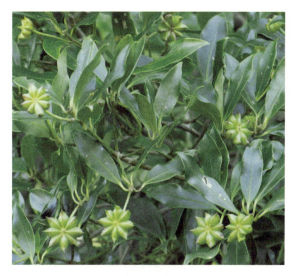

Gobatgak
（八角原植物）

caq、luk、dajcawj、ciengq daengj doengh gij saeh dajloengh haenx. Batgak youq gunghyez fuengmienh, ndaej yungh daeuj cauhguh raemxhom、yazgauh、genjhom、vacanghbinj, youq yw fuengmienh ndaej yungh bae cauhguh ywcawzfungheiq caeuq ywgikdoengh daengj.

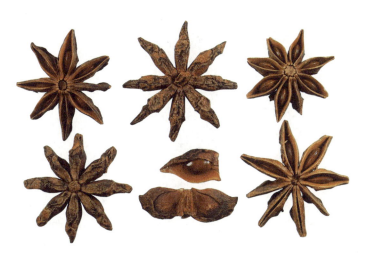

Gij yw batgak
（八角药材）

Batgak singq raeuj, feih manh; ndaej raeuj dungx sanq nit、leix heiq dingz in, cujyau yw dungxnit rueg、raembouz、hwet in、ging'in、lajdungx in daengj bingh. Yw gwn yunghliengh 3 ～ 6 gwz, cienq raemx gwn.

Danyw yawjbingh ywbingh lumj lajneix:

① Dungxnit rueg: Batgak、dinghyangh、dougouhau gak 5 gwz, cienq raemx gwn.

② Raembouz: Batgak、cazlad、gaeusaejgaeq gak 6 gwz, cienq raemx gwn.

③ Hwet in: Batgak 6 gwz, makmou 1 doiq, aeuq gwn.

④ Ging'in: Batgak 6 gwz, byaekraghoengz 30 gwz, nohmou habliengh, aeuq gwn.

13. Gojgaeq Lij Sizcinh Caeuq Ragduhbya

Gawq cienz, seizhaenx Lij Sizcinh vihliux biensij《Bwnjcauj Ganghmuz》youz doh daengx guek lo. Mwh de daeuj daengz Guengjsae, aenvih gij dienheiq dangdieg lienzdaemh mbwn hwngq, hawj de roxnyinh ndangdaej mbouj ndei souh, conghhoz in, gangj vah mbouj ndaej. Neix hawj de simgip raixcaix, gangj vah mbouj ndaej, hix couh dwg naeuz de mbouj ndaej yiengq beksingq caeuq bouxndaemyw damqcam gij

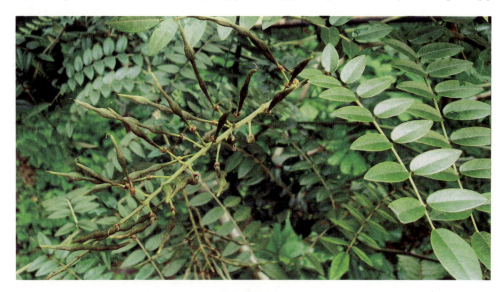

Goragduhbya

（山豆根原植物）

cingzgvang goyw dangdieg.

Ngoenzhaenx, de laebdaeb hwnj bya bae ra gij yw caeuq geiqloeg goyw de raen daengz haenx. Mwh de yawjraen go doenghgo ndeu lumj govaiz youh mbouj lumj govaiz, ndaw sim couh ngeizvaeg lo. Go doenghgo neix caeuq de bingzseiz raen daengz doengh govaiz haenx gig lumj, hoeng sijsaeq faen youh miz di mbouj doxdoengz, cingq geiqloeg seiz dawz gaz mboujdingh. Couh youq seizhaenx, bungz daengz boux nungzminz ndaem yw youq ndaw bya ra yw ndeu, de couh gvaq bae cam, hoeng aenvih conghhoz foeg in, gangj mbouj ndaej vah, mbouj miz banhfap caeuq bouxndaemyw dajgangj, cij ndaej youq gizhaenx simgip. Bouxndaemyw raen de baenzneix simgip, youh yawjyawj conghhoz de, couh dawz go doenghgo neix lienz rag ciemz hwnjdaeuj, dawz rag swiq seuq, yungh cax ronq aeu gep ndeu hawj de hamz. Mbouj geijlai nanz, Lij Sizcinh couh roxnyinh conghhoz ndei lai lo, hix gangj ndaej vah lo, neix hawj de sim'angq raixcaix.

De sikhaek cam bouxndaemyw go neix heuh gijmaz coh, bouxndaemyw lwnh de naeuz, go yw neix gaeu miuz lumj gaeu duh, bet nyied vat aeu rag, vunz dangdieg cungj heuh de guh ragduhbya, aeu daeuj yw conghhoz oknong、conghhoz in、conghhoz foeg in、nohheuj foeg in daengj. Yienghneix, Lij Sizcinh couh dawz gij ciengzsaeq canjdieg caeuq goengyungh ragduhbya cungj geiqloeg roengzdaeuj lo. Youq mwh doeklaeng racunz ndawde, de youh ciengzsaeq geiqloeg le gij gunghyau ragduhbya yw conghhoz foegin caeuq okleih, caeuq aen fuengfap genjdanh sawjyungh de.

Ragduhbya youh heuh ragduhgvangj、ragduhhaemz、govaiz nye unq, dwg gij rag ragduhbya doenghgo gizgoh. Seizcou vat aeu, cawz gij labcab bae, swiq seuq dak sauj couh ndaej.《Bwnjcauj Duzgingh》naeuz: "Maj youq ndaw lueg Gennanz caeuq Yizcouh、Gojcouh. Seizneix Gvangjsih hix miz, gij maj Cunghcouh、Vancouh haenx ceiq ndei. Gaeu miuz lumj gaeu duh, gawq aeu neix guh coh mbaw heu, aeu daeuj yw dawzsaeg in dawzsaeg mbouj cingqciengz, bet nyied vat aeu rag ma yungh." Dingzlai maj youq geh rin gwnz ndoi, dingzlai youq Gvangjsih daengj dieg okcanj, youq Gvangjsih cujyau faenbouh youq Dwzbauj、Cingsih、Nazboh、Lozyez、Denzyangz、Hozciz daengj dieg.

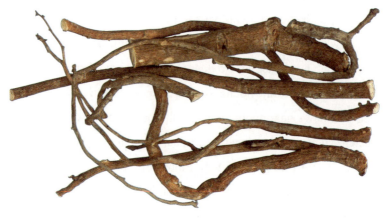

Gij yw ragduhbya

（山豆根药材）

Ragduhbya feih haemz, singq hanz; ndaej siu huj gaij doeg、nyinh conghhoz, cujyau yw conghhoz foeg in, binghgouhdonhlozsenzdij, feiaiz、houzaiz、rongznyouh baenzaiz geizcaeux daengj bingh. Yw gwn yunghliengh 9 ～ 15 gwz, cienq raemx gwn, roxnaeuz muh aeu raemx gwn; rog yungh hamz riengxbak roxnaeuz dub yungz oep gizbingh.

Danyw yawjbingh ywbingh lumj lajneix:

① Rom ndat conghhoz haep foeg in: Ragduhbya 30 gwz, sanhdavangz、 conhswngmaz、mangzsiuh (ndip) gak 15 gwz, caez nienj baenz mba, ywyienz dangzrwi lienh hung lumj naed cehgoceugoeg, moix baez gwn 2 ～ 3 naed.

② Bouxbingh conghhoz foeg in、nohheuj foeg in dwg saedndat de: Ragduhbya、 goseganh gak 9 gwz, gizgwngj、lwgfaet gak 6 gwz, gamcauj ndip 3 gwz, cienq raemx gwn.

14. Gij Cienzgangj Go'gviq Cangyienj Gvanhyinh Soengq Lwg

Cienznaeuz youq Minzgoz 32 bi (bi 1943), miz geij doiq gvanbaz gezvwnh le haujlai bi mbouj mizndang, saedcaih mbouj miz banhfap daeujdaengz ranzdienhbaed gouz baed, gouz baedcuj ndaej bangcoh gyoengqde seng ndaej saek daeglwg dahlwg. Ndaej bouxdauhgeq lwnh hawj gyoengqde nyi, aeu go'gviq Gvangjsih Dayungzsanh ndawde sengmaj 20 bi doxhwnj haenx, langh hawq le moix ngoenz gwn sam haj cienz, caemh ndaej caeuq nohyiengz itheij aeuq gwn. Gyoengq gvanbaz ciuq guh le, gezgoj, saeknaj bouxsai menhmenh bienq ndei, heiq mak cibcuk; mehmbwk lwed yinz wenj gyaeu, hawj vunz ndiepgyaez. Mbouj daengz sam bi, gij gvanbaz neix gonqlaeng cungj miz lwg swhgeij lo.

Go'gviq, youh heuhguh yi'gvei, daj ciuhgeq couh miz "namz gviq baek caem" cungj gangjfap neix, engqgya miz vunz cigsoh heuh go'gviq guh "caem baihnamz". Aen yienzaen coh'wnq Gvangjsih heuhguh "Betgviq", caemh caeuq go'gviq canj youq Gvangjsih miz itdingh gvanhaeh. Go'gviq youq Gvangjsih cujyau faenbouh youq Lungzanh、Denhdwngj、Dasinh、Lungzcouh、Fangzcwngzgangj、Bozbwz、Yilinz、Bwzliuz、Yungzyen、Bingznanz、Cwnzhih、Gvanyangz、Ginhsiu daengj dieg.

Go'gviq feih manh、gam, singq huj; ndaej bouj ndang、sanq doegnit、bouj haw、bouj bwt bouj mamx、seng lwed、onjdingh cingsaenz daengj, cujyau yw hwet gyaeujhoq gyoet in、mak haw ae'ngab、lwgnyez myaizrih、saenzgingsingq bizyenz、oksiq seizgan nanz mbouj rox dingz、ndang haw ranzbaenq、da'nding、hoz inmanh、sim dungx gyoet in、haw nit rueg siq、gingsaek、ging'in、mbeilek ninz mbouj ndaek

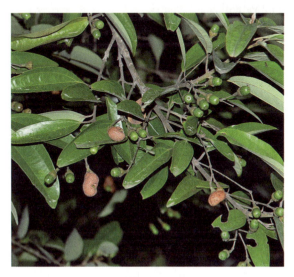

Go'gviq
（肉桂原植物）

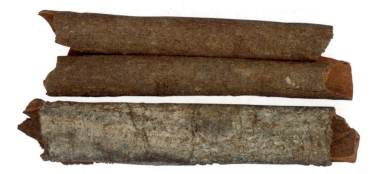

Gij yw go'gviq

（肉桂药材）

daengj bingh. Yw gwn yunghliengh 5 ～ 15 gwz; baihrog yungh habliengh.

Danyw yawjbingh ywbingh lumj lajneix:

① Lwgnyez myaizrih: Go'gviq 100 gwz, nienj mwnh, coux haeuj ndaw bingz bae fungred bwhyungh. Yungh seiz moix baez aeu ywmba 10 gwz, gya meiq diuz daengz lumj aen huhbingj nei, yaek ninz seiz nem oep youq song mbiengj yungjcenzhez, yungh gyauhbu dingh maenh, ngoenz daihngeih haetromh aeu roengzdaeuj. Itbuen lienz oep 3 ～ 5 baez raen miz yaugoj.

② Gizhwet mak gunghnwngz haw: Go'gviq 250 gwz, nienj mwnh, coux haeuj ndaw bingz bae fungred bwhyungh. Moix baez 5 gwz, bak gwn, moix ngoenz 2 baez, laebdaeb gwn 3 aen singhgiz guh aen liuzcwngz ndeu.

③ Saenzgingsingq bizyenz: Go'gviq 500 gwz, nienj mwnh, coux haeuj ndaw bingz bae fungred bwhyungh. Yungh seiz gaengawq baenzbingh cingzdoh, aeu mbago'gviq habliengh, aeu meiq diuz baenz giengh, cat oep gizbingh, song aen cungdaeuz le ywgiengh hawq couh dawz deuz. 2 ～ 3 ngoenz baez ndeu.

④ Oksiq seizgan nanz mbouj rox dingz、haexsaw、ndang haw mbouj miz rengz: Go'gviq、conhvuh、hinggeq、cizsizcih gak 50 gwz, dawz yw baihgwnz caez nienj mwnh, dangzrwi lienh guh ywyienz hung lumj cehgodongz. Dungxiek seiz aeu raemxreiz soengq gwn, moix baez 20 naed, moix ngoenz 3 baez, itbuen 10 ngoenz raen miz yaugoj.

15. Gij Gojgaeq Haeuxroeg Caeuq Cienglingj Mizmingz Maj Yenz

Gij eiqsei cwngzyij "haeuxroeg naedcaw" dwg ceij mbouj vih saek yiengh deng vunz luenhlaih cix deng ienvuengj, de daj duenh lizsij gojgaeq caeuq haeuxroeg doxgven haenx daeuj.

Dunghhan Genvuj 16 bi (bi 40), bouxdaeuz Gyauhcij Cwngh Cwz、Cwngh W hwnjdaeuj fanj cauzdingz, cienglingj mizmingz Maj Yenz ciepsouh minghlingh bae baihnamz hoenx Gyauhcij. Gyauhcij dienheiq ndat lai, dauqcawq cungj dwg heiqcieng, guenbing gwn mbouj gvenq youq mbouj gvenq, haujlai boux deng bingh. Seizneix vunz dangdieg Gyauhcij gaisau le cungj yw dangdieg canj ndaej haemq lai ndeu, heuhguh haeuxroeg, naeuz de dwg cungj yw ndei ndaej yw binghcieng ndeu, cienq raemx gwn gig vaiq couh raen mizyauq lo. Maj Yenz dingq le sikhaek roengzlingh hawj gyoengq guenbing ciuq cungj fueng neix bae aeuq haeuxroeg gwn roengzbae, caen dahraix ywbingh yaugoj gig ndei, swgi hwnjdaeuj foedfoed, doeklaeng bingzdingh le fanjluenh. Mwh budui dauqma daengz cauzdingz, Maj Yenz yungh ruz cang gij cehyw haeuxroeg haenx ma, yawhbienh youq neidi dajndaem, hawj gvaqlaeng fuengz bingh ywbingh yungh. Vunz gingsingz cungj nyinhnaeuz haeuxroeg dwg gij huq dijbauj noix miz dieg Lingjnanz. Maj Yenz baenz bingh gvaqseiq le, sikhaek deng vunz laihgauq, dawz gij haeuxroeg gaxgonq haenx gangj baenz dwg gij caw Hozbuj Maj Yenz youq Gvangjsih Bwzhaij gvat aeu daeuj haenx, dam ndaej rim daeh bae. Maj Yenz cienghginh baenz seiq cinghseuq, deng vunz laihgauq, vunz

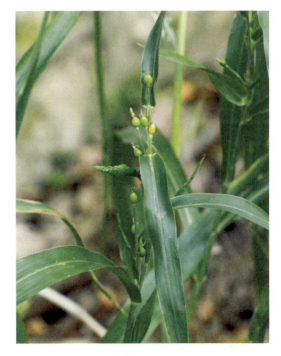

Gohaeuxroeg

（薏苡仁原植物）

doeklaeng mbouj fug, hawj de bingzfanj, vahgyaj mbouj yungh gangj cungj hawj vunz rox. Vuengzdaeq seizde haenh de cingqcig fwngzseuq, caiqgya aenhauh hawj de guh "cungcig".

Haeuxroeg youq Gvangjsih cujyau faenbouh youq Gveilinz、Hozciz、Liujcouh、Bwzswz daengj dieg.

Haeuxroeg singq liengz, feih gam、cit; haeuj megmamx、dungx、bwt; ndaej ciengx mamx cawz cumx、cawz cumx dingz siq、siu huj baiz nong, cujyau yw daep bienq geng、benjbingzyouz、bingh cumx saek、menhsingq gezcangzyenz daengj bingh. Yw gwn yunghliengh 9 ～ 30 gwz, cienq raemx gwn, siu huj cawz cumx hab yungh gij ndip, ciengx mamx dingz siq hab yungh gij cauj de.

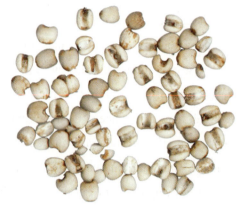

Gij yw haeuxroeg
（薏苡仁药材）

Danyw yawjbingh ywbingh lumj lajneix:

①Daepbienqgeng simnyap mamxhawhingz: Haeuxroeg 100 gwz, fuzlingz 20 gwz, duhringh 50 gwz, gya di begdangz, cawj baenz souh fuzlingz duhringh haeuxroeg gwn.

②Benjbingzyouz: Haeuxroeg ndip、gohungh、haeunaeuh、gyapbangx gak 30 gwz, rongzrwi、nyayazgyae、gocozyoz、govahoengz、godaebdoengz gak 10 gwz, byaekiemjsae 15 gwz, rumcid 12 gwz, cienq raemx, moix ngoenz fuk ndeu, baen 2 baez gwn. Nyaq yw caiq cienq aeu raemxyw bae cimq swiq mbangj giz baez ndeu, moix baez 20 faencung, 5 aen singhgiz guh aen liuzcwngz ndeu.

③Bingh cumx saek: Haeuxroeg nienj baenz mba, caeuq haeuxsuen caez cawj cuk, ngoenzngoenz gwn.

④Menhsingq gezcangzyenz: Maenzbya 100 gwz, haeuxroeg 500 gwz. Song cungj yw cauj henj nienj baenz mba, moix baez 2 beuzgeng, moix ngoenz 2 baez, aeu raemxgoenj raeuj、raemxdangznding roxnaeuz raemxdangzrwi cung gwn.

Ywboujhaw

Gij yw yw binghhaw heuhguh ywboujhaw. Doiq doengh boux ndangnyieg roxnaeuz yagengangh de, habdangq yungh ywboujhaw, ndaej diuzcez mbwn deih vunz sam heiq doengzbouh yinhhengz, diuzleix gij heiqlwed dungxsaej caeuq gunghnwngz dungxmamx. Ndawbiengz Bouxcuengh miz gij gingniemh yunghyw "fuzcingq boujhaw、itdingh aeu boiq yungh doxgaiq lwed noh" haenx. Gij ywboujhaw Ywcuengh ciengzseiz raen haenx faenbaenz ywboujlwed、ywboujyaem、ywboujyiengz, lumjbaenz swnjgyaeujhen、raetlingzcih、gocijcwz、gaeulwed、gocaenghnaengh、maenzgya、maknganx、ce'mbu、maknim、gomijrek、vuengzcing、haekdouz、makhing、guthwetma、goragdingh、hazsien、goducung、faenzcepraemx、maenzcienz、duzngwz、duzfw、buengzgvi、duzmoedndaem、duzhaijmaj daengj.

1. Gaeulwed Yw Hwet In

Doenghbaez, ndaw byalaeg Mbanjyauz miz boux vunzgik ndeu, heuhguh Coznuz. De ndaej samcib lai bi lo lij dwg boux dog, ngoenznaengz gwn sat ninz, ninz le gwn, ndwenngoenz nanz le, couh daengx ndang baenz bingh fungheiq.

Youq gwnz gemhgaeng liz ranz Coznuz mbouj gyae haenx miz boux canghyw mizmingz ndeu. Miz ngoenz ndeu, Coznuz aenvih hwet in dwk daej boh swenj meh, hoeng aenvih de bingzseiz gaenx gwn gik

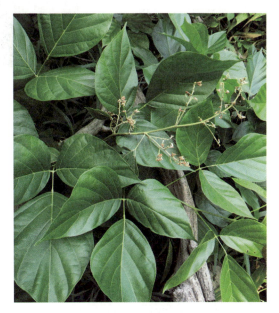

Gogaeulwed
（鸡血藤原植物）

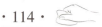

guh, ndigah vunzmbanj mbouj miz saek boux leixlangh de. Mbouj miz banhfap, de cijnaengz gag bae ra canghyw. Gemhgaeng ndoengfaex mwncupcup, cw mbwn goemq deih, faex mwncupcup couh lumj baenz duz baenz duz ndwen benz youq gwnz faex nei. Coznuz riengz gaeufaex bin hwnj gwnz bae, sawqmwh mbouj siujsim doek roengz dat, dingjlingz miz diuz gaeu hung ndeu heux hwnj gwnz hwet de bae, cij bauj ndaej diuzmingh de. De singj le, caij youq gwnz aen bingzdaiz gwnz dat, yut caxfwnz raemj goenq diuz gaeu hung haenx, sikhaek gaeu hung ok gij ieng lumj lwed nei daeuj, cot youq gwnz hwet de, gietcomz youq gwnz naeng noh de. Gvaq sam daeh ien goengfou, gij hwet in de couh ndei caez lo.

Coznuz dawz diuz gaeu hung ndeu ma ranz, de gvaqhoh youzranz, bungz vunz couh gangj: "Saeh ndei, saeh ndei, hwet in aeu ywdoj yw ndei lo!" Gyoengq beixnuengx okdaeuj baez yawj, gij ieng diuz gaeu neix lae okdaeuj haenx lumj lwed gaeq ityiengh, daihgya heuh cungj gaeu neix guh "gaeulwed". Daj seizhaenx

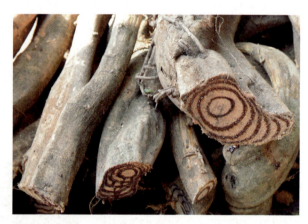

Gij yw gaeulwed
（鸡血藤药材）

hwnj, gij saeh gaeulwed ndaej yw hwet in hix couh cienz okbae lo.

Gaeulwed aenvih ndaej bouj lwed、diuzdoeng lohlungz、soeng nyinzndok cix okmingz, Gvangjsih gak dieg cungj miz faenbouh. Gaeulwed feih haemz、gam, singq raeuj; ndaej bouj lwed、soeng nyinzndok、diuzdoeng lohlungz, cujyau yw binghnyinz、ga fwngz mazmwnh、seiqguengq gyad、lwednoix、fatvuengh、yezginghluenh、ging'in、gingsaek daengj bingh. Yw gwn yunghliengh 15 ~ 50 gwz; baihrog yungh habliengh.

Danyw yawjbingh ywbingh lumj lajneix:

① Binghnyinz、ga fwngz mazmwnh、yezgingh gemjnoix: Gaeulwed 5000 gwz, dangzrin 2500 gwz. Gaeulwed cienq raemx 3 ～ 4 baez, aeu raemxyw daih gvaq le, suk gwd, caiq gya dangzrin cienq guhbaenz gau gwd, moix baez 20 gwz, dwk raemxgoenj raeuj heuz gwn.

② Lwednoix caiq seng gazngaihsingq: Gaeulwed、valahbah gak 30 gwz, maenzgya 25 gwz, sugdeih、duhringh gak 15 gwz, danghgveih 12 gwz, naengmauxdan、fuzlingz gak 10 gwz, cienq raemx gwn.

③ Fatvuengh: Gaeulwed、danghgveih、gosiengz、gaeudonj、hinggeq gak 15 gwz, faexraeuvaiz 30 gwz, baihdoh 10 gwz, cienq raemx gwn.

2. Gij Laizyouz Maknganx

Maknganx, coh'wnq heuhguh gveiyenz、nohyenz, dwg mak ndei Lingjnanz. Guek raeuz dwg gwnz seiqgyaiq doengh aen guek gij dieg ndaemganq maknganx ceiq gvangq、menciz ceiq hung、canjliengh ceiq lai、binjcungj ceiq fungfouq、binjcaet ceiq ndei haenx. Sihcin Gih Hanz sij《Gij Yiengh Faex Haz Baihnamz》daez naeuz: "Gij mak dijbauj baihnamz, miz maknganx、laehcei, dwg seizneix moix bi huqgung.

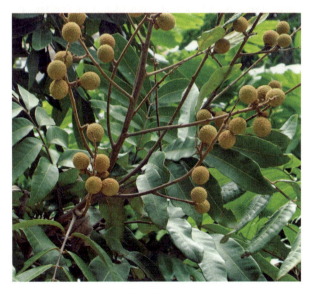

Gomaknganx

（龙眼原植物）

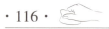

Okcanj youq Giujcinh、Gyauhcij."

Cienzgangj youq haujlai nanz gaxgonq, Gyanghnanz ranz Cienz yenzvai miz naz ndei cien gingj, cienzcaiz fanh guenq. Cienz yenzvai miz daeglwg ndeu, heuhguh Cienz Fuzluz, daengx ranz vunz yawj de dijbauj raixcaix. Cienz Fuzluz unjcungh, hoeng maj ndaej youh byom youh daemq, lwgnyez cib bi yawj hwnjdaeuj lij lumj seiq haj bi ityiengh. Cienz yenzvai miz boux caencik beixnuengx gyae gig rox yw ndeu heuhguh Vangz fuhyinz, de yawjraen Fuzluz maj baenz yienghneix, couh doiq Cienz yenzvai gangj: "Daeglwg mwngz dwg seng daeuj heiqlwed mbouj gaeuq, gvaqlaeng youh unjcungh, gwnndoet mbouj haed, sieng daengz dungx mamx. Langh aeu maenh ndang cangq ndang, mbouj gwn maknganx mbouj ndaej." Vangz fuhyinz gangj gij laizyouz maknganx hawj Cienz yenzvai dingq. Cienzgangj youq Nwzcah nauhhaij bihaenx, Nwzcah moeb dai daeglwg daihsam Dunghhaij Lungzvuengz le, lij vat cehnganx de okdaeuj. Seizneix, dingjlingz miz boux lwgnyez gungzhoj ndeu heuhguh Haijswj haenx baenz bingh, Nwzcah couh dawz maknganx hawj de gwn, Haijswj gwn maknganx le bingh couh ndei lo, maj baenz ndaek vunzmaengh ndeu, ndaej lix daengz bak lai bi bae. Haijswj dai le, youq gwnz moh de maj ok go faex ndeu, gwnz gofaex cungj giet rim aenmak lumj cehnganx duzlungz nei. Gyoengqvunz coengzlaiz mbouj raen gvaq cungj mak neix, bouxlawz hix mbouj gamj gwn. Miz boux lwgnyez gungzhoj mbeilaux ndeu sien mbaet cungj mak neix daeuj gwn. Lwgnyez gungzhoj gwn cungj mak neix le, ndangdaej bienq ndaej yied daeuj yied cangq. Daj neix hwnj, gyoengqvunz couh dawz cungj mak neix heuhguh "maknganx". Youq henz Dunghhaij ranzranz cungj ndaem go'nganx, bouxboux cungj gwn maknganx. Cienz yenzvai dingq le, sikhaek baij vunz bae henz Dunghhaij mbaet maknganx, moix ngoenz naengj

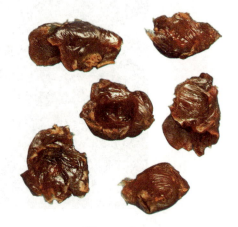

Gij yw maknganx
（龙眼药材）

hawj Fuzluz gwn. Seizgan nanz le, aen ndang Fuzluz bienq ndaej yied daeuj yied cangq.

Maknganx feih gam, singq raeuj; ndaej ciengx sim bouj dungx、bouj lwed ansaenz, cujyau yw aekdiuq、lumzlangh、doekhanhheu、foegfouz、haw sieng、lwednoix、ninz mbouj ndaek、binghlaeuhlwed、ranzbaenq、okdungx、ndagconh daengj bingh. Yw gwn yunghliengh 10 ～ 30 gwz; baihrog yungh habliengh.

Danyw yawjbingh ywbingh lumj lajneix:

① Yungh uk gvaqbouh、aekdiuq lumzlangh、gyaeujngunh daraiz: Maknganx 200 gwz, duhringh、fuzlingz、vangzgiz、ngveihcaujcwx gak 50 gwz, yinzsinh、gomuzyangh gak 25 gwz. Caez ring sauj, nienj mwnh, moix baez 15 ～ 30 gwz, yaek ninz seiz aeu raemxgoenj raeuj soengq gwn, gwn seizgan nanz miz yaugoj.

② Ndang hawnyieg、hwet nanq ga unq: Maknganx 500 gwz, begdangz 50 gwz, sihyangzcaem 30 gwz. Doengzcaez cuengq gwnz rekhaeux naengj, naengj lai baez le cuengq haeuj ndaw binghsiengh bae rom. Moix haet hwnqmbonq, aeu raemxgoenj cung gwn 2 beuzgeng.

③ Ninz mbouj ndaek、aekdiuq、doekhanhheu: Maknganx 10 aen, cehmbu、haeuxgyaeujgaeq gak 3 gwz, caez aeuq dang, yaek ninz seiz gwn.

④ Lwednoix: Maknganx 20 gwz, lwgnengznuengx 15 gwz, cienq raemx, gya dangzrwi diuz gwn, gwn seizgan nanz miz yaugoj.

⑤ Binghlaeuhlwed: Maknganx 30 gwz, naengmaksigloux 5 gwz, cienq raemx gwn, moix ngoenz baez ndeu.

⑥ Ndagconh: Maknganx 30 gwz, raggomakvengj 30 gwz, bingqlwgndae 3 gwz, cienq raemx gwn, 15 ngoenz guh aen liuzcwngz ndeu.

3. Vujcijmauzdauz Beij Ndaej Gvaq Vangzgiz

Vujcijmauzdauz gizsaed mbouj dwg godauz, dwg aenvih gij yienghceij mbaw doenghgo de lumj haj lwgfwngz, majrim bwn, gij yienghceij aen mak youh caeuq dauzbwn doxlumj couh ndaej mingz. Vujcijmauzdauz dwg doenghgo sanghgoh yungzsuz, coh'wnq lij heuhguh gocijcwz、goyungzmbawfwngz、goyungzfwngzfaed、 goyungzbwnco、hajnyaujlungz、vangzgizdoj、dauzbwnyax、gofaexdauzbwn、mbawhojlungz daengj. Dwg go faexcaz mbaw loenq roxnaeuz go faex sang iq. Nga iq、mbaw、vadak caeuq mak de cungj maj rim gij bwn co raez henj lumj gim nei, youq laj ndit ciuq rongh daengx go faex ndongqmyanmyan. Gocijcwz sengmaj youq ndaw lueg、henz rij, ciengz raen youq henz mbanj dieghoengq roxnaeuz henz

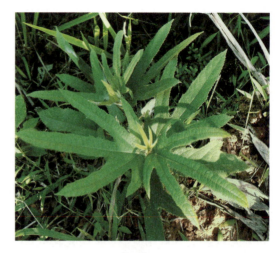

Gocijcwz
（五指毛桃原植物）

bo ndoengfaex, roxnaeuz sengmaj youq gwnz faex hawq gizyawz, cujyau sanj youq Yinznanz、Gveicouh、Gvangjsih、Gvangjdungh、Haijnanz、Huznanz、Fuzgen、Gyanghsih, youq Gvangjsih cujyau faenbouh youq Lungzcouh、Gveibingz daengj dieg.

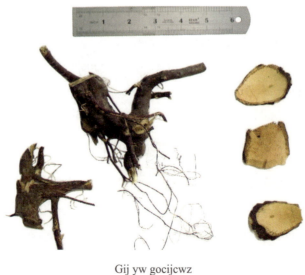

Gij yw gocijcwz
（五指毛桃药材）

Gocijcwz aeu ma guh yw hainduj daengh youq Cingdaih Hoz Gen bonj saw 《 Gij Caepcawq Go Ywdoj 》, ndawbiengz ciengzseiz yungh daeuj aeuq dang, gaij hwngq、cawzcaep yaugoj ndei, mwh aeuq dang lij rox sanqfat ok gij heiq hom lumj makyehswj nei, vunzlai gig haengjheiq de. Gij gunghyau bouj heiq gocijcwz caeuq vangzgiz ca mbouj geijlai, caemhcaiq lij ndaej vaq cumx dem, gig hab youq doengh giz deihfueng dienheiq lai caepndat haenx sawjyungh, youq mwh ywbingh dingzlai caeuq caemdaiswjswnh roxnaeuz boiqyw godangjcaem daeuj bouj heiq, roxnaeuz boiqyw vangzgiz、goswngmaz、caizhuz daengj daeuj yw heiq nyieg mbouj rengz.

Gocijcwz feih gam, singq loq raeuj; haeuj megmamx、bwt、daep; ndaej ciengx mamx vaq cumx、doeng heiq vaq myaiz、soeng nyinz doeng meg、doeng raemxcij, cujyau yw nohndang mbouj miz rengz、fungheiq、okleih、lwgnyez fatndat ae、mamx haw、daep bienq geng dungx cikraemx、canjgvaq mbouj daeuj raemxcij caeuq raemfoeg daengj bingh. Yw gwn yunghliengh 15 ~ 60 gwz.

Danyw yawjbingh ywbingh lumj lajneix:

① Nohndang mbouj miz rengz binghhnaek: Gocijcwz boiqyw vangzgiz、gorengxmoz、goragdingh daengj, gij yunghliengh gocijcwz haemq lai, itbuen dwg 30 ~ 90 gwz, cienq raemx gwn.

② Bwthaw baenzae: Gocijcwz 20 gwz, govagut、gobwzbu、naedgingq、rinhojsanh gak 10 gwz, cienq raemx gwn.

③ Mamxhaw mbouj ciengx: Gocijcwz 30 gwz, fuzlingz 15 gwz, duhringh 12 gwz, haeuxroeg 10 gwz, cienq raemx gwn.

④ Canjgvaq mbouj daeuj raemxcij: Gocijcwz 60 gwz, ngviqmou 1 aen, raemxgoenj habliengh, aeuq gwn. Gek ngoenz baez ndeu, laebdaeb gwn geij ngoenz, couh ndaej raen miz yaugoj.

4. Gij Gojgaeq Vuengzcing Caeuq Dahhoiq

Youq ndaw nyapnyaj diegndoeng、gwnzndoi mbangj giz namh biz soeng'unq haenx, saek seiz ndaej raen cungj doenghgo ganj sohsangsang lumj gocuk iq nei, dujva de saekhenjloeg yiengh lumj funghlingz nei venjveve youq laj goek mbaw, youq ndaw rumz bibuengq, unqgyaeu ndeiyawj; makieng iq lumj aengiuz nei, daj saekloeg cugciemh bienqbaenz saekaeujndaem, raeuzwenj ndeigyaez. Cungj doenghgo neix couh dwg vuengzcing, dwg cungj doxgaiqbouj ndei gig dijbauj ndeu.

　　Haujlai nanz gaxgonq, miz meh caizcawj gawq fouqmiz youh yakdoeg ndeu, de angq huj mbouj dingh, ciengzseiz mbouj vih saek yiengh bae moeb bouxhoiq. Miz

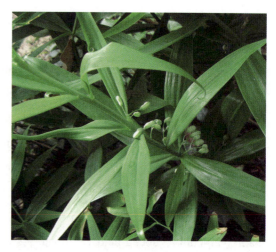

Govuengzcing
（黄精原植物）

ngoenz ndeu, dahhoiq singq Vuengz ndeu, dawz gij caz cawj ndei haenx raix haeuj ndaw cenj bae, daj ndaw ranzdajcawj bungj okdaeuj hawj mehcaizcawj gwn, youq gwnz roen mbouj siujsim deng laemx baez he, caz buet rim deih bae. De lau dwk raemxda doeksoso, sim siengj mehcaizcawj itdingh mbouj nyiuz swhgeij, vihliux mienx deng moeb dai, couh laeglemx daj doulaeng okbae, buet haeuj ndaw bya bae lo. Saehcingz gvaqbae gig nanz, miz ngoenz ndeu, miz vunz fatyienh dahhoiq okyienh youq gwnz dingjbya baihlaeng dou ranz. Geizheih dwg, de lumjbaenz gwn le gij yw ndaej seizbienh mbin haenx, ndaej daj go faex neix mbin daengz go faex haenx. Ndaek mehcaizcawj haenx ndaej rox gienh saeh neix, de yienznaeuz yawj ndaej raen dahhoiq, danhseih couh dwg ca mbouj ndaej de. Mehcaizcawj heiqgaenjfoedfoed siengj ok aen geiqmaeuz ndeu daeuj le, couh heuh bouxhoiq youq henz faex cuengq haujlai byaekndei daeuj yinxyaeuh dahhoiq. Dahhoiq simsienh mbouj rox neix dwg aen yaemmaeuz ndeu, caiq gya seizneix dungx iek saej yaek doxnem bae, couh swnh mwh mbouj miz vunz caeg gwn lo. Hoeng baez gwn, gij goengfou ndaej mbin de hix siusaet lo, dahhoiq doeklaeng deng mehcaizcawj yakdoeg haenx gaemhdawz lo. Vihliux ndaej daengz gij yw gwn le ndaej seizbienh mbin haenx, mehcaizcawj yiemzhingz moebmboengj, bik dahhoiq gangj ok dauqdaej gwn le gijmaz yw. Hoeng dahhoiq swhgeij hix siengj mbouj hwnjdaeuj, aenvih dangseiz deuz haeuj ndaw lueglaeg mbouj miz haeux byaek gwn, cij ndei gwn nywj, mbouj rox dwg aenvih gwn cungj nywj lawz le cij miz naengzlig mbin. Hoeng, mehcaizcawj vanzlij mbouj nyiuz de, nyinhnaeuz de daegdaengq muenz, dahhoiq mbouj geij nanz couh menhmenh iek dai lo. Doeklaeng, gyoengqvunz fatyienh, youq giz diegmoh dahhoiq maj ok cungj nywjgvaiq miz saek song cik sang ndeu, gij mbaw de lumj bakhab, gij va saek hau venj gwnz go haenx lumj aen lingzdang iq nei. Gyoengqvunz cungj naeuz neix dwg dahhoiq ranz Vuengz bienqbaenz, caemh miz mbangj vunz gangj dwg gij yw dahhoiq singq Vuengz gwn haeuj dungx haenx, mbouj ndaej gibseiz siuvaq cix maj okdaeuj, vanzlij giet ok gij mak saekndaem daeuj. Daihgya cungj nyinhnaeuz neix dwg gij cinglingz dahhoiq singq Vuengz, couh an coh "vuengzcing" hawj de. Daj neix hwnj, gij cienzgangj vuengzcing couh youq ndawbiengz cienz okbae lo.

Vuengzcing youq Gvangjsih cujyau faenbouh youq Bwzswz digih. Vunz ciuhgonq Bouxcuengh sou ndaej vuengzcing le, aeu raemxrij swiq seuq, daj banhaet 9 diemjcung naengj daengz lajbyonghhwnz 1 diemjcung, yienzhaeuh ronq baenz gep dak hawq, yienghneix fanfoek naengj geij baez, cigdaengz saekndaem fat rongh. Vuengzcing diemzsi habbak, caivueng seizdaih, haujlai beksingq bae gwnz bya gip ma dang haeux gwn, ndigah youh heuhguh haeuxnoh、haeuxyawz、gouqgungz daengj.

Vuengzcing singq bingz, feih gam; ndaej bouj heiq ciengx yaem、ciengx mamx nyinh bwt ik mak, cujyau yw mamx dungx haw nyieg、ndang baeg mbouj miz rengz、hozhawq gwn noix、ndokunq、lauxvaiq、bwn'gyaeujhau、bwt nyieg fanz ae、binghhbwzdai、da sauj、siliz doekdaemq、cing lwed mbouj gaeuq、ndaw huj oknyouhvan daengj bingh. Vuengzcing ganj yiengh rag noh bizna, hamz miz daihliengh denfwnj、dangzfwn、youzlauz、

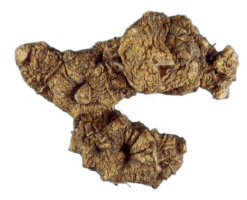

Gij yw vuengzcing
（黄精药材）

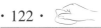

danbwzciz、huzlozbusu、veizswnghsu caeuq lai cungj yingzyangj cwngzfwn gizyawz, gwn ndip、aeuq gwn cungj ndaej. Vuengzcing gawq ndaej dingj dungxiek, youh ndaej giengz ndang cangq ndang, hawj vunz baenz boix demrengz、ndangnoh dienzrim, doiq ndangdaej gig miz ik. Yw gwn yunghliengh 10 ~ 30 gwz.

Danyw yawjbingh ywbingh lumj lajneix:

① Ndokunq、lauxvaiq、bwn'gyaeujhau: Vuengzcing、gocangsaed gak 2000 gwz, raggaeujgij、bekbenj gak 2500 gwz, denhdungh 3000 gwz, caez cawj aeu raemxyw, gya ndolaeuj habliengh、haeuxcid 2000 gwz, cawj cug oemq laeuj, bingzseiz gwn habliengh.

② Ndang nyieg bouj ndang: Cehgaeujgij、vuengzcing gak daengjfaenh, daem mwnh, gyauxyinz, aeu dangzrwi lienh daeuj guh baenz ywyienz, moix baez 15 gwz, dungxiek aeu raemxgoenj raeuj soengq gwn.

③ Ae、binghbwzdai: Vuengzcing ndip 1000 gwz, dangzrin 50 gwz, aeuq gwn.

④ Da sauj、siliz doekdaemq: Vuengzcing 1000 gwz, cehfaenxman 500 gwz, song cungj yw cungj cwng gouj baez dak gouj baez, nienj mwnh, dungxiek seiz aeu souhhaeux soengq gwn 20 gwz, moix ngoenz 2 baez.

⑤ Hezyaz sang、bingh hezcij sang、doenghmeg bienqgeng: Vuengzcing 30 gwz, sanhcah 25 gwz, maenzgya 15 gwz, cienq raemx gwn, moix ngoenz fuk ndeu, 15 ngoenz guh aen liuzcwngz ndeu.

⑥ Oknyouhvan: Vuengzcing 25 gwz, maenzcienz 15 gwz, gocihmuj、goyicuz、gyazcij gak 12 gwz, cienq raemx gwn. Ndaej gaijndei hozhawq、ndang baeg mbouj miz rengz daengj binghyiengh.

5. Makhing Demgiengz Rengz Uk

Dingqnyi naeuz, Dangzcauz miz boux siucaiz ndeu ginggvaq lai baez gauj gijyinz cungj gauj mbouj ndaej, aenvih lai bi mbouj ndaej hab simmuengh, naemj gvaqbouh, vaihndang sieng uk, fangzhwnz lai ninz mbouj ndaek, lumzlangh, gwn mbouj van, caiq gya ninz mbouj gaeuq, cauxbaenz heiq mak haw sieng, haemh hwnqcongz oknyouh baezsoq lai. Miz ngoenz ndeu, siucaiz naengh youq ndaw hongh, raen ndaw caz rum

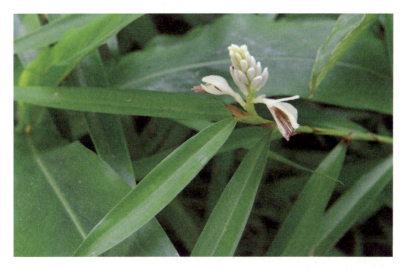

Gomakhing

（益智原植物）

miz geij go doenghgo lumj hingbya nei, giet baenz aenmak hoengzndaem yiengh lumj lwgrok nei, couh swnh fwngz mbaet mak cuengq haeuj ndaw bak bae. Aenmak rangrwtrwt gig ndeigwn, de couh lienz gwn geij aen, siengj mbouj daengz gwn le couh ngah gwn doxgaiq lo. Gvaqlaeng, siucaiz ngoenzngoenz cungj bae mbaet cungj mak neix daeuj gwn. Gvaq geij ngoenz le, siucaiz gingqyienz roxnyinh ninz ndaej ndei lo, haemh hwnqcongz oknyouh baezsoq noix lo, gwn gijmaz cungj van raixcaix, cingsaenz bienq ndei. Bi daihngeih, de gauj ndaej gijyinz lo, vihliux docih cungj doenghgo neix, couh an coh hawj de guh "makhing".

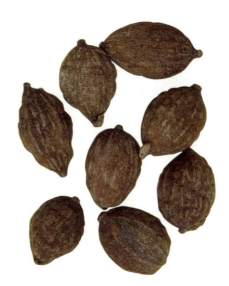

Gij yw makhing

（益智仁药材）

Makhing singq raeuj, feih

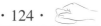

manh; haeuj megmak、mamx; ndaej raeuj mak、maenh cing、suk nyouh, cujyau yw yienzheiq baihlaj haw nit、mak haw raengqnyouh、nyouhdeih、laemok hau noengz、mamx nit okdungx、dungxin、bak lae myaiz lai、ninz mbouj ndaek、raembouz daengj bingh. Yw gwn yunghliengh 3 ~ 15 gwz, cienq raemx gwn.

Danyw yawjbingh ywbingh lumj lajneix:

① Lwgnyez raengqnyouh: Makhing、gyaeq daekmax gwnz gonengznuengx、gyapbangxcoemh、danghgveih gak 15 gwz, vasizndok、buengzgvi、sugdeih gak 10 gwz, maenzcienz 20 gwz, fwnzcenzdongz 6 gwz, gaeucuenqiq 5 gwz, cienq raemx gwn.

② Ninz mbouj ndaek: Makhing、cehfaexbek gak 10 gwz, ngveihmakdauz 15 gwz, gaeucuenqiq、faenzcepraemx gak 6 gwz, cienq raemx gwn.

③ Raembouz: Makhing、gozyangh、ngveihmakgam、ngveihlaehcei、ngveihmakmoed、ngveihmakbug、makrenh、ragbujlungz gak 6 gwz, gocahyinz、byaekhom、gobozhoz、maklangz、ragduzhoz、ngveihmakdauz、rumcid gak 4.5 gwz, vuengzgae、gaeunyangj、nyaqrahgaeq gak 7.5 gwz, cazlad、naengmakgam'oiq、gomuzyangh gak 3 gwz. Caez nienj mwnh, moix baez 5 gwz, aeu laeuj soengq gwn, moix ngoenz 2 baez.

Yw Diuzdoeng Sam Roen Song Loh

Sam roen song loh lijlun dwg Ywcuengh lijlun gihbwnj swnghlij yozsoz. Dungxsaej、heiq lwed ndangvunz doxdaengh caeuq onjdingh, sam roen song loh bingzhuz caeuq doengswnh, dwg gij cenzdiz ndangvunz swnghlij cingqciengz de. Gij yw ndaej diuzleix roenheiq haenx heuhguh doeng gij yw diuzdoeng roenheiq, lumjbaenz laehcei、gaeuroetma、maklozhan、gosamlimj、gonengznuengx、ragbuenqyaq、gocoenggyaj、naenggam、faexan mbaw hung、godiuqlanz、mbawmanghgoj、mbawbizbaz、cazdeih daengj. Gij yw ndaej diuzleix roenhaeux haenx heuhguh doeng gij yw diuzdoeng roenhaeux, lumjbaenz dawgaeq、gvangjsanhcah、ngazmienh、hozceuhau、cehlauxbaeg、maklaeq daengj. Gij yw ndaej diuzleix roenraemx haenx heuhguh doeng gij yw diuzdoeng roenraemx, lumjbaenz rumseidiet、cehgomaxdaez、fuzlingz、gangzngwd、gvangjgimzcienz、gocazso daengj. Gij yw ndaej diuzleix lohlungz haenx heuhguh doeng gij yw diuzdoeng lohlungz, lumjbaenz ginghgunh、duzndwen、godungzhau、godonhhau、gocaengloj、yazndiengx、gosamjdouq、duzbing、ngveihmakdauz daengj. Gij yw ndaej diuzleix lohhuj haenx heuhguh doeng gij yw diuzdoeng lohhuj, lumjbaenz gorengxmoz、godungjcanz、danghlaenggiemq、baklaghomj daengj.

1. Gij Gojgaeq Gocaengloj Caeuq Daegcangyenz

Gocaengloj youh heuhguh yuzdiginhniuz、manhceu、cuhciuh、ginhniuzgungh、sangsanhhuj、vaceuoen、cuzsanhhuj、yuzsanhhuj daengj, dwg doenghgo yinzyanghgoh.

Riuznaeuz, Sungdai Gaihfungh miz boux Vangz yenzvai ndeu, daeg lwgdog de Mungsiengz caeuq dahhoiq Cenniengz miz gamjcingz le, muenz bohmeh gag dingh baenz seiqvunz. Vangz yenzvai song gvanbaz ndaej rox le, soengq daeglwg daengz ranz caencik bae doegsaw, bik Cenniengz haq hawj boux canghsheng'eiq bonjdeih ndeu. Gvaq song bi le, Mungsiengz gauj ndaej cangyenz. Mungsiengz rox Cenniengz haq hawj bouxwnq, huj raixcaix, baez gyaeuj ngunh da raiz, laemx youq gwnz batfeiz ndaw ranzsaw, fwngz deng coemh sieng, in dwk maez gvaqbae.

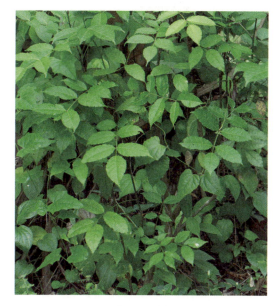

Gocaengloj
（两面针原植物）

Boux hoiqgeq ndeu dingqnyi singyaem vaiq buet gvaq daeuj, cam cingzgvang, lienzmuengz ra gocaengloj daeuj cienq raemx, aeu raemxyw rwed giz coemh sieng geij baez, youh dawz gocaengloj daem yungz baeng youq giz baksieng. Geij ngoenz le, gij sieng Mungsiengz gingqyienz ndei lo.

Gocaengloj cujyau faenbouh youq Gvangjdungh、Gvangjsih、Fuzgen、Daizvanh、Yinznanz、Swconh doengh giz dieg ndoidaemq roxnaeuz ndaw cazfaex. Youq Gvangjsih cujyau faenbouh youq Namzningz、Ningzmingz、Lungzcouh、Fangzcwngzgangj、Bozbwz、Yungzyen、Gveibingz、Bingznanz daengj dieg.

Gocaengloj feih manh、haemz, singq loq raeuj, miz di doeg; ndaej doeng lwed doeng meg、cawz doegrumz、doeng nyinz、siu doeg dingz in, cujyau yw laemx dwk deng sieng、fatvuengh、dungxin、heujin、conghhoz in aenvih heiq cwk lwed saek yinxhwnj haenx, baeznong foeg doeg, vuengzbiu, mbeigietrin, okleih, okdungx, ngwzhaeb, coemh sieng; lij ndaej dangguh yw mazmaez, yungh daeuj maz mbangj giz. Yw gwn yunghliengh 5 ～ 15 gwz, cienq raemx gwn; baihrog yungh habliengh.

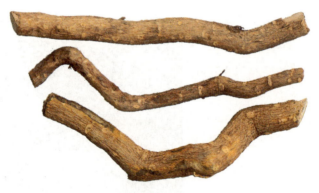

Gij yw gocaengloj
（两面针药材）

Danyw yawjbingh ywbingh lumj lajneix:

① Laemx dwk deng sieng sienggaeuq、gvanhcez hozdung deng hanh: Gocaengloj 10 gwz, faexcaekgaen ndip 15 gwz, ngviqmou miz rib 1 doiq, gya laeuj caeuq raemx aeuq gwn.

② Fatvuengh: Raggocaengloj 15 gwz, ragduzhoz、gosiengz gak 20 gwz, cienq raemx gwn.

③ Dungx in: Raggocaengloj 15 gwz, gobwzgiz、naenggam gak 120 gwz, cienq raemx gwn; hix ndaej yungh gocaengloj、go'nyaenhhenj gak 10 gwz, ndokmaegyiz 30 gwz, gamcauj 10 gwz, cienq raemx gwn.

④ Vuengzbiu、mbeigietrin: Gocaengloj、cibdaihgoenglauz gak 10 gwz, gaeunyangj 15 gwz, nyadaezmax 30 gwz, cienq raemx gwn.

⑤ Okleih、okdungx、dungxlaj ciengq in: Gocaengloj 10 gwz, godonghmeiq baenzgo、mbawsandauz gak 30 gwz, gomijrek 20 gwz, cienq raemx gwn, moix ngoenz fuk ndeu; gocaengloj 10 gwz, nyanetdeih 30 gwz, cienq raemx gwn.

2. Laehcei Aenvih Bwz Gihyi Cij Haeuj Ndaw Sawyw

Laehcei gaenq dwg gij huqndei vuengzdaeq vih buek gveifeih riu baez ndeu. Dangzcauz Yangz gveifeih gig maij laeihcei, yienghneix Dangz Yenzcungh roengz lingh hawj bouxbing dawz gij laehcei doengh giz deihfueng Lingjnanz ngamq yaeb aeu

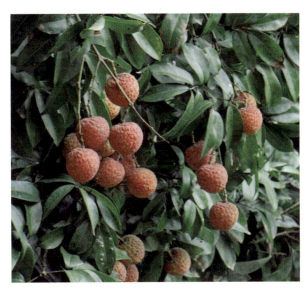

Golaehcei

（荔枝原植物）

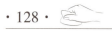

haenx, vaiq cienz haeuj Cangzanh bae. Vihliux hawj maklaehcei baujciz singjsien, moix gek haj leix、cib leix faenbied laeb miz yizcan caeuq daizdawzneuz, bouxbing caeuq gyoengq dangcai cungj gaenjcieng dwk youq gizhaenx caj, miz vunz cienmonz hawj duzmax fanfoek genjcaz anmax, seizseiz cunjbei buetbongh ok bae ciep gij maklaehcei laebdaeb daehsoengq. Daj neix hwnj, laehcei couh ranzranz cungj rox lo.

　　Danhseih, dawz laehcei ma guh yw, couh caeuq canghsei Dangzcauz Bwz Gihyi miz gvanhaeh. Cienznaeuz, Bwz Gihyi miz duenh seizgan ndeu souhcaez raembouz nyoegnyamx, ginggvaq lai fueng ywbingh mbouj raen bienq ndei. Loeklauq, miz boux canghyw ndawbiengz ndeu dawz ngveihlaehcei guh yw hawj de gwn, mbouj daengz cib ngoenz, gij raembouz Bwz Gihyi gingqyienz ndei lo. Daj neix hwnj, de bungz vunz couh gangjnaeuz ngveihlaehcei ndaej yw raembouz. Bwz Gihyi haeuj gingsingz le, youh dawz gienh saeh neix gangj hawj canghyw vuengzdaeq nyi. Canghyw vuengzdaeq youq mwh bien coih saw bwnjcauj, souloeg le ngveihlaehcei. Couh yienghneix, ngveihlaehcei couh baenz yiengh yw ndeu riuz roengzdaeuj.《 Bwnjcauj Ganghmuz 》 geiqloeg naeuz: "Ngveihlaehcei yw raembongz in、mehmbwk heiq lwed geuj in."

　　Laehcei cujyau faenbouh youq Gvangjsih、Gvangjdungh、Yinznanz、Swconh、 Fuzgen daengj dieg, youq Gvangjsih cujyau faenbouh youq Gveibingz、Lingzsanh、 Lungzanh、Hwngzcouh、Bwzliuz daengj dieg.

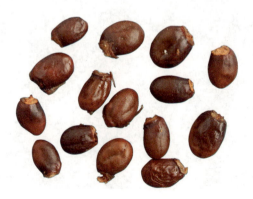

Gij yw ngvaeh golaehcei

（荔枝核药材）

Laehcei feih manh、loq haemz, singq raeuj; ndaej diuzdoeng heiq ndang、cawz doegnit、dingz in, dwg cungj yw ndei diuzdoeng lohheiq ndeu, cujyau yw raembouz indot、dungx in、ging'in、canjgvaq lajdungx in、yujsen demmaj、raem foeg in daengj bingh. Gvangjsih ndawbiengz Bouxcuengh ciengzyungh gij noh laehcei ma dak sauj、naengj cug、caiq dak sauj le gyahaeuj gij yw bouj heiq lwed wnq bae cimqlaeuj gwn. Yw gwn yunghliengh 10 ～ 30 gwz; baihrog yungh habliengh.

Danyw yawjbingh ywbingh lumj lajneix:

① Raembouz indot: Ngveihlaehcei cauj、batgak veizyangh gak 60 gwz, nienj baenz mba, haethaet aeu laeujhaeuxunq soengq gwn 10 gwz.

② Dungx in: Ngveihlaehcei、gomuzyangh、dinghyangh、ndokmaegyiz、makrenh、goyenzhuzsoz、gobwzsoz、caizhuz、makdoengjsoemj、rumcid、gamcauj gak 10 gwz, cienq raemx gwn, moix ngoenz fuk ndeu, haet haemh faen gwn.

③ Ging'in: Ngveihlaehcei、makrenh、goyenzhuzsoz gak 10 gwz, danghgveih 20 gwz, gociengoeng 10 gwz, danhcwnh 20 gwz, ngaihmwnj 30 gwz, cienq raemx gwn, moix ngoenz fuk ndeu, haet haemh faen gwn.

④ Yujsen siujyez demmaj: Ngveihlaehcei、gociengoeng、makrenh、goyenzhuzsoz、haijdai、ngveihmakdauz、govahoengz gak 10 gwz, duzndwen、caizhuz、rumcid gak 12 gwz, danghgveih 20 gwz, ngaihmwnj 30 gwz, danhcwnh 15 gwz, cienq raemx gwn, moix ngoenz fuk ndeu, haet haemh faen gwn.

3. Gaeuroetma Bangcoh Dahhoiq Gouqyw Bouxcawj Iq

Riuznaeuz, ciuhgonq miz boux canghseng'eiq ndeu, aenvih hoenxciengq luenh cix vunz dai gya baih. Caeklaiq dahhoiq Lenzguh buekmingh baujhoh boux cawjranz iq Giyez, itheij deuznanh daengz Lingjnanz, gvaq gij saedceij gungzhoj haenx.

Miz ngoenz ndeu, boux caizcawj ndeu aenvih daegdaih de deng bingh hung dauqndei, youq bakdou ranz bonjfaenh fat haeuxsan caeuq nohmou, suenq dwg guh di saehndei ndeu, baudap gak boux sien doxbang. Lenzguh couh daiq Giyez itheij bae lingx aeu gij doxgaiq soengq haenx. Caizcawj raen dwg daiq lwgnyez gvaqdaeuj, gyaboix soengq hawj, song boux docih mbouj liux.

Bouxlawz rox, gwnguk donq ndeu le, Giyez dauqfanj baenz bingh lo, aendungx de raengbwngqbwngq, inget nanz nyaenx. Lenzguh ndaej vunzmbanj cijdauj le, aeu gij banhfap doj hawj Giyez ywbingh. Sien cimq haeuxsan, caiq daj gwnz gaeu doenghgo gaeuroetma henz ciengzhumx haenx genj aeu bat mbaw ndeu caemhcaiq faeg soiq bae, dawz mbaw soiq caeuq gij haeuxsan cimq raemx gvaq haenx

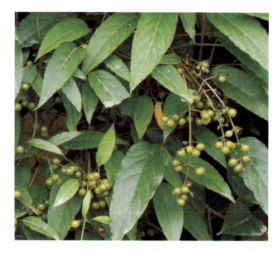

Gogaeuroetma

（鸡屎藤原植物）

itheij muh baenz cieng. Caux feiz coq haeuj laj rek bae, dwk di raemx, caiq dwk di dangzco, dangzco yungz le, dawz buenq ciengmbawhaeux raix haeuj ndaw rek bae, aeu faexgyaengh daeuj gyaux. Ciengmbawhaeux coemh goenj le, sikhaek dawz gij raemxgiengh ndat raix dauq ndaw batfaex caeuq gij cieng ndip haenx gyaux yinzrwd, hawj gij giengh cug caeuq cieng ndip gyaux youq itheij. Ndaw rek dwk roengz raemx saw, gyaq raemxgiengh youq gwnz raemx naengj cug. Dangngoenz gwn caeuz, song boux gwn caez baenz bat gau mbawgaeuroetma. Ngoenz daihngeih, gij cwkgwn Giyez siu bae lo, Lenzguh doenghbaez baenz gij fungheiq indot de hix soengyungz lai lo, siengj bae siengj dauq, wnggai caeuq gwn gij gau mbawgaeuroetma miz gvanhaeh.

Gaeuroetma youq Gvangjsih gak dieg cungj miz faenbouh. Gaeuroetma feih gam、soemj, singq bingz; ndaej cawz doegrumz、cawz doegcumx、siuswg、gaij doeg、siu doeg dingz in、doeng lwed doeng meg、dingz in, cujyau yw fatvuengh、lwgnyez baenzgam、lwgnyez gyoenjconh、dungxraeng dungxcieng、okdungx、okleih、fatsa、vuengzbiu、ganhyenz、daep mamx foeg hung、ae、linzbahgez gezhwz、binghsaejgungz、baezdoeg、din cumx foeg naeuh、mbiengj gyaeuj in、coemh sieng logsieng、naenghaenz naengloij、mehmbwk ndang nyieg mbouj miz rengz、begdaiq saw youh lai、binghhnaeng、laemx dwk deng sieng daengj bingh. Yw

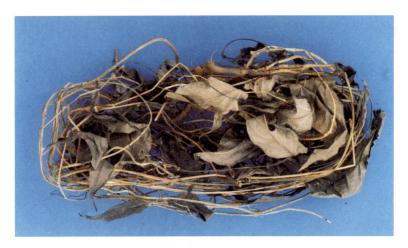

Gij yw gaeuroetma

（鸡屎藤药材）

gwn yunghliengh 20 ～ 50 gwz; baihrog yungh habliengh.

Danyw yawjbingh ywbingh lumj lajneix:

① Aekndaet、dungx ciengq dungx in: Raggaeuroetma 50 gwz, gomuzyangh 10 gwz, gohoubuj 5 gwz, cienq raemx gwn.

② Lwgnyez dungxraeng、okdungx、dungx raengbwngq: Gaeuroetma 30 gwz, fuzlingz 20 gwz, duhringh 5 gwz, cienq raemx gwn.

③ Lwgnyez baenzgam: Gaeuroetma 25 gwz, rongznyouhmou 1 aen, raemx aeuq gwn.

④ Lwgnyez gyoenjconh: Gaeuroetma rag gwnz goek、gij geq, laeuj naengj dak 10 baez, saejyiengz habliengh, aeuq dang gwn.

⑤ Mehmbwk ndang nyieg mbouj miz rengz、ae miz myaiz、begdaiq saw youh lai: Gaeuroetma、gaeulwed gak 50 gwz, danghgveih 10 gwz, aeuq gaeq gwn.

⑥ Fatvuengh: Gaeuroetma 100 gwz, danghgveih 15 gwz, laeuj caeuq raemx gak byongh cienq gwn.

⑦ Mbiengj gyaeuj in: Gaeuroetma 25 gwz, nyayazgyae 15 gwz, godongzhaeu 10 gwz, go'ndokmax 20 gwz, makraeu 10 gwz, cienq raemx gwn.

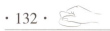

4. Gij Laizyouz Aen Coh Maklozhan

Youq Gvangjsih Yungjfuz Yen Lungzgyangh Cunh aen mbanj ndaej haenh guh "aen mbanj maklozhan" haenx, riuzcienz aen cienzgangj gaeuqgeq yienghneix. Haujlai nanz gaxgonq, Mbanjlungzgyangh miz boux vunz Suijcuz ndeu miz ngoenz ndeu hwnj bya bae dwkfwnz, mbouj siujsim deng duzdoq ndawndoeng ndat laeng fwngzswix, gwnznaeng sikhaek gawhbongz hwnjdaeuj, indot nanz nyaenx. Gipmuengz ndawde, de daj henz ndang diuz gaeu geng ndeu beng roengz aen makheu ndeu cat giz baksieng. Liuh mbouj daengz cij cat ndaej geij baez, ciengq in couh mbouj raen lo. De roxnyinh geizheih raixcaix, couh dawz ndaeng bae nyouq, cij roxnyinh miz guj heiq hom ndeu sawj vunz hozunq sim'angq. De youh beng di makndoeng haeuj ndaw bak bae cimzcimz, gingqyienz diemzyem lumj dangzrwi nei. De sim'angq raixcaix, lienzmuengz mbaet song aen mak daiq baema ndawmbanj, hoeng baez cam daihgya, cungj mbouj roxnaj gij mak neix.

Mbouj geij nanz, gienh saeh neix deng goeng canghyw heuhguh Loz Han ndeu rox lo, de couh cingj boux vunzmbanj haenx daiq de hwnj bya bae yawj, lij dawz gij mak gwnz gaeu neix cungj mbaet baema. Ginggvaq fanfoek yenzgiu sawqyungh, canghyw Loz Han fatyienh, aeu cungj makndoeng neix daeuj yw ae daengj bingh yaugoj gig ndei. Daj neix hwnj, cungj makndoeng neix couh caencingq yungh daengz yihyoz fuengmienh daeuj, doengzseiz gyoengq vunzmbanj hix hainduj dajndaem lo, yawhbienh sawjyungh haeuj yw bae. Doeklaeng, gyoengq vunz vihliux geiqniemh boux canghyw Loz Han haenx, couh dawz cungj mak neix an coh guh "maklozhan".

Maklozhan cujyau ndaem youq Gvangjsih、Gvangjdungh、Gveicouh、Gyanghsih daengj dieg,

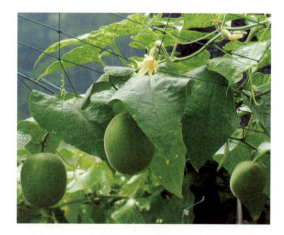

Gomaklozhangoj
（罗汉果原植物）

youq Gvangjsih cujyau faenbouh youq Yungjfuz、Gveilinz、Hingh'anh、Cenzcouh、Swhyenz、Lungzswng、Ginhsiu、Hocouh daengj dieg. Gij canjliengh maklozhan ciemq daengx seiqgyaiq 90% doxhwnj. Miz vwnzyen geiqloeg, gij maklozhan Gvangjsih Gveilinz digih canj haenx cizlieng haemq ndei. Maklozhan haidaeuz geiqloeg youq 《 Siuhyinz Yen Ci 》 [Siuhyinz Yen, genci youq Dangzcauz Cangzging Yenznenz (bi 812), gvisug youq seizneix Gvangjsih Bouxcuengh Swcigih Gveilinz Libuj Si]. 《 Faenbied Gij Goekgaen Goyw 》 caemh ceijok maklozhan ndaem youq Gvangjsih Gveilinzfuj, 《 Gvangjsih Cunghyoz Ci 》 caenh'itbouh ceijok giz dieg ndaem de cujyau dwg Linzgvei、Yungjfuz、Lungzswng.

Maklozhan feih gam, singq liengz; ndaej siu huj nyinh bwt、nyinh hoz hai sing、raeuz saej doeng haex, cujyau yw bwt huj fanz ae、conghhoz in、gyaklwed、hoz in manh gangj mbouj ok vah、haexgaz、yezginghluenh、conghhaex ok lwed daengj bingh. Yw gwn yunghliengh 5 ～ 20 gwz.

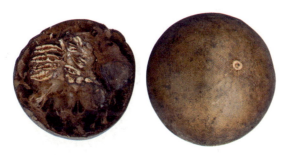

Gij yw maklozhangoj
（罗汉果药材）

Danyw yawjbingh ywbingh lumj lajneix:

① Conghhoz in、sing hep: Maklozhan 1 aen, swiq seuq le ronq baenz benq, cuengq haeuj ndaw rekvax, sien aeu feizhaenq cawj goenj, caiq gaij yungh feizunq cien cawj raemxyw, dawz nyaqyw deuz, aeu raemxyw, caj nit le menh gwn.

② Baenzae: Maklozhan 1 aen swiq seuq, yienzhaeuh nyaenj de vaih bae, vat ndawrongz deuz, caiq dawz naeng maklozhan loengh baenz gep saeq, ciep dwk dawz naeng caeuq ndawrongz itheij cuengq roengz ndaw cenj bae, raix raemxgoenj ndat

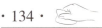
haeuj bae, goem fa hwnjbae oemq cimq geij faen cung couh ndaej gwn. Itbuen ndoet gwn 2 ～ 3 ngoenz le, baenzae couh ndaej gemjmbaeu roxnaeuz bingh ndei lo.

③ Haexgaz、conghhaex ok lwed: Maklozhan 1 aen, lwgrazbag 15 gwz, gomijrek 30 gwz, cienq raemx gwn.

④ Gyaklwed: Maklozhan 15 gwz, whgyauh 12 gwz (yungzvaq), cienq raemx gwn.

⑤ Lwgnyez baenzae bakngoenz: Maklozhan 1 aen, caekvaeh、gosipndangjraemx gak 30 gwz, cienq raemx gwn.

⑥ Yezginghluenh、baenzae hoz sauj: Maklozhan 15 gwz, ngaihmwnj 30 gwz, cienq raemx gwn.

5. Gij Yienzfaenh Ahniuz Caeuq Gorengxmoz

Doxcienz haujlai nanz gaxgonq, youq Gvangjsih baihnamz moux aen mbanj, sawqmwh miz rumzhwx geujhuhu gvaqdaeuj. Caihaih gvaqlaeng, gofaex deng lienz rag ciemzhwnj, doengh gomiuz couh yaek baenz haenx caemh deng cimq youq ndaw raemx liux, mbouj ndaej sou saek naed, dingzlai vunzmbanj deng iek, nanz ndaej gvaq saedceij.

Ndaw mbanj miz boux vunzguhnaz simsienh ndeu heuhguh Ahniuz, caeuq duzvaiz geq ndaw ranz doxbaengh gvaq ndwenngoenz. Seizneix, gij haeuxgwn ndaw reihnaz cungj deng rumzhwx bongj vaih, Ahniuz gwn mbouj imq, daengx ndang mbouj miz rengz, mbouj miz banhfap yien vaiz hwnj bya bae. Vaizgeq mbouj miz nywj gwn, ndang ngoenz beij ngoenz

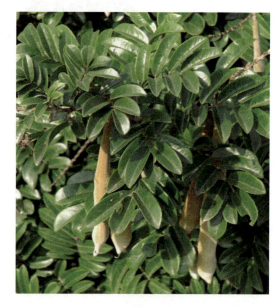

Gorengzmoz
（牛大力原植物）

nyieg, mbouj miz banhfap, Ahniuz cij ndaej boenq duzvaiz geq ok rog dou bae, muengh de youq baihrog ra ndaej nywj gwn, ndeindei lix roengzbae.

Bouxlawz rox, gvaq le cib geij ngoenz, duzvaiz geq sawqmwh gag ma daengz ranz, cingsaenz gvaekgvaek, ndaw bak lij gamz ndaek goekmaenz naek baenz geij gaen mbouj rox heuh gijmaz coh ndeu. Vaizgeq gveng goekmaenz haeuj ndaw rungj Ahniuz bae. Ahniuz roxyiuj, neix dwg gijgwn duzvaiz geq bang bonjfaenh ra ndaej haenx, youh geizheih youh sim'angq, dawz goekmaenz aeuq cug le gwn roengzbae. Ngoenz daihngeih, aen ndangdaej Ahniuz miz di hoizfuk, couh riengz duzvaiz geq ok rog bae ra cungj goekmaenz neix ma dingjiek. Byaij gvaq le geij aen dingjbya, youq giz diegbya ndeu ndaej raen miz haujlai goekmaenz deng duzvaiz geq gunx okdaeuj haenx. Ahniuz rap goekmaenz ma daengz ndaw mbanj, faen hawj vunzmbanj, bang daihgya dohgvaq le seiziek.

Gyoengqvunz niemh gij aencingz duzvaiz geq caeuq Ahniuz, ndigah couh dawz coh goekmaenz heuhguh "gorengxmoz", caemhcaiq cugciemh bienqbaenz le gij sibgvenq gwn gorengxmoz daeuj bouj ndang.

Gorengxmoz youq Gvangjsih cujyau faenbouh youq Vuzcouh、Yilinz、Ginhcouh、Nanzningz、Bwzswz、Hozciz daengj dieg.

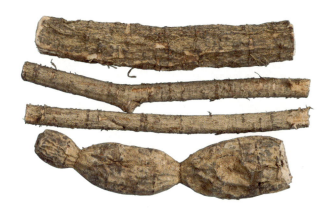

Gij yw gorengzmoz

（牛大力药材）

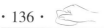

Gorengxmoz feih gam, singq bingz; ndaej boujbwt ciengxmamx、soeng nyinz doeng meg, cujyau yw ndanghaw、haexgaz、bwthaw baenzae、gyaklwed、makhaw hwet in、vizyoq、laemok baiz mok vaiq、begdaiq mbouj cingqciengz、bouxlaux ndang nyieg、binghnyinz、fatvuengh、hoh foeg in、laemx dwk deng sieng daengj bingh. Yw gwn yunghliengh 30 ～ 250 gwz. Gorengxmoz lij dwg gij liuh aeuq dang ndaw ndoeng miz daegsaek ndawde cungj ndeu, gyoengq lwgminz Bouxcuengh ciengzseiz aeu daeuj aeuq dang.

Danyw yawjbingh ywbingh lumj lajneix:

① Vizyoq、laemok baiz mok vaiq、maen: Gorengxmoz 250 gwz, go'gviq 10 gwz, danghgveih 15 gwz, vangzgiz 25 gwz, nohyiengz daiq ndok 1000 gwz, doengzcaez aeuq dang. Ciengz gwn mizyauq.

② Bouj mak bouj heiq, bouj rae bouj lwed: Gorengxmoz 100 gwz, vangzgiz 50 gwz, cazladbya 20 gwz, sugdeih、cehgaeujgij gak 25 gwz, laeujhau (yied haenq yied ndei) 2500 gwz, caez cimq 100 ngoenz, gwn habliengh.

③ Hoh foeg in: Gorengxmoz 50 gwz, ragduzhoz、gosiengz、baihdoh gak 15 gwz, gaeunyangj 5 gwz, cienq raemx gwn.

④ Ae nanz myaiz lai、ndang hawnyieg: Gorengxmoz 25 gwz, mbawgonengznuengx、vagut、naedgingq gak 5 gwz, gamcauj 3 gwz, cienq raemx gwn.

⑤ Bouxlaux ndang nyieg、binghnyinz: Gorengxmoz 50 gwz, ndokvaiz (daiq ngviz) 500 gwz, doengzcaez aeuq dang, ciengzseiz gwn.

⑥ Ndanghaw、haexgaz: Gorengxmoz 100 gwz, makdoengjhaemz 5 gwz, naenggam 3 gwz, cienq raemx gwn.

6. Gij Rumseidiet Maij Banqraih

500 bi gonq couh miz vunz yienghneix beijgangj rumseidiet: "Seng youq laj ndoengbya, ganj saeq lumj mae, iet coh gwnz faex bae, laj mbaw dingzlai nyaeuq, giz nyaeuq miz sa, saek henjnding lumj mba cingjfouxnaemq; mbouj hai va, rag saeq giengiengz, gij sa caeuq baenzgo yw de cungj baenz yw. Gij naed iq lumjbaenz naed sa, saeqnaeh raeuzwenj, cuengq youq ndaw fwngz, couh lumj sa iq nei daj geh lwgfwngz

vaddoek." Gijneix aiq dwg gij goekgaen aen mingzcoh rumseidiet ba.

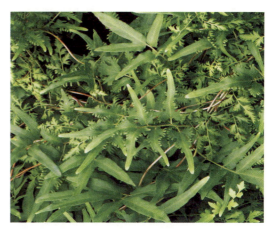

Gorumseidiet
（海金沙原植物）

Cungj "sa" neix mbouj dwg mbaw、mbouj dwg va, dwg ceh youh mbouj dwg ceh, de dandan dwg bauhswj ndeigyaez gwnz mbaw baenz fajfwngz lumj fwed iq nei. Rumseidiet maij banqraih, dangguh doenghgo gut dandog ndaej aeu diuz mbawsug bae banqraih haenx, banqraih dwg gij diensingq de, yiengq gwnz dwg gij binjgwz de, baengh gij binjsing giendingh mbouj bienq de, rumseidiet daj ciuhgeq gyaeraez itloh byaij daeuj, sengmaj ndaej yied daeuj yied mwn, aeu gaeu caeuq bauhswj de hawj raeuz bauj ndangcangq.

Rumseidiet youh heuhguh gaeugimsa、gaeucuenqswix、gaeugungqsou、gaeumuengxre、gaeudietsienq、rumoksei、dingjcazdwngz、mungjgujdwngz, youq Gvangjsih gak dieg cungj miz faenbouh.

Rumseidiet singq hanz, feih gam、cit; ndaej leix raemx cawz cumx、siu huj gaij doeg, cujyau yw nyouhniuj、loh nyouh giet rin、rongznyouh fazyenz、binghfoegfouz daengj bingh. Yw gwn yunghliengh 6 ～ 40 gwz.

Danyw yawjbingh ywbingh lumj lajneix:

① Nyouhniuj: Rumseidiet 37.5 gwz, linlouz 25 gwz, caez nienj mwnh. Moix baez aeu 12.5 gwz, gya haeuj mwnhdwnghcauj、gaeunyangj、megdoeng gak habliengh, cienq raemx, gya dangzrwi diuz gwn.

② Loh nyouh giet rin: Rumseidiet、

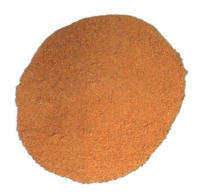

Gij yw rumseidiet
（海金沙药材）

godaebcienz、nyadaezmax gak 15 gwz, cienq raemx gwn.

③ Rongznyouh fazyenz: Rumseidiet、nyadaezmax、byaeknok、go'iethoh、raghazsien gak 30 gwz, cienq raemx gwn.

④ Binghfoegfouz: Rumseidiet、byaekcenzlik、raghazsien gak 30 gwz, mumhhaeuxyangz 12 gwz, cienq raemx gwn.

7. Ywsien Dingz Lwed Faexlwedlungz

Youq mwh ciuhgeq gyaeraez, vunz ciuhgeq Bouxcuengh baengh gaeb bya dwknyaen ciengxmingh, moix ngoenz youq gwnz datdaengj soemsang caeuq ndaw ndoengfaex mwncupcup haeujok, ndigah gij saeh bouxvunz caeuq doihduz deng laemx sieng lae lwed ciengzseiz fatseng. Miz ngoenz ndeu, duz vaiz ndeu ga baez daemh hoengq, doek roengz dat bae, lwed laecoco. Gyoengq vunz ciengx doihduz buet dwk boemzhoemj bae laj lueg ra vaiz. Gig mbouj yungzheih cij ra ndaej raen vaiz, yawjraen ngafaex deng vaiz at raek haenx miz gij raemx ndingnyan lae okdaeuj, vaizsieng riz gij raemx neix daz hwnj gwnz baksieng bae, yaep ndeu lwed couh dingz lo. Vaizsieng youh nyaijgwn mbawfaex, mbouj geijlai nanz seizgan, gingqyienz saenzgeiz dwk

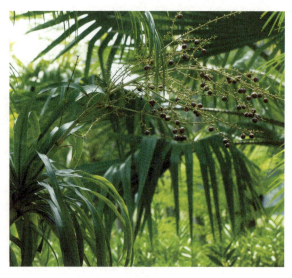

Gofaexlwedlungz

（龙血竭原植物）

fanndang ndwn hwnjdaeuj lo. Boux ciengx doihduz aeu gij raemxyw hoengzlwed haenx oep youq giz din giz fwngz swhgeij deng rin oen heh camz ok lwed de, sikhaek lwed couh mbouj lae lo, inget siusaet lo. Gyoengq vunz ciengx doihduz daiq gij ciengfaex saekhoengz giet youq gwnz ngafaex gaenq hawq gvaq haenx ma le, couh caeuq gyoengqvunz lwnhgangj le gij gunghyau saenzgeiz raemxyw neix, gyoengqvunz couh dawz gij raemx hoengzlwed neix dangguh ywsien gwnzmbwn soengq hawj, heuhguh "gizlinzgez" (couh dwg faexlwedlungz).

Faexlwedlungz youq Gvangjsih cujyau faenbouh youq Cungzcoj、Dasinh、Ningzmingz、Lungzcouh、Bingzsiengz、Cingsih daengj dieg.

Faexlwedlungz singq bingz, feih gam、manh、ndaengq; haeuj megbwt、mamx、mak; ndaej doeng lwed sanq cwk、dingh in dingz lwed、hob baez seng noh, cujyau yw ndokraek、laemx dwk deng sieng、lwed cwk miz in、mehmbwk heiqlwed giet cwk、deng sieng ok lwed、baenzbaez nanz mbouj hob daengj bingh. Yw gwn yunghliengh 3 ~ 15 gwz; baihrog yungh habliengh.

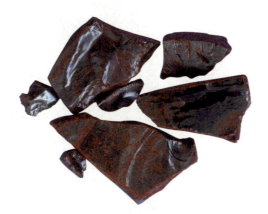

Gij yw faexlwedlungz
（龙血竭药材）

Danyw yawjbingh ywbingh lumj lajneix:

① Heiq cwk lwed saek cix yinxhwnj ging'in: Faexlwedlungz 15 gwz, cingjfouxnaemq 50 gwz, caez nienj mwnh, moix baez 3 ~ 5 gwz, moix ngoenz 2 ~ 3 baez, aeu raemxgoenj cung gwn.

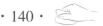

② Heiq cwk lwed saek、meg rongzva mbouj doeng cix yinxhwnj ging'in: Faexlwedlungz 15 gwz, vamoizhau 100 gwz, caez nienj mwnh, moix baez 3 ～ 5 gwz, moix ngoenz 2 ～ 3 baez, aeu raemxgoenj cung gwn.

③ Seiqguengq ndokraek geizcaeux、cunghgiz, laemx dwk deng sieng, mbangjgiz cwk foeg、indot: Faexlwedlungz、gosamcaet、duzndwen sauj gak habliengh, gak nienj mwnh, diuz yinz, dangzrwi lienh guh ywyienz, moix naed 6 gwz, moix baez 1 naed, haet haemh gak gwn 1 baez, aeu laeujhenj Sauhingh roxnaeuz raemxgoenj raeuj soengq gwn.

8. Ginghgunh Cawz Cwk Doeng Heiqlwed、Siuswg Dingzin

Ciennaeuz gig nanz gaxgonq, dauqcawq cungj dwg hoenzsiu, bibi hoenxciengq mbouj dingz, miz boux cienghginh singq Lij ndeu youq Sihyungz bingzdingh hoenxluenh. Gij vunz gaenlaeng yiengq Lij cienghginh veibau hoenxciengq cingzgvang, naeuz gyoengq guenbing bibi hoenxciengq, daihdamj ak hoenx, lienz dued ndaej geij aen singz, siusik ndaej hingz mbouj dingz mbouj duenh, hoeng miz

mbangj boux guenbing aenvih gwn mbouj gvenq youq mbouj gvenq, okyienh saeknaj henjroz、gwn mbouj van、dungx ciengq dungx in daengj binghyiengh. Yienghneix, Lij cienghginh, ganjvaiq ciucomz canghyw dangdieg, yawjbingh ra yw. Boux canghyw ndeu daeuj ginhyingz soengq yw, aenvih miz gij vunzbingh binghyiengh doxdoengz de gig lai, gij yw daiq daeuj haenx hix mbouj gaeuq yungh, yienghneix couh yiengq Lij cienghginh cingjgouz daiq lwgsae caeuq haujlai bouxbing itheij hwnj bya bae gip aeu yw ma

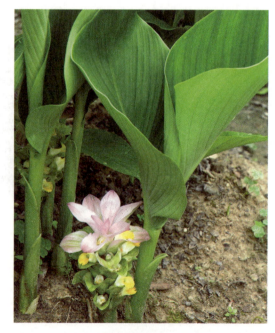

Goginghgunh
（广西莪术原植物）

ywbingh. Canghyw doq byaij doq son gyoengq bing doengzcaez bae haenx baenzlawz ra yw, ndawde cungdenj son le yienghlawz faenbied ginghgunh. Daengz laj bya le, canghyw vix baihnaj benq doenghgo sang caez gyaeujhoq、hai duj va aeuj haenx naeuz, neix couh dwg gij yw ginghgunh yaek ra haenx. Aenvih cingqcig gyanghaemh, gij va doengh go youq laj ronghndwen ciuqlwenq haenx, daegbied angjda. Cijraen baenz gaiq ganjrag de luenz lumj aen gyaeq nei, mbiengjhenz miz faen nga baevang saeuluenz, rag saeq raez, gyaeujbyai bongz hung baenz gaiq lumj aen gyaeq raez nei. Gyoengq lwgsae caeuq bouxbing hix hainduj mbaet lo, mbouj miz geijlai nanz gyoengqde couh gip ndaej yw gaeuq lo. Canghyw daiq vunzlai lienzhwnz dauq-ma daengz ndaw ginhyingz, youq ndaw ciengqbungz, canghyw sijsaeq cazyawj gij cingzgvang bouxbingh, duenqbingh haifueng, heuh gyoengq lwgsae bae aeu yw cienq cawj. Gvaq geij ngoenz le, gyoengq guenbing baenz bingh haenx cungj bingh ndei lo.

　　Lij cienghginh haenh canghyw bonjsaeh ywbingh ak, lij vix gij yw ginghgunh, cam gij neix dwg gijmaz yw saenzgeiz. Canghyw rubrub mumh, riu naeuz, neix dwg ginghgunh, ndaej cawz cwk doeng heiqlwed、siu raeng dingzin.

　　Ginghgunh seng youq ndaw namhbiz bangxbya、henz mbanj roxnaeuz laj ndoengfaex buenq raemh buenq cumx gizde, ndaej gag hwnj gag seng roxnaeuz ndaem ganq aeu. Youq Gvangjsih cujyau faenbouh youq Namzningz、Hwngzcouh、Sangswh、Gveigangj、Lingzsanh、Bwzswz daengj dieg.

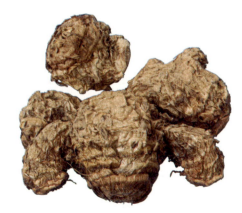

　　Ginghgunh singq raeuj, feih manh、haemz; haeuj megdaep、mamx; ndaej dingj baenzfoeg、siu cwk cawz myaiz、leix heiq dingz in, cujyau yw canjgvaq lwed cwk deng in、dungx ciengq dungx in、raemxsoemj cung gwnz rueg soemj, gaiqfoeg ciengq in daengj bingh. Yw gwn yunghliengh 3 ～ 9 gwz.

Gij yw ginghgunh
（广西莪术药材）

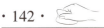

Danyw yawjbingh ywbingh lumj lajneix:

① Saejlwg bongzheiq、in yaek dai: Ginghgunh nienj baenz mba, dungxiek cung laeuj gwn 5 gwz.

② Raemxsoemj cung gwnz rueg soemj: Ginghgunh 50 gwz, vuengzlienz、cazlad gak 25 gwz, cienq raemx gwn.

③ Bwnhdunzsan'gyaj: Ginghgunh、go'gviq、byaekhom gak daengjfaenh, nienj baenz mba gwn.

9. Duzndwen Siu Ndat Dingz Fung

Duzndwen, youh heuhguh ndwen、nengzndwen、ngwzndwen, ndaej yungh gij lix roxnaeuz gij ndip. Ndaej youq seizcin daengz seizcou gaeb, gibseiz buqhai aendungx, cawz dungxsaej caeuq namhsa okbae, swiq seuq, dak hawq roxnaeuz dohraeuj daemq langh hawq. 《Bwnjcauj Ganghmuz》 geiq naeuz: "Gij singqcaet de nit ndaej byaij roengz laj, singq nit, ndigah ndaej siu gak cungj bingh ndat, byaij roengz laj ndaej leih nyouh, ywbingh din ndaej doeng meg." Youq Gvangjsih gak dieg dingzlai miz faenbouh.

Duzndwen singq hanz, feih ndaengq; haeuj megdaep、mamx、rongznyouh; ndaej siu ndat dingz fatgeuq、dingz ngaeb、doeng meg、leih nyouh, cujyau yw lekmaez fatgeuq、ndaeng oklwed、seiqguengq ut iet mbouj bienh、ok nyouh mbouj swnh、ae'ngab、hezyaz sang daengj bingh. Yw gwn yunghliengh 4.5 ～ 9 gwz; baihrog yungh habliengh.

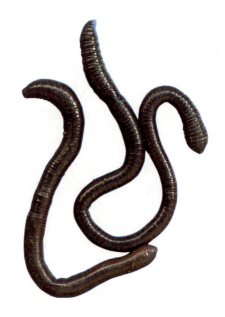

Duzndwen
(广地龙原动物)

Danyw yawjbingh ywbingh lumj lajneix:

① Lekmaez fatgeuq: Duzndwen、gaeugvaqngaeu、nengznuengx daigeng gak habliengh, cienq raemx gwn.

② Ndaeng oklwed: Duzndwen habliengh, swiq seuq daem yungz, gya begdangz, aeu raemxgoenj cung gwn.

③ Baenzbaezlangh: Duzndwen habliengh, begdangz gyauxyinz, aeu gij raemxyw iemq ok haenx, cat oep gizbingh.

④ Ndat giet nyouh saek: Duzndwen habliengh, cienq raemx gwn.

⑤ Bwt huj ae'ngab: Duzndwen、gomazvangz、naedgingq、govangzginz gak habliengh, cienq raemx gwn.

⑥ Hezyaz sang: Duzndwen、ywhozdoeg、danhcwnh、rinswz gak habliengh, cienq raemx gwn.

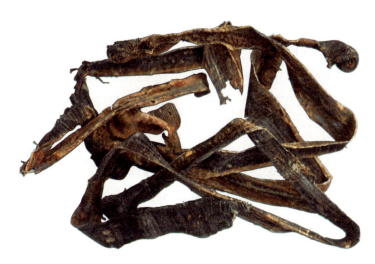

Gij yw duzndwen

（广地龙药材）

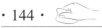

Yw Dingz Lwed

Gij Ywcuengh cij miz gij cozyung diuzleix lohlungz、liengz lwed、vaq cwk、dingz lwed haenx heuhguh yw dingz lwed, lumjbaenz gosamcaet、rumbeghag、faexbek、feihlungz cangjhez、go'nyiengh、ngaihvalai daengj.

1. Gij Laizyouz Coh Yw Gosamcaet

Youq mwh ciuhgeq, miz bouxcoz ndeu heuhguh Cangh W baenz cungj "bingh'oklwed" geizheih ndeu, bak、ndaeng ciengzseiz ok lwed, moix ngoenz geij baez, yiennaeuz ok lwed mbouj lai, hoeng hix hawj de nanz dingjsouh ndaej, ginggvaq lai fuengmienh bae yw lij mbouj miz yaugoj, ndangdaej cugciemh bienq nyieg, da yawj mingh mbouj nanz lo.

Ngoenz ndeu, boux canghyw louzlangh singq Dienz ndeu, youq ndaw mbanj Cangh W bang vunz yawjbingh, Cangh W cingq deng ndaeng ok lwed, swhyienz hix daeuj hawj canghyw yawjbingh. Canghyw singq Dienz aeu gij rag go ywdoj ndeu okdaeuj, nienj baenz mba hawj Cangh W gwn roengzbae, mbouj geijlai nanz, lwed gingqyienz dingz lo. Ranz Cangh W docih raixcaix, hawj canghyw song boix cienzngaenz yawjbingh, vih fuengz bingh'oklwed caiq fat, couh cingj canghyw singq Dienz louz gij ceh ywdoj saenzgeiz neix roengzdaeuj. Canghyw singq Dienz doengzeiq ranz Cangh iugouz, couh louz gij ceh ywdoj roengzdaeuj. Ranz Cangh ciuq gij vah canghyw daengq haenx, youq laeng ranz bonjfaenh ndaem roengz cungj ywdoj neix. Mbouj geij nanz go yw fat ngaz le, senj ndaem daengz ndaw reih dieg iq ndeu bae. Gvaq bi ndeu le, gij ywdoj ranz Cangh W maj ndaej gig mwn, daengx ranz vunz daj gwnz daengz laj sim'angq raixcaix.

Dahlwgdog cihfuj lauxyez baenz bingh'oklwed, lai fuengmienh ywbingh cungj mbouj raen ndei, mbouj miz banhfap cijndei diep ok gauqseih: Bouxlawz yw ndei dahlwg bingh haenx, ciu de daeuj guh lwggwiz. Cangh W dingq rox le, daiq gij ywdoj

gag ndaem haenx, nienj baenz mba hawj dahlwg cihfuj lauxyez gwn. Bouxlawz rox
gwn yw le, gij bingh ok lwed dahlwg cihfuj lauxyez engqgya youqgaenj lo, ca di dai
bae. Cihfuj hozndat raixcaix, minghlingh vunz cug Cangh W hwnjdaeuj roengzrengz
moeb, de deng bik dwk gangj ok saedcingz daeuj. Cihfuj lauxyez youh minghlingh
vunz bae gaemh canghyw singq Dienz, aeu yungh aencoih "canghyw rwix maeuz caiz
haih mingh" buenq de dai bae. Canghyw singq Dienz yiengq cihfuj lauxyez gaijsik
naeuz: "Cungj yw neix aeu ndaem sam bi doxhwnj cij ndaej dingz lwed, caet bi
doxhwnj engq ndei. Seizneix goyw cij maj rim bi ndeu, yw singq daiq yaez, dangyienz
yw mbouj ndei bingh dahlwg mwngz." Cihfuj lauxyez minghlingh canghyw singq
Dienz hawj dahlwg de gwn gij ywdoj canghyw singq Dienz daj ndaw ranz de daiq
daeuj haenx. Dahlwg cihfuj lauxyez gwn yw le, ngoenzlaeng gihbwnj dingz ok lwed lo,
youh diuz yw ciengx ndang geij ngoenz, couh dauqfuk ndangcangq liux lo.

　　Ginggvaq gienh saeh neix le, cihfuj lauxyez genyi canghyw singq Dienz an mingz
hawj goyw neix guh "gosamcaet", byaujsi itdingh aeu sengmaj 3 ～ 7 bi cij ndaej

yungh. Youh aenvih canghyw singq
Dienz fatyienh gosamcaet caemhcaiq
gungyen hawj daihgya, binjdwz
gauhsang, ndigah youq baihnaj
"samcaet" gya cih saw "Dienz"
ndeu, heuhguh "Dienzsamcaet".

　　Ciuhgeq caemhcaiq daengz
ciuhgyawj, dieg ok gosamcaet
cujyau dwg rangh dieg Gvangjsih
Cingsih、Denzdungh、Denzlinz.
Aen gihyiz neix, dwg gij fanveiz
ciuhgeq "Dienzcouh". Haujlai
yw dwzyau dingzlai ciuq gij coh
bonjdeih yienzlaiz heuh haenx daeuj
heuh, ndigah dawz samcaet heuhguh

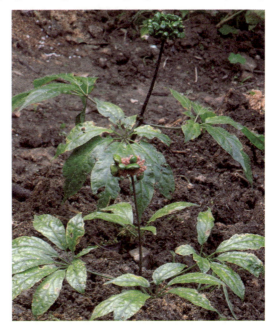

Godienzcaet

（三七原植物）

"godienzsamcaet", genjdanh cwngguh "godienzcaet". Cungj gangjfap neix engq hab saedsaeh cingzgvang.

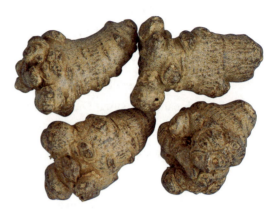

Gij yw godienzcaet
（三七药材）

Gosamcaet feih gam、loq haemz, singq raeuj; ndaej sanq cwk dingz lwed、siu foeg dingz in, baihrog yungh cujyau yw cax giemq sieng daengz、laemx dwk deng sieng、oklwed mbouj dingz, gwn roengzbae cujyau yw rueglwed、ok haexlwed、gvansinhbing、aeksim'in、gyaklwed、rueglwed、haexlwed、hoh foeg in、bingh hezcij sang、dungx in、nyouhdeih、dungxbongq inbongq、ok nyouh mbouj swnh、loh nyouh giet rin、okleih、loemqlwed、dawzsaeg lailai、canjgvaq gijuq ok mboujdingz、ngunhmaez、baeznong、ngwz non haeb sieng daengj. Yw gwn yunghliengh 5 ～ 30 gwz; baihrog yungh habliengh.

Danyw yawjbingh ywbingh lumj lajneix:

① Gvansinhbing、aeksim'in: Gosamcaet habliengh, nienj mwnh, moix baez 5 gwz, moix ngoenz 2 baez, aeu raemxgoenj raeuj cung gwn

② Dawzsaeg lailai、canjgvaq gijuq ok mbouj dingz: Gosamcaet 10 gwz, nohgaeq habliengh, aeuq dang gwn.

③ Gyaklwed、rueglwed、haexlwed: Gosamcaet habliengh, nienj mwnh, moix ngoenz 3 baez, moix baez 2 ～ 3 gwz, aeu raemxgoenj raeuj cung gwn.

④ Hoh foeg in: Gosamcaet 10 gwz, mbawmaexlaeulej 20 gwz, gocaengloj 5 gwz, cienq raemx gwn.

⑤ Din fwngz dek: Gosamcaet 30 gwz, nienj mwnh, gya youzlwgraz habliengh diuz, aeu raemxndat cimq din le cat gizbingh.

⑥ Bingh hezcij sang: Mbasamcaet 3 gwz, maenzgya gyagoeng gvaq、sanhcah、gocwzse gak 2 gwz. Dawz maenzgya gyagoeng gvaq、sanhcah、gocwzse caez nienj mwnh, caeuq mbasamcaet gyauxyinz le, haet haemh faen song baez aeu raemxgoenj raeuj cung gwn 30 ngoenz guh aen liuzcwngz ndeu.

⑦ Dungx in: Gosamcaet、gobwzsoz gak 10 gwz, rumcid、goyenzhuz、gomuzyangh gak 5 gwz, cienq raemx gwn.

⑧ Nyouhdeih、dungxbongq inbongq、ok nyouh mbouj swnh: Mbasamcaet、mbagociengoeng、mbasihyangzcaem gak 50 gwz, gyauxyinz, moix baez 5 gwz, moix ngoenz 2 baez, aeu raemxgoenj cung gwn. 30 ngoenz guh aen liuzcwngz ndeu.

⑨ Loh nyouh giet rin: Mbasamcaet、mbahujboz gak aeu faenh doxdoengz, gyauxyinz, moix baez 5 gwz, moix ngoenz 3 baez, aeu raemxgoenj raeuj cung gwn

2. Aengoj Rumbeghag Caeuq Vunzdoegsaw Bae Gingsingz Ganjgauj

Ciuhgeq miz song boux siucaiz haeuj gingsingz bae ganjgauj, aenvih lau nguh daengz mboengq gauj, gyoengqde dingj ndithaenq mbouj dingz ganj loh, youh ndat youh naiq, ndawde miz boux siucaiz ndeu aenvih baeg lai, aenndaeng sawqmwh lae lwed okdaeuj, gyoengqde cijndei dingz roengzdaeuj lo. Youq ndaw bya, it mbouj miz canghyw、ngeih mbouj miz yw, song boux vunz cijndei sohsoh yawj lwed daj conghndaeng lae ok rog daeuj. Mwh songde cingqcaih simgip, cijraen gwnzmbwn miz duz beghag ndeu gamz rum mbin gvaqdaeuj, mbin daengz gwnz gyaeuj songde seiz, vut geij go rum couh mbin deuz lo, caemhcaiq rumnyaengq cingq ngamj doek youq dangqnaj gyoengqde. Boux siucaiz ndaeng oklwed haenx, nyaenx mbouj ndaej gip gij rumnyaengq hwnjdaeuj coq haeuj ndaw bak bae nyaij. Bouxlawz rox, gvaq mbouj geijlai nanz, aenndaeng gingqyienz dingz oklwed lo. Songde cungj geizheih raixcaix, yietbaeg yaep ndeu le youh laebdaeb ganj loh, cungj suenq mbouj nguh daengz seiz gauj, caemhcaiq song boux cungj gauj ndaej cinsw. Doeklaeng, songde vihliux docih gij cingzeiq soengq yw duzbeghag, couh heuh cungj rum neix heuhguh "rumbeghag".

Rumbeghag youq Gvangjsih cujyau faenbouh youq Lozyez、Cingsih、Majsanh、Namzningz、Binhyangz、Gveigangj、Bingznanz、Yilinz、Bozbwz、Luzconh、Bwzliuz、Cwnzhih、Canghvuz、Fuconh、Bingzloz、Gunghcwngz、Gvanyangz、Sanhgyangh daengj dieg.

Rumbeghag feih haemz、saep, singq bingz. Gwn roengzbae ndaej yungh daeuj yw gyaklwed、rueglwed、ciemhlwed、ok haexlwed、nyouhlwed、okleih、okdungx、lajdungx in、ndaw bak naeuhnwd、nohheuj oklwed caeuq mehmbwk binghlaeuhlwed ok haexlwed daengj lai cungj bingh ok lwed, lij ndaej souliemx、bouj haw、hawj ndang cangq, ndaej yungh daeuj yw guhhong baeg gvaqbouh yinxhwnj hawduet fouz rengz gyaeujngunh da raiz、saenz baeg mbouj miz rengz、rag sieng niuj sieng daengj bingh; rog yungh ndaej gaij doeg gaj non, yungh daeuj yw naenghaenz naengloij、gak cungj baez foeg、yaxyaem humz、binghbwzdai daengj. Yw gwn yunghliengh 20 ～ 50 gwz; baihrog yungh habliengh.

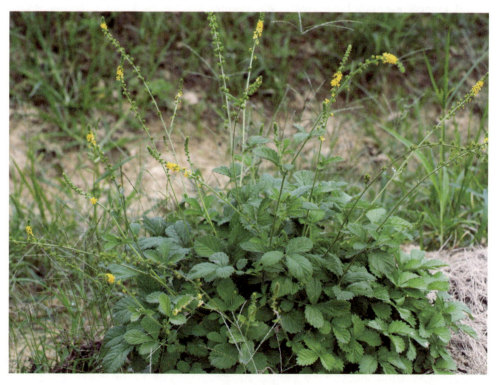

Gosamcaet

（仙鹤草原植物）

Danyw yawjbingh ywbingh lumj lajneix:

① Ranzbaenq、yawj doxgaiq baenq dauq、dungxfan rueg: Rumbeghag 50 gwz, cienq raemx gwn.

② Okleih、okdungx、lajdungx in: Rumbeghag 30 gwz, nya'gvanjdouj 20 gwz. Cienq raemx dawz nyaq deuz, ndaw haexmug miz lwed gya begdangz, ndaw haexmug mbouj miz lwed gya dangznding, faen 3 baez gwn.

③ Ndaw bak naeuhnwd: Ragrumbeghag 30 gwz (yw hawq), cienq raemx, aeu raemx riengx bak caemh gwn dem.

④ Gyak lwed: Rumbeghag ndip 200 gwz, begdangz 30 gwz, dawz rumbeghag ronq soiq, daem yungz, gya haeuj begdangz caeuq raemxgoenj habliengh, gyaux le aeu raemx guh baez ndeu gwn roengzbae.

⑤ Naenghaenz naengloij、mehmbwk yaxyaem humz begdaiq lumj nong nei: Rumbeghag ndip 1000 gwz, swiq seuq ronq soiq, cienq raemx aeu raemxyw, oenq swiq gizbingh.

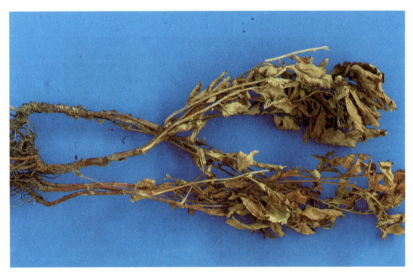

Gij yw samcaet

（仙鹤草药材）

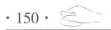

3. Aengoj Lungzmbin Bauqaen Caeuq Duznuem Hung

Dingqgangj, haujlai nanz gaxgonq, youq ndaw aen lueglaeg ndaw byahung, miz boux vunz gig simndei ndeu heuhguh Cangh Sizgyangz, de youq giz lueglaeg neix youq. Miz baez ndeu, Cangh Sizgyangz youq gwnz roen yawjraen duznuem iq ndeu deng ndaek rin daj gwnz dat doek roengzdaeuj haenx dub sieng, raen de hojlienz dwk ninz youq gwnz dieg mbouj miz rengz raih, couh dawz de baema ranz, aeu gobwzgiz caeuq hazsanqlwed dub soiq le duk youq giz sieng de. De saeqsim yw gvaq caeuq guengciengx mboengq ndeu le, duznuem iq dauqfuk ndangcangq caemhcaiq dauq cuengq dauq ndaw ndoengfaex.

Miz ngoenz ndeu, Cangh Sizgyangz youq gwnz dat yaeb aeu goyenzbwzcai seiz, loq faensim, couh daj gwnz dat sang doek roengzdaeuj, caeklaiq cungqgyang miz faexcaz iq lanz dawz, doek roengzbae mbouj ndaej baenz vaiq, mboujnex couh yaek ndok raek dai vunz lo. Caenhguenj yienghneix, Cangh Sizgyangz vanzlij dwg laemx ndaej haemq naek, dang de yungh rengz cukcak siengj benz hwnjdaeuj seiz, cij roxnyinh daengx ndang in yaek dai, yaepyet couh maez gvaqbae lo. Mbouj rox ngunh bae geijlai nanz, daengz de singj gvaqdaeuj seiz, cij roxnyinh ndaw bak miz di doxgaiq

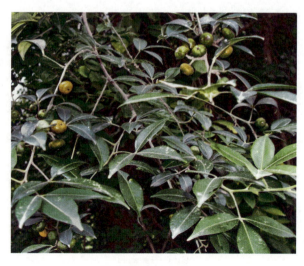

Gofeihlungzcangjhez

（飞龙掌血原植物）

niunetnet ndeu, de cengqgengz baengh ndaek rin hawj ndang buenq naengh hwnjdaeuj, cij raen duznuem hung ndeu buenz youq dangqnaj, cingq ngiengx gyaeuj cimyawj de. Cangh Sizgyangz naiqniekniek naeuz: "Dwg mwngz gouq gou lwi?" Cij raen duznuem ngaekngaek gyaeuj, couh riengjret deuz bae lo. Cangh Sizgyangz cingq ngeixloekloek dangqnaj duznuem hung neix, dwg mbouj dwg duznuem iq bihaenx swhgeij gouqyw gvaq haenx seiz, duznuem hung bak gamz go faexcaz iq miz oen ndeu dauqma lo. Duznuem cuengq gofaexcaz iq youq gwnz ndang Cangh Sizgyangz, yienzhaeuh yiengq de ngaekngaek gyaeuj cij ndaw sim mbouj sij dwk deuz bae lo.

Cangh Sizgyangz ndaw sim cingcuj lo, de itdingh dwg duznuem iq swhgeij gouq gvaq haenx, de aeu go ywdoj mbouj rox mingzcoh neix daeuj gouq de. Cangh Sizgyangz sawq ndwn hwnjdaeuj, yienznaeuz gig dwgrengz, hoeng cix mbouj lumj codaeuz yienghhaenx in con daengz sim bae. Daiq go ywdoj duznuem hung hawj de haenx, menhmenh ma daengz ranz, moix ngoenz ronq di go ywdoj haenx daeuj cienq gwn, mbouj gvaq geijlai ngoenz couh ndaej gag cwxcaih hozdung lo. Daj neix hwnj, Cangh Sizgyangz geiqmaenh gij yienghceij go ywdoj neix, ciengzseiz haeuj ndaw bya bae gip dauq bang bouxwnq yw sieng. Gyoengq vunz haenx ndaej raen gvaq gij goengnaengz saenzgeiz goyw neix le, couh gig geizheih dwk cam de: "Go yw neix heuh coh maz?" Hoeng de swhgeij caemh mbouj rox go ywdoj neix dauqdaej heuh gijmaz, lawq yaep ndeu le cij han "lungz mbin bauqaen". "Lungz mbin" eiqsei dwg duznuem raih bae lumj mbin nei, "bauqaen (gwnz fwngz ok lwed)" dwg vahsug gangj bauqdap aencingz.

Youq Mbanjcuengh, feihlungz cangjhez dangguh cungj ywdoj saenzgeiz ndeu, ywbingh ndok sieng caeuq bingh fungheiq miz ywbingh yaugoj gig ndei. Feihlungz cangjhez baeznaengz maj youq laj caz faex iq roxnaeuz laj faex caxsang bangx bya giz dieg ndaej ndit lai haenx, youq Gvangjsih cujyau faenbouh youq Yungzsuij、Lozcwngz daengj dieg.

Feihlungz cangjhez feih manh、haemz, singq raeuj; ndaej cawz fung dingz in、sanq cwk dingz lwed、diuzdoeng lohlungz, cujyau yw gak cungj bingh oklwed、gingsaek、ging'in、fatvuengh、laemx dwk deng sieng、bingh in daengj bingh. Yw

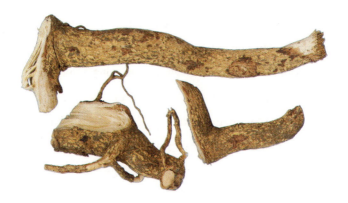

Gij yw feihlungzcangjhez

（飞龙掌血药材）

gwn yunghliengh 5 ～ 15 gwz; baihrog yungh habliengh.

Danyw yawjbingh ywbingh lumj lajneix:

① Rueglwed、ciemhlwed: Feihlungz cangjhez、goyaemyiengcaet、raghazsien gak 15 gwz, cienq raemx gwn.

② Fatvuengh: Feihlungz cangjhez、gaeulwed、gofwngzmaxlaeuz gak 10 gwz, maeqgaujvaiz、gietduqfaexcoengz gak 15 gwz, cienq raemx gwn.

③ Laemx dwk deng sieng: Feihlungz cangjhez、binghben gak habliengh, nienj baenz mba diuz oep gizbingh.

④ Bingh in: Feihlungz cangjhez、gocoenggyaj mbawsaeq gak 30 gwz, gaeunuem、byaekbat gak 50 gwz, cimq laeuj baihrog cat gizbingh.

Gij Yw Ywcuengh Lai Saek Lai Yiengh

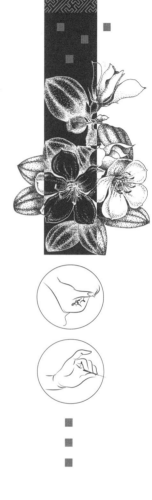

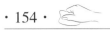

Gij Vwnzva Ndaem Haeux Caeuq
Gij Goekgaen Ywcuengh

Gawq conhgyah gaujcwng, Guengjsae Cojgyangh、Yougyangh digih caeuq Yunghgyangh liuzyiz dwg gij ranzmbanj haidaeuz vunz ciuhgonq Bouxcuengh ——Sih'ouh、Lozyez minzcuz caeuq gij goekgaen cungqgyang hongnaz ndaem haeux ndawde aen ndeu. Gij vwnzva ndaem haeux dwg gij gihbwnj roxnaeuz gangj cujyau vwnzva daegdiemj Sih'ouh、Lozyez.

Gawq gaujcwng, caeux youq mwh sinhsizgi seizdaih cogeiz liz seizneix 9000 lai bi haenx, Gvangjsih Bouxcuengh digih couh okyienh le hainduj guh hongnaz ndaem haeux, doeklaeng Bouxcuengh gij vwnzva ndaem haeux ligdaih cungj miz fazcanj. Cigdaengz seizneix, gij vwnzva ndaem haeux doiq gij sevei swnghhoz Bouxcuengh gak aen fuengmienh yingjyangj vanzlij rag laeg goek maenh. Gij goekgaen Ywcuengh caeuq haidaeuz guh hongnaz caeuq hangznieb dwknyaen dwkbya fazcanj miz gvanhaeh gig maedcaed.

Youq sicuz sevei geizlaeng, gij gisuz cauhguh hongdawz dieg Bouxcuengh haenx gaenq miz di cinbu, haidaeuz guh hongnaz caeuq gij ginghci dwkbya dwknyaen gaenq fazcanj ndaej haemq yienhda. Giz dieg Bouxcuengh haidaeuz guh hongnaz ndaej daengz fazcanj, sawj vunz ciuhgonq Bouxcuengh youq mwh ndaem gomiuz, miz diuzgen doiq gij doenghgo engq lai haenx guh ciengzgeiz saeqnaeh cazyawj caeuq caenh'itbouh sawq bae guh, sawj gij yw doenghgo ndaw ndoeng youz gag hwnj bienqbaenz bouxvunz bae ndaem, yienghneix couh roxnaj doenghgo yw engq lai. Gij ginghci dwkbya dwknyaen hwng hwnjdaeuj, youh daezhawj vunz ciuhgonq Bouxcuengh gijgwn noh caeuq bya haemq lai, youq ndaw sizcen, vunz ciuhgonq Bouxcuengh youh rox di yw doenghduz ndeu. Ginggvaq fanfoek sizcen caeuq cazyawj, caemhcaiq doiq doengh gij gingniemh codaeuz lauxsaed neix guh cungjgez, cugciemh miz le gij goekgaen yw Bouxcuengh.

Gij vwnzva ndaem haeux Bouxcuengh hwng hwnjdaeuj, mboujdan doiq goekgaen Ywcuengh hwngfat miz cizgiz coicaenh cozyung, caiqlij doiq Ywcuengh gvaqlaeng fazcanj caemh miz yingjyangj laegdaeuq. Bouxcuengh dwg aen minzcuz ndaem haeuxnaz denjhingz ndeu, gij vwnzva ndaem haeux cigsoh caeuq "gwn" miz gvanhaeh, riengzlaeng ndaem haeuxnaz gisuz mboujduenh cinbu, gij doxgaiq gwnz daizgwnhaeux lwgminz Bouxcuengh yied daeuj yied lai, caemhcaiq cugciemh cungjgez ok "gwn" ndaej ciengx ndang bauj ndangcangq、 cawz bingh cawz yak. Ywcuengh soqlaiz miz gij gangjfap "gwn bouj lai ndei gvaq yw bouj", couh caeuq gij vwnzva ndaem haeux caeuq vwnzva gwnndoet miz gvanhaeh maedcaed. Gij vwnzva ndaem haeux Bouxcuengh lij caeuq Ywcuengh lijlun bienqbaenz miz gij goekgaen gvanhaeh maedcaed de. Vunz ciuhgonq Bouxcuengh youq ndaw sizcen cigsoh cazyawj daengz, haeuxnaz baengh gij heiq mbwn deih majhung, baengh gij heiq mbwn deih daeuj souyo, bouxvunz cix baengh haeuxgwn daeuj ciengx mingh, ngoenz gwn sam donq noix mbouj ndaej, yienghneix couh dawz diuzroen haeuxgwn ndaej haeuj daengz ndangvunz caemhcaiq siuvaq supsou neix, cigsoh heuhguh "roenhaeux". Gij raemx caeuq heiq ndaw daswyenz doiq gomiuz sengmaj gig cungyau, mbouj miz raemx caeuq heiq, roxnaeuz raemx、 heiq daiq lai roxnaeuz daiq noix, cungj doiq gomiuz sengmaj gig mbouj leih. Doengzyiengh, raemx caeuq heiq doiq ndangvunz hix gig cungyau, yienghneix youq Ywcuengh lijlun dijhi ndawde, dawz ndangvunz linghvaih song diuz roen raemx doxvuenh caeuq heiq doxvuenh gig cungyau neix, heuhguh "roenraemx" caeuq "roenheiq". "Roenhaeux" "roenheiq" "roenraemx" sam roen lijlun dwg gij haedsim neiyungz Ywcuengh lijlun ndawde aen ndeu, de ndaej daezok, goekgaen youq vunz ciuhgonq Bouxcuengh doiq vunz caeuq daswyenz lauxsaed nyinhrox caeuq gij cungjgez sizcen gingniemh de, raeuz mingzyienj yawj ndaej ok de daiq miz gij riz vwnzva ndaem haeuxnaz Bouxcuengh.

Gohaeux maj youq baihnamz, baihnamz dienheiq hwngq, gyangngoenz rongh gyanghaemh laep, yaem seng yiengz maj, aenvih gij vwnzva ndaem haeux mboujduenh fazcanj, daj neix doi ok le Ywcuengh yaemyiengz lijlun. Gij vwnzva ndaem haeux sawj vunz ciuhgonq Bouxcuengh doiq yaemyiengz miz yinsiz haemq caeux, bienqbaenz le aen gainen Ywcuengh hainduj. Yaem yiengz doiqdingj, yaem yiengz doxbaengh, yaem yiengz doxhanh, yaem yiengz bingzyaenx, yaem yiengz cienjvaq, biengjloh le aen gvilwd daswyenz fanh yiengh doxgaiq miz bienqvaq haenx. Ywcuengh aeu yaem yiengz roxnaj vunz seng laux bingh dai、dungxsaej goengnaengz ndangvunz caeuq vunz caeuq swyenz bienqvaq gvanhaeh, cugbouh fazcanj bienqbaenz le yaemyiengz guhgoek lijlun, caemh baenz gij gihbwnj lijlun Ywcuengh.

Gij Yienzfaenh Gwnz Lizsij Vunz Mizmingz Caeuq Ywcuengh

Youq Liujcouh、Nanzningz、Bwzswz、Hozciz dieg Bouxcuengh comzyouq haenx miz mbouj noix yenci ndawde, youq lwnhgangj daengz minzcuz yihyoz seiz, cungj geiqloeg miz "miuh ywvuengz". Doengh boux "ywvuengz" "canghyw ak" neix, cingq dwg gij gidij hingzsieng lijsiengj Bouxcuengh caeuq cojcoeng gyoengqde cien bak bi daeuj fuengz bingh ywbingh haenx. Gojfangz vahriuz Bouxcuengh gig lai, lumjbaenz,《 Buenzguj Hai Mbwn 》《 Daegganph Nyingz Daengngoenz 》《 Mehlwg Ra Henzmbwn 》《 Goeng Luzdoz 》《 Bohbeg 》《 Mehloeggyap 》《 Baeuqroxdoh 》《 Faexsien Cojcoeng 》《 Gij Gojgaeq Sanhsingh 》 daengj. Gij gojfangz vahriuz gvendaengz Ywcuengh daj gizlawz daeuj haenx cujyau miz song aen, couh dwg《 Gij Cienzgangj Canghyw Ak Goengsamgyaiq 》caeuq《 Goenggeiz Hoenx Fangzraq—— Gij Cienzgangj Hawyw Mbanjcuengh Cingsih 》. Daj gij neiyungz song aen gojfangz vahriuz neix daeuj yawj, gihbwnj fanjyingj le gij cingsaenz vunz ciuhgonq Bouxcuengh yawjnaek yihyoz、giengiengz mbouj fug caeuq bingh guh doucwngh haenx, doengzseiz caemh dwg gij daejyienh goekgaen Ywcuengh caeuq vunz ciuhgonq Bouxcuengh geizcaeux ywbingh hozdung.

1. Gij Cienzgangj Canghyw Ak Goengsamgyaiq

Cienzgangj ciuhgeq Mbanjcuengh raeuz miz boux canghyw ak ndeu, vunzlai cungj heuh de guh Samgyaiq roxnaeuz Goengsamgyaiq. Samgyaiq swhgeij singq Lij, nienzoiq boh couh dai lo, riengz meh gaij haq daengz ranz Fungz, baengh gai fwnz gvaq saedceij, ranz hojndoq. De simsoh simndei, haengj bang vunz, miz baez ndeu youq ndaw fangzhwnzloq ndaej bouxsien daezdiemj, iugiuz de mbouj lau sojmiz yungyiemj, bin hwnj goengq bya Sihmeizsanh, bae ciepsouh gij huqbauj betsien soengq hawj haenx.

Samgyaiq ciuq gij vah bouxsien ndaw loq gangj haenx, ngoenz daihngeih haetromh couh hwnjdin. Gwnz roen, Samgyaiq mbouj damdoz caeggeq faen hawj gij huqcang de, youq mwh caeuq duz guk haenq ndeu doxbuek, de ca gaenj diuzrieng duzguk mbouj cuengqsoeng, doeklaeng rieng guk bienqbaenz diuz saiva ndeu, duzguk nyaenxin ndoj deuz lo. De laebdaeb benz hwnj gwnzdat, hwnj daengz gwnz dingjbya daih'it、dingjbya daihngeih······youq mwh bae benz goengq bya ceiq sang haenx, sawqmwh dingqnyi ndaw byoz rum yiengjsasa, duznuem hungloet lumj doengjraemx nei, ajbak hung yiengq Samgyaiq coemj gvaqdaeuj. Samgyaiq yienznaeuz aeu hanz、cax haenqrengz caeuq duznuem doxhoenx, hoeng doeklaeng deng duznuem geuj dawz maenhndatndat, vunz ngwz rouxringx, maez gvaqbae lo. Youq mwh de singj gvaqdaeuj, gaenq mbouj raen ngaeuz duznuem, ndaw fwngz cix gaem miz diuz faexgyaengh geizheih he, gwnz faexgyaengh sij miz "faexsihmeiz" sam cih saw. Samgyaiq dawz saiva caeuq faexsihmeiz laebdaeb baenaj, youh benz gvaq le geij goengq byasoem, doeklaeng daeuj daengz aen dingjbya ceiq sang fwjmok goenjgeuj haenx.

Youq giz diegsien mbouj miz hoenzien gwnzbiengz neix, de ndaej daengz betsien aeu laex daeuj dakdaih caeuq dazyinx. Betsien naeuz de nyi, diuz saiva rimhoz caeuq faexsihmeiz youq gwnz roen caeuq duzguk、duznuem doxbuek ndaej haenx, cungj dwg gij huqbauj ndaej ywbingh, caemhcaiq maqmuengh de yungh gij huqbauj neix hawj gyoengq beksingq ywbingh. Betsien youh soengq hawj de aen makdauzsien ndeu, hawj de gwn le duet ndang doeng heiqsien; caiq soengq hawj de bonj sawmbwn rongh gim ndeu, daengq de youq mwh yungyiemj nam gij vahmieng, ndaej bungz nanh cungj vaq bae, mizseiz lij ndaej dai bae dauq lix dem.

　　Samgyaiq daj neix hwnj baenz boux canghyw ak Mbanjcuengh. De moix ngoenz fwngz gaem saiva rimhoz caeuq faexsihmeiz, najaek yo bonj sawgim, caen ndang byaij mbanj haeuj ranz hawj bouxbingh ywbingh. Mboujguenj dwg baezding baezdoeg, roxnaeuz ndok raek nyinz goenq, cijaeu yungh saiva rimhoz bae duk, caemhcaiq ciuq sawgim nam gij vahmieng, caiq yungh diuz faexsihmeiz daeuj yaengyaeng roq sam baez, sikhaek dauqfuk lumj yienzyiengh ndei. Miz mbouj noix vunzbingh laenggungq ga'gvez、damengz foegfouz, cungj hawj Samgyaiq yw ndei lo, ndigah de gig vaiq couh gyae'gyawj okmingz.

　　Goenghakdoj ndaej rox Samgyaiq miz aen fapbauj baenzneix ndei, youh ngoenzngoenz bae bang beksingq ywbingh, aeu ndaej sim'eiq beksingq, lau raixcaix, couh ra aeu aencoih maeuzfanj, cingj vuengzdaeq baij ok sam cien bouxbing, baefoenfoen daengz Mbanjcuengh, mbouj gangj gijmaz dauhleix daep aengaz couh dawz Samgyaiq at daengz gingsingz, gven haeuj ndaw lauz hung bae.

　　Beksingq rox Samgyaiq deng guen bing gaemh bae, cungj foenfoen daengz gingsingz vih de gouz cingz. Hoeng vuengzdaeq dingq saenq gij vah yoekyon hakrwix, nyinhnaeuz Samgyaiq iufap yaeuh vunz, maeuzsuenq cauxfanj, yaek gaj Samgyaiq dai bae, hoeng mboujguenj yungh gijmaz fuengfap cungj sieng mbouj ndaej Samgyaiq saek faen saek hauz. Vuengzdaeq caeuq gyoengq hak mbouj miz banhfap, caiq gya dingqnyi naeuz haujlai couhfuj deng binghraq riuzlah, beksingq bingh dai fouzsoq, yienghneix cij roengz lingh cuengq Samgyaiq, hawj de daengz dieg binghraq vih beksingq ywbingh. Samgyaiq daeuj daengz aen couhfuj miz binghraq banhlah de, sikhaek nam vahmieng, yiengq seiqhaij lungzvuengz gouz ndaej raemxmyaiz duzlungz, youh haeuj ndaw bya bae ra aeu bak cungj ywdoj caez guhbaenz siendan caenh raq. Bouxbingh gwn cungj yw sien neix le, biq gij myaizndaem haeungaengh gij doeg binghraq ndaw dungx haenx okdaeuj, yaepyet couh daengx ndang soengsangj, ndangcangq lumj haidaeuz ityiengh.

　　Samgyaiq hawj bouxhoj ywbingh, caenndang haeuj ranz bae, mbouj yiemz haeu mbouj yiemz uq, lienz cienz yawjbingh cienz yw cungj mbouj aeu, ndaej daengz vunzlai gingqgyaez. Binghraq gig vaiq couh deng caenh deuz lo, vuengzdaeq niemh Samgyaiq ywbingh miz goenglauz, bonjlaiz siengj fung de guh gozswh, hoeng buek hak ganvad hakrwix youh okdaeuj laengz, luenhlaih Samgyaiq caeuq couhfuj doxyuk, caez guh gyaj yaeuh vuengzdaeq. Goeng vuengzdaeq hukhak dingq saenq gij vah yoekyon hakrwix, youh dawz Samgyaiq bae gyaeng hwnjdaeuj. Samgyaiq baez fatheiq, yungh gij fapbauj caeuq faplig de bae ceih bang vunzvaih neix.

Gvaqlaeng, Samgyaiq swz bae gij hak vuengzdaeq fung hawj de haenx, daiq geij gienh fapbauj bouxsien soengq hawj de, youh dauqma daengz ranzmbanj Bouxcuengh, bang vunzlai fuengzbingh ywbingh, baenz ciuhvunz guh gij saehndei、saehsienh gouq bouxyaekdai, bang bouxdengsieng. Doeklaeng, gyaeu baenz bak bi mbouj miz bingh cij gvaqseiq, caemhcaiq ndaej betsien dohvaq bae gwnz mbwn.

Mbanjcuengh cien bya fanh raemx, dauqcawq guh miuh hawj Goengsamgyaiq. Doengh aen miuh neix hoenzyieng mbouj dingz, gyoengqvunz gouz Goengsamgyaiq baujyou, cawz bingh siu cai, fuk souh cungj miz. Seizneix Yinhcwngz Yen dujswh yaxmonz dieggaeuq henzgyawj vanzlij baujlouz miz aen miuh Samgyaiq Cingdaih hwnqguh ndeu, daengx bi hoenzyieng mboujduenh.

2. Hawyw Cingsih Caeuq Gij Cienzgangj Goenggeiz Hoenx Fangzraq

Youq dieg Bouxcuengh comzyouq Gveisih Cingsih gizde, riuzcienz cungj fungsug hawyw gig miz minzcuz daegsaek ndeu. Moix bi liggaeuq ngux nyied co'ngux, doenghboux Ywcuengh nungzminz、Bouxcuengh ginzcung dangdieg caeuq henzgyawj haenx foenfoen dawz gij yw gak boux gag ra ndaej haenx dawz bae yienhsingz baij dan gai. Gij yw baij youq gwnzhaw haenx binjcungj dabdaengz geij bak cungj, doenghboux ganj hawyw de lai daengz fanh vunz, aen dingz gwnzhaw cujyau haenx cungj baij rim bae, mbouj roengz haj roek bak dan. Cawz neix caixvaih, dieg Bouxcuengh comzyouq Yinhcwngz、Lungzlinz、Gveigangj daengj dieg hix miz hawyw, cij mboujgvaq gveihmoz beij mbouj ndaej hawyw Cingsih. 1991 nienz 9 nyied, Cunghgozyoz Yozvei Yozsij Fwnhvei cujciz 60 lai boux conhgyah daeuj daengz Cingsih gaujcaz, doiq aen hawyw Mbanjcuengh daegbied neix haenh mbouj dingz, genyi caenh'itbouh baujhoh caeuq fazcanj.

Hawyw Cingsih dauqdaej daj seizlawz daeuj, daengz seizneix lij caengz raen miz vwnzyen geiqloeg haemq mingzbeg. Ndawbiengz dangdieg cienznaeuz, hawyw dwg ciuhgeq boux canghyw Ywcuengh geq ywbingh mizmingz vunzlai cungj heuh de guh Goenggeiz de, daiq gyoengq vunzlai Bouxcuengh daihliengh soucomz gak cungj ywdoj ndaw bya, caeuq duz fangzraq——duzngwz (yaem Vahcuengh fanhoiz baenz Vahgun, eiqsei dwg ngwzcing cien bi) youq moix bi liggaeuq ngux nyied co'ngux couh daeuj haih gwnzbiengz haenx guh doucwngh caemhcaiq ndaej hingz le cugciemh bienqbaenz.

Ndaw cienzgangj duzfangzraq "duzngwz" gig ak, fanzdwg aen mbanj miz vunz youq haenx, de cungj yaek bae byoq heiqdoeg, dauqcawq bae cuengq binghraq, cuengq guj haih vunz. Ranz lawz cungj gaeb mbouj ndaej de, daengx mbanj vunz caemh naihhoz mbouj ndaej de. Goenggeiz baenzbi hawj gyoengq beksingq ywbingh, sijsaeq cazyawj gij hengzdoengh "duzngwz", raen de daegbied lau mbaw'ngaih、cingjfouxnaemq、vuengzcungq、yw'ngwzhaeb、caekdungxvaj daengj yw. Yienghneix, de couh son vunz bae ra aeu gij yw neix, venj youq bakdou ranz, roxnaeuz bwh youq ndaw ranz, fuengz "duzngwz" daeuj haih; youq "duzngwz" daeuj daengz gaxgonq, aeu ywdoj cienq raemxdang gwn, roxnaeuz cawj aeu raemx swiq ndang, couh ndaej yawhfuengz binghraq riuzhingz, couhcinj baenz bingh lo, hix rox ndei gig vaiq.

Aenvih miz mbangj mbanj ra ndaej ywdoj haemq lai, mbangj mbanj ra ndaej ywdoj haemq noix, mizseiz lij ra mbouj ndaej saek cungj yw dem, Goenggeiz couh genyi daihgya youq ciet ngux nyied co'ngux dawz gij ywdoj ndaw ranz cungj baij daengz gwnz haw bae, yienghneix guh it daeuj ndaej yiengq duzfangzraq "duzngwz" siveih, ngeih daeuj ndaej doxdoeng caemhyungh, doxvuenh ywdoj, gyauhliuz gij gingniemh fuengz bingh ywbingh. "Duzngwz" raen gyoengq ginzcung gak mbanj mboujdan rom miz baenzlai ywdoj, caemhcaiq lij lienzhab hwnjdaeuj duifu de dem, vifung couh mbouj caiq baenzneix iu lo, doeklaeng cij ndei buetdeuz. Daj neix hwnj, gyoengq vunzlai Mbanjcuengh mienx bae le aen caihaih neix.

Daj gizneix ndaej yawj ok, Goenggeiz mboujdan son vunz yienghlawz bae mbaet ywdoj, lij son gyoengqvunz yienghlawz yungh ywdoj. Seizneix, Cingsih gaenq baenz guek raeuz diegok gosamcaet ndawde giz dieg ceiq hung ndawde aen ndeu, doxcienz hix dwg boux saenzsien giem nungzminz ndaem yw neix hai goek.

Cienzgangj dangyienz mbouj ndaej yinxbaenz caensaed cingqmingz, hoeng de ceiqnoix ndaej gangjmingz, aen nienzdaih hawyw Cingsih guhbaenz haenx ndaej maqhuz nanz lo, gangjmingz gyoengqvunz Bouxcuengh gizneix miz gij conzdungj caeuq sibgvenq yungh ywdoj caeuq bingh guh doucwngh, vanzlij ndaej cwngmingz, dangdieg nyoenx ok canghyw Ywcuengh gvaigiuj lumj Goenggeiz yienghneix gvaq. Seizneix, moix bi liggaeuq ngux nyied co'ngux, vunz Mbanjcuengh sai mbwk laux oiq ciengj gonq lau laeng bae ganj hawyw, Ywcuengh caemh youq gyoengqvunz doxvuenh yw caeuq gyauhliuz ywbingh gingniemh le, ndaej engq gvangqlangh bujgiz caeuq wngqyungh. Hawyw mboujdan dwg cungj minzsuz ndei vunzlai fuengzbingh vunzlai ywbingh ndeu, hix dwg bonj saw nanwt ronghsag gwnz yihyoz lizsij Bouxcuengh, gig miz gij vwnzva daegsaek Bouxcuengh raeuz.

3. Gij Yienzfaenh Nanz Faen Liuj Cunghyenz Caeuq Ywcuengh

Liuj Cunghyenz dwg guek raeuz Dangzcauz boux vwnzyozgyah mizmingz ndeu, cih Swjhou, seiqdaih heuh de guh "Liuj Hozdungh", vunz Sanhsih Yungjci. Suncungh seizgeiz, aenvih camgya aen yindung gaijgwz cauhmoq Vangz Suzvwnz, souh daengz dajgiz, deng gyangq baenz Yungjcouh Swhmaj, gvaqlaeng youh gaij dang Liujcouh Swsij. Yienghneix, Liuj Cunghyenz caeuq Ywcuengh ndawde miz gijmaz yienzfaenh nanz faen ne? De deng gyangqguen daengz baihnamz le, mienx mbouj ndaej siengsim nyapnyuk, caiqgya dieg raemx mbouj gvenq, ndaej haujlai bingh gvaq. Vih ywbingh fuengzbingh, de hawsim yiengq dangdieg Bouxcuengh ginzcung hagsib, caenndang ndaem goyw, gag yaeb yw、gag guh yw. De gvangqlangh soucomz gij yihyoz gingniemh dangdieg, giethab gij ywbingh gingniemh bonjfaenh, bien sij le《Danyw Liujcouh Gouq Sam Cungj Bingh Dai Vunz》bonj saw neix, ndawde geiqloeg le sam cungj fuengfap ywbingh dangdieg.

It dwg samoeg yw gyakga. Dangz Yenzhoz cibngeih bi (817 nienz), hix couh dwg de daengz Liujcouh gvaqlaeng bi daihsam ngeih nyied, gij bingh gyakga yied daeuj yied naek, cauxbaenz laj ndoksej baenz baezfoeg lumj rin nei. Miz baez ndeu byonghhwnz sawqmwh fatbingh, gingqyienz maez bae sam ngoenz cix mbouj rox saek di, daengx ranz vunz lau dwk daej mbouj dingz. Youq mwh gaenjgip yungyiemj neix, yungh le aen ywdang samoeg Hingzyangz Cwng Sinzmeij riuz haenx, gwn baez ndeu le, binghcingz sikhaek ndaej hoizsoeng, dai bae dauq lix daeuj; gwn sam baez le, couh ndaej raen daengz gij gunghyau heiq doeng gaiqfoeg sanq haenx, duetyiemj bingzan. Ndaw danyw gaisau le gij fuengfap boiq ywdang samoeg caeuq baenzlawz cienq gwn, daez daengz aeu samoeg gietduq dingz ndeu、mbawmakgam (caemh ndaej aeu naeng makgam dingjlawh) dingz ndeu、maklangz geij aen, dubsoiq le aeu nyouhlwgnyezsaeq dingz ndeu, caez cawj daengz dingz faenhliengh ndeu, faen song baez gwn. Danghnaeuz gwn baez yw ndeu bingh couh ndei, couh mbouj yungh caiq gwn lo.

　　Ngeih dwg mbongjmbwt yw baezding. Duzmbongjmbwt dwg gij yw ndei yw boux deng naq nyingz daengz ndok bae beng mbouj ndaej haenx, aeu duzmbongjmbwt caeuq duhbap loq cienq gvaq haenx nienj yinz cat youq giz deng naq nyingz sieng de, yaepyet in le couh menhmenh humz hwnjdaeuj, humz daengz nyaenx mbouj ndaej seiz ngauz gyaeujnaq, beng de couh okdaeuj, yienzhaeuh aeu ywgau majnoh daeuj oep couh ndaej lo.

　　Sam dwg raemxgyu yw binghraq. Youq ndaw saw ciuhgeq Sungdai cienz roengzdaeuj haenx, yinxyungh gij vah Cuih Nwngz gangj, "gyoeb aeu fuk yw ndeu, ndaej aeu bae yw bak boux vunz", youq mwh baenz binghraq "ra gak cungj yw mbouj ndaej" "youq gwnzloh、roxnaeuz youq ndawmbanj, mboujmiz gak cungj yw hawj mwngz gwn", cijaeu gwn cungj ywnaed neix, sikhaek raen miz yaugoj. Gij binghraq seiz ciuhgeq gangj haenx, itbuen dwg ceij gij bingh rueg siq、lajdungx in、cienj nyinz (bingzciengz heuhguh hwnjgeuq) remhaenq daengj, baudaengz yienhdaih gangj gij "binghraq" caeuq dungxsaej fazyenz singqgaenj daengj.

4. Cauz Cauh Gwn Gaeunguenx Dwg Caen Ha

　　Gaeunguenx dwg gij ywdoeg giz dieg Bouxcuengh ciengzraen de. Gawq《Bozvuz

Ci 》 sij naeuz, Cauz Cauh gyaez ciengx ndang, doiq danyw hix rox saekdi, bingzseiz "sibgvenq gwn gatnoeng cik ndeu, caemh ndaej gwn di laeujdoeg". Gatndoeng youh heuhguh gaeunguenx、gaeunuem、gouhvwnj daengj, ndaej vunz ciuhgeq heuhguh gouj gorum miz doeg ndawde daih'it mingz, hamz miz huzmandwngzgenj, gwn 3 gwz gaeunuem ndip roengzbae couh ndaej dai vunz. Cienzgangj Sinznungz couh dwg deng de doeg dai. Cauz Cauh gwn ndaej gaeunguenx cik ndeu, aiq dwg aenvih ginggvaq cawj cug, hoeng gwn daiq lai caemh ndaej yinxhwnj siuvaq hidungj、sinzvanz hidungj caeuq diemheiq hidungj miz ok gij fanjying gig mbouj ndei de, deng doeg yienghsiengq baudaengz myaizrih、dungxfan、hozhat、ndwnjroengz gunnanz、 fatndat、rueg、bak ok fugfauz、fatgeuq、seiqguengq mazmwnh、ndangnoh mbouj miz rengz、senhveiz ndangnoh saenqdaenh、linxndongj、gangjvah mbouj seuq、 nyapnyuk mboujonj、simlwd saetciengz. Ndigah, cienznaeuz Cauz Cauh gwn ndaej cik gaeunguenx ndeu, lij caj raeuz bae gaujcwng gvaq. Gaeunguenx danghnaeuz sawjyungh ndaej habdangq, couh ndaej siucawz fungcaep、siu foeg dingz in.

Fungsug Sibgvenq Bouxcuengh Caeuq Ywcuengh Lienzhaeh Gaenjmaed

　　Fungsug sibgvenq dwg aen minzcuz ndeu ginggvaq ciengzgeiz swnghcanj、 swnghhoz cwkrom、caemdingh、caux ok le, bienqbaenz gij sibgvenq、haengjheiq、 fungsug、swhsiengj daengj ndaej riuzcienz gizgiz cungj habyungh haenx. Gij fungsug sibgvenq caeuq Ywcuengh mizgven haenx heuhguh gij fungsug sibgvenq yw dieg Bouxcuengh, dwg gij hingzveiz fuengsik gvangqlangh riuzcienz, gvendaengz ywbingh、 fuengzbingh、baujgen vunzciuhgonq Bouxcuengh, mboujduenh sizcen fazcanj, daih dem daih cienz roengzdaeuj daengz seizneix haenx guhbaenz. Youq mbouj doengz digih gij swyenz deihleix vanzging caeuq dienheiq fuengmienh coiseng gij fungsug de hix mbouj doxdoengz caez, gij fungsug sibgvenq Bouxcuengh aeu ndaeng gwn、raek yw、ganj hawyw, gij daegdiemj ranzcanz, vwnzva Dozveh Bangxdat Byaraiz daengj, cungj caeuq Ywcuengh lienzhaeh gaenjmaed, cungj dwg gij coengmingz gyoengq Bouxcuengh raeuz giet baenz.

1. Aenfap Raek Yw Fuengz Bingh

Ywcuengh raek yw ywfap dwg cungj fuengfap genj aeu di yw ndeu raek youq gwnz ndang vunzraeuz, leihyungh gij heiq yw daegbied de, daeuj fuengz bingh ywbingh. Gij fungsug sibgvenq raek yw haenx dwg daj aen seizdaih gyae daeuj, vunz aeu doenghgo guh buh (buh baengz gaeu) seiz, raen mbangj doenghgo venj youq gwnz ndang, miz gaij doeg siu yenz、siu foeg dingz in、fuengz bingh ywbingh gij cozyung daegbied de. Lwgminz Bouxcuengh soqlaiz miz gij fungsug daenj "buh baengz gaeu" caeuq raek aendomq、daehhom. Ceiq caeux miz vwnzyen geiqloeg ndaw aendomq bau miz haeuxfiengj naedduh、cehfaiq roxnaeuz haeuxgwn daengj. Doeklaeng gyoengqvunz raen youq ndawde dienz moux di yw, venjraek le doiq yawhfuengz dwgliengz、giengz ndang cangq ndang miz cozyung haemq ndei, couh cugciemh fazcanj baenz cungj fungsug sibgvenq fuengz bingh ywbingh vunzlai gyaez dingq haengj yawj ndeu. Itbuen daeuj gangj, giz raek yw de dingzlai dwg hozhangh、gengoenh caeuq najaek gwnzdungx. Yienhdaih yenzgiu cwngmingz, daehhom Ywcuengh gaj nengz haemq ndei, caiqlij ndaej demgiengz gij rengz dingj bingh bonjfaenh, coicaenh dungxsaej hozdung, yienghneix bae fuengz bingh ywbingh.

Gij danyw daehhom ciengzyungh miz lajneix geij cungj: ① Gocangsaed、gosipraemx、gosamcaet、bwzcij、gosisinh、hozyangh、gocueng. ② Buzgyaeujhau、dinghyangh、ganhsungh、gosipraemx、bozhoznauj、ngveihduhgaeuq. ③ Gociengoeng、gosamcaet、mbaw'ngaih、vuengzcungq、gocangsaed、binghben. ④ Hozyangh、naenggo'gviq、binghben、bwzcij、gosipraemx. Danyw baihgwnz gak cungj yw aeu habliengh, faenbied nienj mwnh, doengz cuj gak gyaux coux daeh, moix daeh 5 ~ 10 gwz, itbuen 10 ngoenz vuenh yw baez ndeu, ndaej ciengzgeiz raek venj youq gwnz ndang lwgnyez.

Danghnaeuz lwgnyez siuvaq mbouj ndei、mboujgwn, ndaej yungh aen daeh hom siuhaeux, couh aeu sanhcah cauj、nyodhaeuxfiengj cauj、sinzgiz cauj gak 10 gwz, hozyangh、gocangsaed gak 6 gwz, naenggam、gomuzyangh gak 3 gwz, caez nienj mwnh, cuengq haeuj ndaw aen daeh iq dawz sei roxnaeuz couz guhbaenz haenx, venj youq aenhoz, aen daehyw langh bingz youq giz denhduzhez gizhaenx, moix aen singhgiz vuenh yw baez ndeu, diuzlij roenhaeux "mehrumz" (mamx)、"mehdungx" (dungx). Youq mboengq seizgan binghhraq riuzhingz, aeu gobozhoz、gofuengzfungh、cuhsah、mbaw'ngaih、gosipraemx daengj habliengh, caez nienj mwnh, cang haeuj ndaw daehhom bae, venj youq dangqnaj aenhoz, ndaej ndoj raq fuengz raq, ndaej dangguh gij cosih gyoebhab yawhfuengz mboengq binghhraq banhlah ndawde cungj ndeu.

2. Aenfap Gekliz Goekbingh

Aenfap gekliz goekbingh dwg cungj conzdungj fuengfap ndawbiengz Bouxcuengh yungh daeuj yawhfuengz bingh banhlah.

Vunz ciuhgeq nyinhnaeuz, "haj cungj binghhraq baez fat, cungj yungzheih doxlah", ndigah, bietdingh aeu yungh gij cosih gekliz bae fuengzre binghhraq banhlah. Lumjbaenz《Yw Binghhraq Cenzsuh》geiq naeuz: "Seiz ndeu baenz bingh lai, binghhraq banhlah, mwh doxlah doxcienz······gaej bae gyawj aencongz vunzbingh, bungq deng gij uq de; gaej bae ing gouhfaex coux seihaiz bouxdai, bungz gij haeunaeuh de; gaej gwn raemxcaz ranz vunzbingh, gaej gip gij buhvaq bouxdai······" Neix couh dwg gij geiqloeg gvendaengz gekliz fuengz bingh haenx. Cungj fuengfap neix cujyau yungh daeuj yawhfuengz binghhraq、lauzbingh、mazfung daengj binghlah, vanzlij wngdang caeuq gij fuengfap wnq boiqhab sawjyungh. Dang ndaw ranz miz vunz baenz binghlah seiz, aeu gekliz youq, caemhcaiq youq bakdou venj geiqhauh, mboujhawj vunz daeuj cunz. Miz vunz daj dieggyae dauqma, ciengzciengz dingz youq rog mbanj, caj gij vunz ndaw ranz riuj lamz buh daenj bae couxciep, dawz gij buhvaq vuenh roengzdaeuj haenx dawz ma naengj cawj, yawhbienh cawz gij uq bae、gaj dai doegsip. Giz dieg Bouxcuengh comzyouq haenx, youq mwh binghhraq riuzhingz duenh seizgan haenx, mboujdanh ranz miz vunzbingh mboujhawj vunz bae youz ranz, mbanjhenz hix camhseiz mbouj dox baedauq, caemhcaiq aeu vuengzcungq、meiq、goging daeuj diemj dawz oenq ndawranz, baet rug seuq. Aenrug bouxbingh youq gvaq haenx, couh cat ranz siudoeg; gij buh moeg doxgaiq bouxbingh yungh gvaq haenx, couh naengj cawj goenj dak, yienghneix daeuj yawhfuengz binghraq banhlah.

3. Aenfap Hwnqguh Ranzcanz Daeuj Fuengz Bingh

Dieg Bouxcuengh comzyouq haenx dieg cumxmbaeq, yungzheih deng doegcumx; ndoengfaex mwncupcup, dohraeuj haemq sang, yungzheih baenzsa baenzcieng; miz guk miz nyaen, yungzheih deng sienghaih. Vihliux yawhfuengz baenzbingh, mienx deng duzguk duznyaen sienghaih, ciuhgeq mwhhaenx Bouxcuengh youq gwnz gofaex youq, riengz swnghcanjliz suijbingz daezsang, cugciemh yienjbienq baenz genj gizdieg sang youq, caiq fazcanj baenz hwnqguh gij ranzcanz daeuj youq.《 Dangzsuh Moq Nanzmanz Con•Bingznanz Liuz 》geiq naeuz: "Gwnzbya miz rumdoeg sipdoeg、 ngwzdoeg, vunz youq gwnz laeuz, bin mbaeklae hwnj bae, coh heuhguh ranzcanz." Cungj ranzcanz neix faenbaenz gwnz、laj song caengz, vunz youq caengz baihgwnz, caengz baihlaj cuengq gij doxgaiq hongdawz daengj caeuq gyaengciengx duzvaiz、 duzmou doengh gij neix, giz diegyouq liz gwnznamh geij mij sang. Ranzcanz cujyau faenbouh youq ndaw mbanjbya liz hawsingz gyae、gyaudoeng mbouj fuengbienh haenx. Gij ranzcanz geizcaeux haenx, aeu faexcuk daeuj gaq, baihgwnz goemq hazranz roxnaeuz mbaw faexcuk. Riengz sevei ginghci fazcanj, gij caizliu hwnqguh ranzcanz haenx daj gofaex go'ndoek yiengq vax namh、cien rin cienjbienq. Daj gezgou fuengmienh daeuj yawj, ranzcanz youh ndaej faen baenz aen ranzcanz ga sang baenz aen laeuz youq vunz、aen ranzcanz buenq aen laeuz youq vunz、aen ranzcanz ga daemq daengj. Ranzcanz mboujdan doeng rumz、miz rongh、ciuq rongh goengnaengz ndei, caemhcaiq lij ndaej mizyauq bae fuengzndoj binghcieng, dingjdangj duzguk duznyaen duzngwz duzsip daeuj haih, gemjnoix baenzbingh fungheiq. Youq dieg Lingjnanz gig miz yunghcawq. Ranzcanz dwg gij cauhmoq fuengz bingh vunz Bouxcuengh ciuhgonq, ciuq yungh daengz seizneix.

4. Dozveh Bangxdat Byaraiz, Ndangdaej Yinhdoengh Ndangdaej Cangq

Youq gwnz bangxdat song hamq Dahcojgyangh、Dahmingzgyangh Guengjsae Ningzmingz、Lungzcouh、Cungzcoj caeuq Fuzsuih daengj dieg, baujlouz miz haujlai fuk dozveh bangxdat lwgminz ciuhgeq Bouxcuengh veh baenz haenx.《 Ningzmingz Couh Ci 》(gienj gwnz) geiq naeuz: "Byaraiz liz yienhsingz 50 leix, giz bangxdat haenx miz gij yiengh bouxvunz saeknding, cungj dwg lohndang, miz hung miz iq, miz mbangj dawz cungq dawz mid, miz mbangj gwih max. Caengz luenh gaxgonq, saek ronghsien; luenh gvaq le, saek amqdamh." Aenvih ndawde gij Dozveh Bangxdat Byaraiz Ningzmingz Yen raen daengz ceiq caeux、fukveh ceiq hung, ndigah gyonj heuhguh Dozveh Bangxdat Byaraiz, dwg cojcoeng Bouxcuengh——gij vwnzva yizcanj vunz Lozyez.

Dozveh Bangxdat Byaraiz veh youq gwnz bangxdat henz dah, dozsiengq baenz saekdietmyaex, sienqdiuz co guengz youh miz rengz, yienghsiengq gujbuz sengdoengh. Youq gij siengq vunz ndawde, boux ceiq hung haenx mauhgvaq 3 mij, boux ceiq iq de sang daihgaiq miz 30 lizmij. Miz mbangj siengqvunz cingqmienh capmax ndwn dwk, song fwngz goz gencueg yaengx doxhwnj, hungloet sangngau, gij yienghsiengq gyoengqde lumj bouxbing nei; miz mbangj siengqvunz hwet raek midgaenzluenz, laj song ga gwih duzmaxak, lumj dwg giuzcangj roxnaeuz cienglingj; miz mbangj siengqvunz nyeng ndang goz gyaeujhoq, song fwngz youq henz ndeu yaengx doxhwnj, guh yiengh diuqfoux roxnaeuz diuqyat; miz mbangj siengqvunz gyaeuj daenj mauh sang, mengq raez rag deih, yiengh iq diegvih cienh. Ndawde, boux siengqvunz hungsang ndeu gyaeuj daenj mauh guk, aemq mid diuq max, fwngz gvaz gaem gyaeuj naq, vifung gvaekgvaek, ciuqlwenq youq aenveh cingqgyang, lumj dwg boux lingjsiu nei. Youq haujlai siengqvunz、siengqdoxgaiq ndawde, lij cap miz mbangj siengqdoxgaiq luenz lumj aennyenz、lazdoengz doengh cungj doxgaiq neix, caeuq gij yienghsiengq doenghduz lumj duzmax duzma nei、lumj duzmanaez duzguk nei, lailanglang, faen mbouj cing caen gyaj.

Dangqnaj miz yawjfap nyinhnaeuz, miz mbangj siengq veh aiq dwg gij dozveh

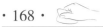

goengfou dungcoz Ywcuengh vih fuengz bingh giengz ndang cauhguh, leihyungh diuqfoux son yinx gigungh daengj fuengfap bae fuengzceih bingh, dwg ciuhgeq conzdungj Ywcuengh aen daegsaek hung ndeu.

5. Saenzgeiz Aeu Ndaeng Gwn, Fuengz Bingh Youh Baujgen

Giz dieg Bouxcuengh hwngq lai fwn lai, heiqdeih caepndat caeuq doengh gij heiq nduknaeuh doenghgo doenghduz doxgyaux baenz doegcieng, soqlaiz miz gij cwngheuh guh "mbanjcieng". Daj lai giz vwnzyen geiqloeg ndaw raemxyw aeu ndaeng gwn gya haeuj raemx hing ndaw bya daeuj yawj, aeu ndaeng gwn yw dwg ndawbiengz Ywcuengh cungjgez cungj fuengzceih fuengfap cimdoiq binghcieng caeuq fatsa. Youq dieg Bouxcuengh, daengz seizneix lij riuzcienz cungj fuengfap swiq ndaeng、sup haeuj fuengz bingh neix, couh dwg cienq aeu mbangjdi raemxyw goyw hawj bouxbingh sup haeuj bae swiq ndaeng, roxnaeuz naengj goyw ok heiq mok le, heuh bouxbingh sup heiq haeujbae yawhfuengz gij bingh raq seiz haenx. Cungj fuengfap neix ra gij goekgaen de, caeuq ciuhgeq aeu ndaeng gwn miz gvanhaeh. Cungj veiswngh minzsug daegbied neix bauhamz miz vuzlij gyangqdaemq dohraeuj caeuq hawj yw hawj nemmuek daengj gohyoz fuengfap, doiq binghndaeng、binghhoz、bingh diemheiq hidungj cungj miz itdingh ywbingh yaugoj.

Aeu ndaeng gwn youq ciuhgeq ndaw Yiedcuz riuzcienz, saw lizsij、sawgeiq dingzlai miz geiqloeg. Ceiq caeux raen youq bonjsaw 《 Yivuz Ci 》 Handai, de sij miz "Vuhhuj, dwg aen coh'wnq Bouxcuengh, youq ranzcanz aeu ndaeng gwn". Bwzciz 《 Veisuh 》 hix miz gij geiqloeg naeuz "Bouxcuengh……gyoengqde aeu bak nyaij gijgwn caemhcaiq aeu ndaeng gwn". Sungdai Couh Gifeih 《 Lingjvai Daih Dap 》 doiq gij fuengfap aeu ndaeng gwn raemx haenx gangj ndaej haemq ciengzsaeq: "Doengh aen mbanj Yunghcouh Hihdung caeuq Ginhcouh, fungsug dingzlai raen aeu ndaeng gwn raemx. Aen fuengfap aeu ndaeng gwn raemx, couh dwg aeu beuz coux di raemx, dwk gyu caeuq ndik geij ndik raemxhingbya haeuj ndaw raemx bae, aenbeuz hai miz congh, dwk guenj iq lumj cap haeuj bakbingz nei, cap haeuj ndaw ndaeng bae, yinx raemx swng hwnj aen'uk bae, daj uk lae roengz hoz daeuj. Bouxfouq aeu ngaenz guh beuz, loq fouq aeu sik guh beuz, caiq ca di couh aeu vax guh beuz, ceiq yaez hix aeu beuz coux raemx. Gwn seiz, itdingh aeu bak nyaij benq bya iep ndeu, yienzhaeuh menhmenh lae haeuj ndaw ndaeng bae, mbouj caeuq heiq doxgik. Gwn raemx itdingh deng heiqsaekaek, nyinhnaeuz yienghneix uk liengz aek sangj, bouxboux cungj baenzneix gwn raemx. Dan ndaej gwn raemx, naeuz dwg gwn laeuj, mbouj dwg ho, naeuz aeu fwngz gop raemx gwn, hix mbouj dwg. Gwnz saw lizsij naeuz Bouxyied ciuqgaeuq aeu ndaeng gwn raemx, mbouj dwg yienghneix ha?"

6. Aen Hawyw Conzdungj, Gij Danyw Caenh Bingh Mbouj Cienz Rog

Youq Gvangjsih Lungzlinz、Yinhcwngz、Cingsih daengj dieg Bouxcuengh comzyouq haenx, miz gij conzdungj sibgvenq bae ganj hawyw, ndawde gveihmoz ceiq hung dwg hawyw Cingsih. Moix bi liggaeuq ngux nyied co'ngux, mbanjdoengh gyawj gyae yienhsingz doenghboux nungzminz ndaem yw Ywcuengh, caeuq gyoengq Bouxcuengh rox saek danyw saek cungj yw haenx, foenfoen dawz gak cungj yw gag ndaem gag mbaet de, mbaq rap ci rag daengz yienhsingz baij dan bae gai. Ciuq gaujcwng, aen hawyw Mbanjcuengh raeuz ceiq noix youq mwh Mingzcauz doeklaeng Cinghcauz codaeuz gaenq guhbaenz. Fungsug ndawbiengz Bouxcuengh nyinhnaeuz, moix bi liggaeuq ngux nyied co'ngux dwg ngoenz guengz gak cungj iucing batgvaiq. Ndigah, ngoenz neix ranzranz hohhoh cungj youq bakdou venj mbawcingjfouxnaemq、 mbawbuzgyaeujhau、mbaw'ngaih、mbaw'ngaihseiq daengj, dauqcawq hwng gwn laeujvuengzcungq、laeujcingjfouxnaemq, aeu cingjfouxnaemq roxnaeuz ngaih cug baenz nyup le diemj dawz oenq ndaw ranz roxnaeuz coemh gij va de bae fuengz bingh ndoj cieng.

Cingsih youq baihsaenamz Gvangjsih、Yinzgvei Gauhyenz doengnamz henz guek gizde, gvihaeuj nanzyayezdai gifungh caepnyinh gihougih. Cingsih hawyw ngux nyied co'ngux dwg aen hawyw conzdungj youz nungzminz gag ganjhaw fazcanj hwnjdaeuj, dwg aen cietheiq hungnaek vunzlai cienzboq Ywcuengh vwnzva, racunz danyw ndei daeuj re bingh、siu cai、gengangh swnghhoz, dwg gij fungsug ndawbiengz geij bak bi daeuj iekdingh sug baenz haenx.

Gij yw liggaeuq ngux nyied co'ngux rag biz mbaw mwn, yw rengz hung, ywbingh

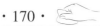

ceiq ndei, vunz dangdieg cungj swnh seizciet neix bae rarom roxnaeuz cawx geij cungj yw ciengzyungh ma bwh yungh. Aenvih Cingsih ndoengfaex mwncup, dienheiq hwngq youh mbaeq, mbangj di seihaiz doenghduz rog ndoi ndaw bya caeuq mbaw loenq rum naeuh, gig yungzheih fat ok "gij heiqdoeg" bingh cumx、doegcieng daengj, ndigah sa、cieng、guj、doeg daengj bingh couh baenz aen digih neix gij bingh ciengzseiz raen caeuq lai fat, gij yw yw doengh cungj bingh neix hix couh baenz gij huq ndaej angqcoux gwnz hawciengz. Mbanjcuengh yinzminz nyinhnaeuz, ngux nyied co'ngux ngoenzneix bae hawyw, ndaej sup gaeuq haujlai cungj heiq yw haeuj ndawndang bae, couh ndaej yawhfuengz baenzbingh, baenzbi noix baenz bingh roxnaeuz mbouj miz bingh. Ndaw sawgeq caeux gaenq miz haujlai geiqloeg gvendaengz goyw ywbingh yaugoj seizciet ngux nyied co'ngux, lumjbaenz《 Ginghcuj Seiqgeiq Geiq 》ndawde geiqloeg "ngux nyied co'ngux, doxciengj mbaet yw cab, ndaej yw bak cungj bingh". Seizgan nanz le, ganj hawyw couh baenz gij fungsug ndawbiengz Cingsih dangdieg, moix daengz ngux nyied co'ngux ngoenzneix, couhcinj gyoengq yinzminz Mbanjcuengh mbouj miz yw gai, hix cungj fuz laux daiq nomj gyaep bae hawyw sup heiq yw, cungj fungsug ndei vunzlai fuengz vunzlai ywbingh neix seizneix vanzlij riuzcienz youq Mbanjcuengh.

Gohyauz Vwnzva Bouxcuengh Caeuq Ywcuengh Cienzboq

Gohyauz vwnzva gyonjcwng fwen、minzyauz. Bouxcuengh dwg aen minzcuz rox ciengqgo diuqfoux ndeu, lwgminz Bouxcuengh cauh'ok le gij gohyauz vwnzva ronghsag, miz gij fungsug "aeu fwen guh angq、eu fwen yienj heiq、baengh fwen genj yah". Gohyauz Bouxcuengh gij neiyungz de gig lai gig gvangq, baudaengz gij neiyungz gwndaenj sibgvenq、dajndaem dajsan、minzcingz seiqsug、geiqciet dienheiq、 ranzyouq gensez、 yihyoz lijlun、 binghyiengh、 ywbingh fuengfap、 ywbingh yaugoj daengj fuengmienh. Gij gohyoz vwnzva Bouxcuengh doidoengh le Ywcuengh cihsiz cienzboq caeuq doigvangq.

　　Bouxcuengh dwg aen saujsu minzcuz cietfwen lai、 hawfwen gveihmoz hung ndeu, Bouxcuengh gig maij eu fwen. 《 Vazyangz Gozci•Bahci 》 geiq miz "Couh Vujvangz hoenx Cou, saedsaeh ndaej daengz ginhdui Bahsuz daeuj bang, sij youq ndaw bonj saw Sangsuh, bingdoih Bahsuz ak raixcaix, ciengqgo diuqfoux daeuj hoenx vunz Guekyinh, gij bing Guekyinh couh dauqbienq daeuj hoenx Cou", ginggvaq vwnzyen gaujcwng, gizneix gangj bing Bahsuz couh dwg gangj vunzciuhgeq Bouxcuengh. Daj neix ndaej raen, miz gij fwen Bouxcuengh lizsij gyaeraez. Gwnz lizsij Bouxcuengh caengz guhbaenz cungj cihsaw doengjit gveihfan doenghengz ndaw bonj minzcuz, Sawndip gyoengqde sawjyungh fanveiz geb, hoeng Sawgun dwg Cinzdai cij cienz haeuj caemhcaiq caengz ndaej gyoengq beksingq Bouxcuengh suglienh gaemdawz, gij lizsij、 fungsug、 cwngci、 ginghci、 vwnzva caeuq swnghcanj swnghhoz gisuz、 fuengz bingh ywbingh gingniemh gisuz daengj cujyau baengh gij fuengsik bak gangj rwz dingq doxcienz daeuj cienz hawj daihlaeng.

　　Bouxcuengh daj ciuhgeq roengzdaeuj couh rox eufwen diuqfoux, cungj fungsug neix youq rangh dieg Gveisih Bouxcuengh comzyouq haenx, daegbied dwg rangh dieg Dahcojgyangh、 Dahyougyangh caeuq rangh dieg Dahraemxhoengz lae gvaq haenx bujben hwng guh. Lwgminz Bouxcuengh maij eu fwen, mboujdan bingzseiz eu、 youq ndaw ranz eu, caiqlix dinghgeiz guh hawfwen dem, heuhguh hawfwen roxnaeuz cietfwen. Gij seizgan hawfwen cujyau dwg youq liggaeuq sam nyied cosam, hoeng youq ndwencieng、 liggaeuq seiq nyied cobet、 caet nyied cibseiq、 bet nyied cibngux caeuq okhaq aeubawx、 rimndwen、 ranzmoq guh baenz daengj angqhoh ngoenzndei cungj miz hawfwen. Gvendaengz gij laizloh hawfwen, miz geij cungj gangjfap neix: Daj baiq saenz bienq daeuj、 genjyah bienq daeuj、 diuqsang bienq daeuj、 daj Liuz Sanhcej bienq daeuj. Hawfwen youq Guengjsae dauqcawq cungj miz. Hawfwen dwg gij hingzsik vunzlai dox gyaulouz、 gyaulouz swhsiengj、 cienzciep vwnzva Bouxcuengh、 cienzboq cihsiz caeuq cienz cingz soengq eiq.

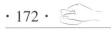

Fwen ndawbiengz Bouxcuengh dwg cungj fwen ndaej lwnh saeh ndeu, coenzfwen miz itdingh gojgaeq cingzcez, senzliz genjdanh, aendiuh ciengq bae ciengq dauq. Gij dizcaiz eufwen ndawbiengz Bouxcuengh cibfaen gvangqlangh, neiyungz lai cungj lai yiengh, yisuz biujyienh hingzsik lai cungj lai yiengh, sengdoengh youh laegdaeuq fanjyingj le sevei swnghhoz gak aen fuengmienh. Fwen gangj saeh ndawbiengz Bouxcuengh miz daibyaujsing haenx, miz《 Baeuqroxdoh 》《 Fwen Majguzhuz 》 《 Fwennganx 》 daengj, doengh gij fwen neix saedsoh、swhyienz、caensaed, gij heiqdoj ranzmbanj gig lai, daegbied dwg gezgou dinj, yinhfeih huzndei, gangj baefoedfoed, yungzheih ciengq yungzheiq geiq, riuzcienz fuengbienh.

Gohyauz Ywcuengh gawq baudaengz goengnaengz yw youh hamz miz yienghlawz ywbingh, bakgangj doxcienz, dawz yihyoz vwnzva mboujduenh ciepswnj roengzbae. Gij gohyauz Ywcuengh ywfap miz daegsaek haenx miz "fwngz nit laeng ndat foeg youq meiz, noh in noh reuq meg cungqgyang, danmiz bingh humz vax daihdaeuz, ywbingh roengzyw mbouj liz goek", dwg gij cungjgez Ywcuengh maeyw diemj cit ywfap genj aeu hezvei gvilwd. Ndawde, "fwngz nit" gangj doenghboux lau nit fat nit binghyiengh naek de, genj aeu hezvei fajfwngz guhdaeuz; "baihlaeng ndat" dwg gangj doenghboux daengx ndang fatndat、dijvwnh swng sang haenx, cujyau aeu gij hezvei baihlaeng de guhdaeuz; "foeg youq meiz" couh dwg doiq baenz gaiq foeg roxnaeuz dingz bingh naeng sonjhaih de, riengz henzbien gaiq foeg caeuq naeng henzbien naeng sonjhaih caeuq giz cungsim aeu cuj hezvei ndeu, haj aen hezvei gyoepbaenz aenyiengh vameiz; "noh reuq" gangj fanzdwg boux noh reuqsuk, youq ndangnoh reuqsuk gizde genj aeu gij hezvei cujyau haenx; "maz meg gyang" gangj fanzdwg doenghboux mazmwnh mbouj roxnyinh haenx, genj aeu aen diemj loh lungz、 loh huj vangjloz cungqgyang haenx guh cujyau hezvei; "gaemh lwgdaeuz" dwg gangj fanzdwg gij bingh naengcimj haenx yinxhwnj naeng humz de, genj aeu aen cimj ceiq sien okyienh de roxnaeuz aen cimj ceiq hung de dangguh cujyau hezvei; "ywbingh roengzyw mbouj liz goek" dwg naeuz moix cungj bingh lij aeu gaengawq sizci sihyau, ciuq lohlungz、lohhuj bae genj aeu hezvei, daeuj daezsang ywbingh yaugoj.

Gij fwen gvendaengz okleih: "Gosaheu hanzsincauj, ganhyenz okleih gwn le ndei. Gutndaem daengx ndang goengyauq sang, ganhyenz okdungx yungh ndaej daengz. Vaetdauz henz roen govahoengz, okleih oksiq yungh daengz de. Godonghmeiq byaekiemjsae, nya'gvanjdouj de caeuq go'gyak, oksiq okleih dwg yw'ndei."

Gij fwen gaisau Ywcuengh goengyauq: "Goyw gaeundaux ciengzseiz yungh, conghhoz heuj in laeb goeng moq. Henz roen maj miz vagutndoeng, gaijdoeg siu yenz cungj ra de. Singq feih cingliengz go'byaeknok, siuhwngq cingliengz ndei dangqmaz. Duhbyaj rag haemz singq youh hanz, nyinh hoz siu yenz hoz mbouj in." Gaeundaux yw heujin conghhoz in, vagutndoeng siu yenz dingz in, gaeunuem cingliengz siuhwngq, ragduhbya ndaej nyinh conghhoz siufoeg.

Gij fwen gaisau Ywcuengh "yw caengz bingh": "Cinfaen miz fwn vunzbingh noix, coit fan rumz youh doek fwn, henz mbanj binghraq itdingh haenq; laebhah bongj rumz yiengjhuhu, henz mbanj mbouj miz vunzbingh lo; seizcou coit gaej bungz mwi, yinzminz fuengz bingh guh ndaej noix; cungzyangz fouz fwn sam doeng rengx, ndwen gyang rengx lai vunzbingh nyaengq. Dingjlingz bungz daengz ngoenz yaemzceij, cainanh gyonj daeuj sieng lwgminz. Coit rumz sae miz caeg lai, lij raen naehung miz caihux." Hot fwen neix gangj le gij gvanhaeh dienheiq bienqvaq caeuq ndangbingh, son'gyauq gyoengqvunz youq mwh dienheiq bienqvaq aeu haeujsim fuengz bingh.

Lij miz di fwen gvendaengz gwnndoet baujgen, lumjbaenz "danghnaeuz bingh le ndangdaej nyieg, aeu gaeulumx caeuq ngviqmou, caeuq laeuj hingndip itheij aeuq, gwn le goengrengz dauq ndei raeuh" "maknim cug le aeu ring sauj, gouj naengj gouj dak roengz boemhlaeuj, laeuj ndei cimq ndaej aen singhgiz, couh ndaej bouj lwed mbouj genjdanh". Gyoengq vunzlai Bouxcuengh cungj rox di cangzsiz gwn doxgaiq ywbingh caeuq fuengz bingh ywbingh, ndaej gaengawq ndangdaej sihyau caeuq binghcingz bae genj aeu gij yw、gijgwn doxwngq haenx, daeuj fuengz bingh ywbingh、bouj ndang cangq ndang.

Lij miz di fwen gvendaengz danyw ywbingh yaugoj caeuq danyw yunghfap haenx. Fwen goyw diuz heiq leix heiq de: "Goroixlanz、makfuzsouj、go'ndukmax, yw ndaej lajdungx in caeuq ciengq. Byaekhom lijmiz lauxbaegraemx, cam dwg dungxin gwn couh ndei. Vaceu caeuq hinggeq, dungxhanz de ceiq lingz. Rumcid caeuq rag vamaedlaeh, ndei yw vunz raeuz laemx deng sieng." Fwen goyw ciepndok swnjnyinz: "Gociepndokhung caeuq go iq, gya hwnj goyah ciep ndok ndei. Gocijcwz caeuq nyayouzfanj, gya hwnj mbawreiz ciepndok ndei. Gaeucukdwngx caeuq caetdoq, laemx dwk ciepndok caemh dijcienz. Yw ciepndok swnjnyinz miz bak cungj, gaengawq cingzgvang youzcaih genj." Fwen goyw dingj fungheiq: "Makgakbya caeuq gaeuhohdu, ywbingh fungheiq yungh ndaej doeng. Faexraeuvaiz caeuq ndokvasiz, hwet in lij gya gaeuseigyau. Gaeunyangj caeuq gogingz, hwet in cingj yungh golungzraemx. Gohihcenh de caeuq gosiengz, ywbingh fungheiq caemh gig ndei. Gaeundonj go de caeuq gaeunauj, daeuj yw fungheiq meixcihmbe. Gofunghlwed caeuq gosamjcauj, cawzfung caeuq cumx cungj ndaej yungh. Ywcuengh aeu fung daeuj yw fung, fanzdwg coh fung cungj ndaej yungh." Fwen yw lwed: "Go nyacaijmaj caeuq go'nyiengh, gak cungj binghlwed yaugoj ndei. Bwzgiz bekbenj dienzsamcaet, cienq raemx daeuj gwn ndaej dingz lwed. Daeuhbyoem de caeuq gomijrek, oklwed hai dan gaej noix de. Yaek ok lwed lwed ndaej dingz, dingz lwed ceiq lingz gaeuseigyau." Fwen yw leih nyouh cawz gietrin: "Nyadaezmax caeuq duhnamhfangz, caiqlij gangj daengz rumseidiet; gietrin ndaej cawz leih nyouh ndei. Golwnxreij youh gya gaeuvad, lohnyouh ganjyenj gya benjcuz. Fouxdinh gaeunyangj nyasambak, leih nyouh doeng roen goseqmanh. Mumhhaeuxyangz caeuq varibfwngz, cawz ndaej gietrin youh leih nyouh." Fwen yw ngwz haeb: "Goguthenj caeuq yw'ngwzhaeb, mbouj lau ngwzdoeg youq baihnaj. Nomjsoemzsaeh caeuq lienzbatgak, ngwzdoeg haeb sieng go dijcienz. Ndaw ranz ndaem miz caekdungxvaj, ngwzdoeg haeb sieng yax mbouj lau. Gangzngwd caeuq gobaklaghomj, caemh dwg goyw yw ngwzhaeb." Fwen goyw saep: "Cehmbu feih gam saep, ik mamx youh bouj cing. Makvengj saep youh soemj, haeuj mak bouj cing ndei. Haeuxgyaeujgaeq dwg gam saep bingz, daeuj yw siq nanz caeuq laemok. Natdaengjmbwn de soemj youh saep, ndaej yw okdungx rog oklwed. Maksigloux saep raeuj, ndaej dingz siq youh dingz lwed. Gonoenh soemj youh ndaengq, sou hob guh ndaej ndei." Fwen yw gajnengz: "Naeng gorenh de feih singq hanz, boenq deh gaj nengz youh dingz humz. Godungxmou singq hanz youh haemz, gaj nengz yw siq miz ndeicawq. Maklangz caeuq go gaeucijginh, linghvaih caiqgya naengsigloux, duznengz duzdeh yaek cawz caenh, gij yw gwnz neix caen saenzgeiz. Naed cehnamzgva heiq de rang, cawzcaenh duzdeh yaugoj ndei."

Vwnzva Gwnndoet Bouxcuengh Caeuq Ywcuengh Yungzhab

Gij doxgaiq gwn dieg Bouxcuengh haemq lai, lwgminz Bouxcuengh maij gwn doxgaiq saekloeg bonjdieg sengmaj haenx, cauh'ok le gij vwnzva gwnndoet lai cungj lai yiengh. Doengh gijgwn neix mboujdan yungh daeuj dingj dungxiek caeuq henhoh sengmingh, caemhcaiq lij ndaej muenxcuk roxnyinh feihdauh、ndangcangq、re bingh ywbingh. Youq ndaw ciengzgeiz lizsij fazcanj gocwngz, gij vwnzva gwnndoet caeuq Ywcuengh dox lienzhaeh maenhndaet youq itheij, dox yungzhab、dox yingjyangj、dox coicaenh.

1. Nohlwed Miz Cingz, Dem Souh Re Bingh

Ywcuengh gijgwn boiq miz yw haenx youq ndaej guhbaenz caeuq fazcanj ginglig gvaq duenh ligcingz raezrangh de, daj vunz ciuhgonq ceiq caeux gwn doihduz ndawndoeng makndoeng daengz doeklaeng dajcawj doengh gij haeux caeuq doihduz ndaw ranz、naengj cienq Ywcuengh, dawz gij Ywcuengh ndaej gwn miz yingzyangj yaugoj、ndaej re bingh cangqndang haenx daeuj guh gij gwnndoet bingzciengz. Gij yw doenghduz doenghgo youq ndaw gijgwn Bouxcuengh yungh caez, maij gwn noh caeuq lwed doenghduz daeuj cangq ndang bouj ndang. Gij noh ndaej gwn conzdungj Bouxcuengh raeuz miz nohmou、nohgaeq、nohbit、nohhanq、nohyiengz、nohvaiz、nohmax、nohbya daengj. Ndawbiengz miz gij gangjfap yungh yw "bouj haw bietdingh aeu boiq gij huq nohlwed". Ginggvaq yenzgiu, Ywcuengh nyinhnaeuz doenghduz ciengzgeiz sengmaj youq ndaw byalaeg, sup gwn gij heiq mbwn deih, bouj haw goengyauq engq ndei.

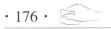

2. Aeu Doeng Guh Bouj, Ndaw Miz Aumyau

Liggaeuq ngux nyied co'ngux, vunz bonjdieg Cingsih maij gwn cungj faengxliengz yienghceij lumj gaeuvaiz nei. Faengxliengz dwg aeu gij haeuxcid aeu raemxndaengq habdangq cimq gvaq haenx、aeu cungj faexcuk mbawhung de daeuj suek ndei cawj cug cix baenz, mwh gwn gyaux di dangzniu, feihdauh raixcaix. Bouxcuengh Cingsih soqlaiz miz gij conzdungj ndaem haeuxcid hung, ndaem baenz gij haeuxcid hung haenx cawj le haemq unq, homfwtfwt, soqlaiz miz aen gangjfap "ranz ndeu cawj haeuxcid seiqlengq rangfwtfwt". Gij mbawcuk suek faengxliengz haenx, ndaej siu huj gaij hwngq, ngux nyied co'ngux gvaq le couh dwg mwh seizhah ceiq hwngq, yungzheih fathuj、fatsa, yienghneix couh miz aeu faengxliengz roengzhuj. Aen faengxliengz ngux nyied co'ngux dwg cungj yw ndei dawz ma gaijhwngq ndeu, de ndaej gwn youh ndaej guh yw, gyoengqde goekgaen doxdoengz.

Gveibingz miz gij conzdungj gwn laeujvan haeuxcidndaem daeuj bouj mak bouj heiq, gij laeujvan aeu haeuxcidndaem guh baenz haenx yungh daeuj ciengx ndang caeuq Ywcuengh gij conzdungj lijlun "dawz gwn daeuj ywbingh, dawz bouj daeuj ywbingh" doxdoeng.

3. Laeuj Gig Ndei, Ciengz Gwn Dem Souh

Vuengzcungq bonjndang dwg cungj gvangvuzciz ndeu, cujyau cwngzfwn dwg liuzvasinh, ndaej gaij doeg、gaj nengz、siu ndat,《 Sinznungz Bwnjcaujgingh 》 nyinhnaeuz de dwg "guenj hanz huj、baeznou、baezdoeg、baezhaem baezhangx nohdai、huq gaj lwgcing、gak cungj baenzbingh yinhsu、gak cungj non doeg". Youq linzcangz sawjyungh fuengmienh, vuengzcungq boiqyw gwn ndaej yw deng linj fatyiengzdien、baenzae、baeznong baezhaem baezdoeg, baihrog yungh ndaej yw ngwz haeb、saenzgingsingq bizyenz、bingh dungxsaej miz non daengj. Ndawbiengz Bouxcuengh ciengzseiz youq ngux nyied co'ngux dawz di vuengzcungq coq haeuj ndaw laeuj bae gwn, roxnaeuz dawz vuengzcungq caeuq mba cingjfouxnaemq itheij gyaux haeuj ndaw laeuj bae gwn; miz mbangj lij dawz laeujvuengzcungq buetfaet youq bangxciengz gwnzmbonq gwnzriep roxnaeuz cuengq youq ndaw ranz, fuengzre ngwz haeuj ranz; mbangj giz deihfueng lij youq najbyak、saejndw lwgnyez cat raemx vuengzcungq, daeuj yawhfuengz ngwz non haeb sieng. Linghvaih, laeujvuengzcungq lij ndaej yw gyak nyan dem.

Laeujbohloz dwg aeu makbohloz caeuq haeuxsan guh yienzliuh cix guh baenz haenx, feihdauh de diemz ndei gwn, ndaej raeuj dungx bang siuvaq.

Laeujgyaemq Dwzswng youq Gvangjsih Hozciz Si Yizcouh Gih Dwzswng Cin guh, gij lizsij ngauz laeuj gaenq miz 300 lai bi, dwg aeu go'gyaemq、haeuxcid、haeuxsan dangdieg daeuj guh cujyau yienzliuh, caemhcaiq yungh gij raemxcingj Dwzswng gvangvuzciz lai haenx daeuj guh baenz. Cungj laeuj neix saekhoengz ronghcingx, feihdauh diemzsub homswnh, ndaej daez saenz、bouj lwed、bouj heiq.

Laeujhaeuxndaem Dunghlanz dwg cungj laeuj mizmingz ndeu, dwg Gvangjsih Dunghlanz Yen dwzcanj aeu haeuxcid'aeuj (caemh heuh "haeuxcidndaem") guh cujyau yienzliuh guh baenz. Cungj laeuj neix saek laeuj ronghsien, rang dangqmaz, ndaw laeuj hamz miz cuhdanbwz、cuhcihfangz caeuq lai cungj veizswnghsu、anhgihsonh, yingzyangj fungfouq, ndaej doeng heiq bouj lwed、vuengh ndang dem souh.

4. Maij Gwn Soemj Manh, Cawz Nit Sanq Cumx

Gij saujsu minzcuz youq ndaw diegbya baihsaenamz guek raeuz, bujben cungj ngah gwn doengh gijgwn soemj manh haenx, youq ndawbiengz ciengzseiz miz "sam ngoenz mbouj gwn soemj, byaij loh yaek boemzhoemj" "gwn mbouj liz soemj" "mbouj manh mbouj baenz byaek" "mboujmiz lwgmanh daih mbouj ndaej hek" doenghgij gangjfap neix. Bouxcuengh caeuq dieg saenamz gizyawz saujsu minzcuz ityiengh, caemh maij gwn gij doxgaiq soemj manh haenx. Lwgminz Bouxcuengh maij gwn gij doxgaiq soemj manh, caeuq gij swnghhoz vanzging caeuq doxgaiq gyoengqde miz gvanhaeh. Lwgminz Bouxcuengh dingzlai youq doengh giz dieg bya lai youh cumxmbaeq haenx, lai gwn soemj manh ndaej cawz nit sanq cumx; doengzseiz, lwgminz Bouxcuengh gwn haeuxcid haemq lai, aenvih haeuxcid niunem mbouj yungzheih siuvaq, ndigah caemh aeu lai gwn soemj manh gik dungxsaej, coicaenh siuvaq supsou.

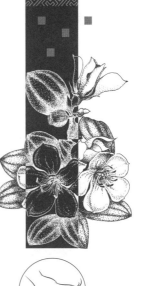

壮医壮药
源远流长

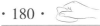

壮医药的萌芽

1. 生存压力催生原始壮医

人类医药卫生是人类与自然环境、疾病、创伤、饥饿等不良因素抗争的结果。远古时代的壮族先民瓯骆人，在野兽横行、瘴气弥漫的艰苦环境中生活，机体极易遭受创伤或因感染各种病邪而生病。为此，壮族先民在生存的重大压力下，除要不断向大自然索取生活物资外，还必须穷思竭虑地同各种疾病做斗争，千方百计地寻找防病治病的有效方法。壮族先民在早期原始的生活和生产劳动的驱动下，自觉或不自觉地注重医药卫生，由此产生了早期的壮医药学，并逐渐积累，一代一代地传承下来。

在氏族部落时期，社会生产水平极其低下，渔猎是瓯骆先民的主要谋生手段。在采集野果、捕获猎物等活动中，被尖利的植物或岩石刺伤、擦伤，或被动物撞伤、咬伤等是常有的，先民在受伤后不由自主地使用一些方法让病痛缓解，甚至痊愈。经过无数代人的反复实践、总结，壮族先民便有意识地选择某一工具在身体上刺、戳以治疗某种病痛，壮医针刺疗法即从此产生并逐渐丰富。

在原始社会里，人们往往饥不择食，常会因误食某些野果、野菜而导致呕吐、中毒，而有些却能使病痛减轻。经过反复验证，壮族先民逐渐意识到，有些植物对人体有害，而有些则能治病，从而促使了原始壮医药的萌芽。正如中药的起源，我国历史上有神农尝百草，一日而遇七十二毒的传说，而壮族古代医药的起源也是遵循这一规律发展起来的。到了先秦时期，壮医除针刺疗疾、舞蹈导引、按矫治病方法外，对药物也已有所认识，并积累了一些临床经验。壮医药物疗法在这一时期处于萌芽阶段。

由于年代久远，后代的人们在不了解药物起源的真正原因的情况下，便根据传说把它归因于某一个人或某一个神，如后人所说的"神农尝百草，始有医药"。壮族亦有类似的传说，如药王是传说中的壮医药神，他发现药草，为人治病，普救民众，还向众人传授种药采药的方法，使壮民族得以健康繁衍，因此人们建立药王庙，每年定期祭祀药王。可见，壮族医药和其他民族医药一样，源远流长。

同时，火的使用，为壮医灸法的产生奠定了基础，促成了壮医灸法的萌芽。人们在烤火取暖时，有时会发现某些病症减轻甚至消失，经过无数次的经验积累，壮族先民便逐渐认识到了火灸的治疗作用，故壮医灸法应是伴随着壮族先民对火的使用而产生和发展起来的。

2. 考古发现印证壮医

在壮族地区原始时代的文化遗址中，考古工作者发现了很多尖利的石器和石片。此外，在桂林甑皮岩遗址、南宁贝丘遗址、柳州白莲洞遗址、宁明花山和珠山附近的岩洞里，还发现了骨针实物。这些尖利的石器、石片、骨针等，是否为壮族先民的专用医疗工具，尚需进一步考证，但从一器多用的角度来看，它们完全可以作为早期的针刺用具。

现存的壮医陶针的考证结果表明，其针形与《灵枢·九针十二原》列于九针之首的镵针极为相似，陶针和镵针与原始社会的砭石最为接近。在人类历史发展进程中，介于石器时代与铜器时代之间曾有一段灿烂的陶器文化时期，陶针应当是陶器时代的产物。由于壮族地区地方病、多发病防治的需要，以及在秦汉时期南方用铁未能普及的情况下，壮族先民在砭石利用的基础上，通过敲击陶片，使之比砭石更锋利，以便有目的地进行针刺治疗。由于疗效显著，简便易行，壮医陶针在民间流传不衰，至今还在使用。

1976 年 7 月，广西考古工作者在贵县（今贵港市）罗泊湾一号汉墓的随葬品中发现了 3 枚银针，其外部造型相似，针柄均为绞索状，造型与现代针灸用针极为相似，可以确认为医疗用针。这是迄今为止我国范围内发现的年代最早的绞索状针柄的金属制针具。1985 年 10 月，考古工作者在广西武鸣县马头乡（今南宁市武鸣区马头镇）西周末年至春秋时期的古墓中出土了 2 枚青铜浅刺针（其中 1 枚出土时已残断）。针体通长 2.7 厘米；针柄长 2.2 厘米、宽 0.6 厘米、厚 0.1 厘米，呈扁长方形；针身短小，长仅 0.5 厘米，直径仅 0.1 厘米，锋锐利，呈圆锥状。经考证，这是 2 枚浅刺医疗用针，其锋微细，与古人对"微针"的描述是一致的。结合其他史料考证，可认为壮医针刺疗法起源于原始时期，盛行于春秋战国时期，并传到中原地区。

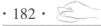

从广西壮族自治区首府南宁市乘船逆江而上，进入左江流域的扶绥、崇左、龙州、宁明，就会看到沿江两岸悬崖峭壁上笔触粗犷、风格浑朴的巨型岩画，经考证，这些岩画为先秦时期瓯骆先民所作。特别是宁明县左江花山，在临江一面的崖壁上，密密麻麻地布满了各种用赭红色颜料绘成的、色彩鲜艳的画像。不少专家认为，左江花山岩画乃壮医为防病强身而创制的功夫动作图。如画像中两手上举、肘部弯曲 90°～110°、半蹲式、两膝关节弯成 90°～110°、两腿向前弯曲、两手向上伸张等动作，显然有舒筋活络、强壮筋骨等保健作用。利用舞蹈导引气功等方法防治疾病，是古代传统壮医的一大特色。

3. 劳动创伤需要壮医外治法

原始社会，人兽杂处，碰撞搏斗在所难免，部落间的械斗也会经常发生。再加上生产工具较原始，保护措施不到位，劳动中的意外伤害较多。常见的外伤病痛给人类身心带来较大伤害，甚至成为重要的致死原因。

原始人类遇有外伤如何处理，现已很难查证。但在近代一些交通极其闭塞、经济文化极端落后的地区，人们往往以泥土、香灰、树叶等敷裹创口，从这些做法来推断，原始人类对外伤也可能用泥土、野草和树叶等敷裹伤口，久而久之，人们逐渐发现了一些适合敷治外伤的外用药，这便是外治疗法的起源。

瓯骆先民在生产劳动过程中，为了缓解某些病痛，经过长期反复实践而产生了药锤疗法、刮疗法（如药物刮疗、骨弓刮疗等）等外治法。

4. 药食同源自古有之

壮族地区自古以来气候温暖，降水丰沛，植物茂盛，动物种类繁多，给壮族先民采集野果、挖掘植物块根及捕食某些动物（所谓茹毛饮血）的原始生活创造了条件。随着火的使用，从生食到熟食，古人的食物结构发生了变化。

进入渔猎时代，食物的品种进一步增多。在广西原始人类居住遗址文化层中，出土了渔猎工具，以及许多鱼类骨骼和牙齿、各种软体动物的化石等。饲养家禽和栽种五谷，使得壮族先民的饮食文化进一步发展，由过去采集野果、烧烤兽肉的单一型饮食结构向食肉和食谷物相结合的复合型结构发展。

后来，古人发现有些食物不仅能充饥，还有很好的保健疗疾的作用，即所谓药食同源，如某些水果、谷物、蔬菜、禽兽、水产等。

种种证据表明，壮医药的产生年代久远。可惜的是，古代壮族地区地属偏僻，交通闭塞，社会发展缓慢，当时的壮族文字尚处在萌芽阶段，其流传于民间的医学知识未能以文字的形式流传下来。但通过诸多考古发现、中医古籍有关壮医药的记载，以及现代壮族民间留存的一些原始医学活动，可以印证壮医药早期的活动情况，虽无法窥其全貌，但至少可以认定古代壮医药是客观存在的。

壮医药的初步形成

1. 农业生产催生壮医药

众所周知，壮族地区早期农业是以稻谷作为主要种植品种。根据考古资料和史籍记载，国内外众多学者已达成共识：亚洲栽培稻起源于中国杭州湾到印度阿萨姆邦这一广阔的半月形地带。

壮族人民所居住的以广西为主的岭南地区，气候温暖，雨水充沛，土地肥沃，水源条件好，非常适宜水稻的生长。事实上，壮族先民早在4000多年前就懂得稻作耕种。防城港亚菩山、马兰咀山、杯较山的贝丘遗址发现的磨盘、石菩就是壮族先民种植水稻的证据。

从民族医药发展的规律来看，壮族地区早期农业的发展，尤其是农作物的耕种，对壮医药的发展和壮医药知识的积累起到了积极的促进作用。

古代壮族地区粮食作物的构成，最早的块根、块茎作物，慢慢过渡到以水稻为主食的状态，形成以水稻、玉米、番薯、小麦等多种主粮构成的新组合。稻、芋、大豆、粟在广西汉墓中均有出土。

稻、麦、玉米、番薯、粟、山薯、木薯、芋、大豆、饭豆、绿豆、豌豆、蚕豆、扁豆、刀豆等，不仅是古代壮族人民充饥的食物，而且有健脾胃、益肾气、延年益寿的食疗功效，可加工成药粥、药酒、药饭、药糕等药膳食用。如贺州的黑糯米酿酒"沽于市有名色"，桂平的黑糯米甜酒具有补中益气而及肾的功

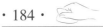

效。壮族的绿豆粽、豆豉、魔芋豆腐、甘薯粉条等都是备受人们喜爱的药食两用食物。

除了谷物，对早期人类生活影响较大的还有果类。果类也是最早进入食疗或药疗的常用之品。

壮族地区高温多雨，土壤大部分属酸性和中性，非常适宜热带、亚热带果树的生长。广西贵港市罗泊湾汉墓出土的碳化果实有桃、李、橘、橄榄、梅、人面子等。人们在广西合浦县堂排二号汉墓出土的一个铜锅内发现了稻谷和荔枝，荔枝皮和果核保持完整，这是目前发现最早的荔枝标本。在挖掘梧州大塘鹤头山东汉墓时，人们在一个铜碗内发现有28颗板栗坚果，品种与如今桂北的板栗基本相同。

东汉杨孚的《异物志》记述当时岭南果树的品种有荔枝、龙眼、柑橘、甘蔗、橄榄等，并记载了这些果品的食用价值。西晋嵇含的《南方草木状》记述的荔枝、龙眼、柑橘、杨梅、橄榄、五棱子等，至今仍是广西各地栽培的重要果树，颇具药用价值。唐代刘恂的《岭表录异》记载的岭南果树更多，在内容上比《南方草木状》有不少发展，如记载橄榄"生吃及煮饮解酒毒"，倒捻子"其子外紫内赤，无核，食之甜软，其暖腹，并益肌肉"。南宋范成大的《桂海虞衡志》中的"志果"章，列举了广西地区可食之果共57种，计有荔枝、龙眼、馒头柑、金橘、绵李、石粟、龙荔、木竹子、冬桃、罗望子、人面子、乌榄、方榄、椰子、蕉子、鸡蕉子、芽蕉子、红盐草果、鹦哥舌、八角茴香、余甘子、五棱子、黎朦子、波罗蜜、柚子等，皆是当地栽培和采食的水果。后来，宋代周去非所撰的《岭外代答》又增补若干果的记载，如槟榔、杓粟、水瓜子、水翁子、牛奶子、天麻子、石胡桃、频婆果、木馒头等。

身在宝地尽其用。精明能干的壮族先民，在长期的生活实践中发现了水果的食用价值和药用价值，广泛用作药膳或药物，与其他壮药同时服用，以达到防病治病的目的。在中医古籍中，经常会出现岭南俚人（壮族先民）用果品入药的记载，如懂得橙子"能解鱼蟹毒，核炒研冲酒服，可治闪挫腰痛"，黎朦"味极酸，其子榨水和糖饮之，能解暑"，人面子"仁可供茶，佳品也"，枳橘"解酒最验"，槟榔"辟瘴、下气、消食"，等等。

古代壮族先民很早就认识到膳食必须包括蔬菜在内，蔬菜不但可以补充各种营养，而且具有一定的药用价值。

广西贵港罗泊湾汉墓出土的植物种实，蔬菜有葫芦、广东含笑等。西晋嵇含的《南方草木状》记载的蔬菜有蕹菜、茄等，这些蔬菜都是自古以来就在壮族地区栽培的原生种。据统计，壮族人民常吃的蔬菜有大白菜、小白菜、芥菜、油菜、蕹菜、萝卜、莴苣、菠菜、苦荬菜、紫苏、芥蓝、茼蒿、苋菜、苦苣、枸杞菜、金针菜、豆芽菜、落葵、千里香、厚皮菜、竹笋、茭白、黄瓜、苦瓜、冬瓜、南瓜、豇豆、葫芦、茄子、木瓜、凉薯、慈姑、莲藕、马蹄、菱角、芹菜、韭菜、薤（藠头）、芫荽、木耳、香菇等。

在古代，蔬菜被壮族先民广泛用作食疗之品，如蕹菜汁能解冶葛毒；菠菜能解酒毒；苦荬菜味苦性寒，可解暑毒，并可治蛊；紫苏"食之不饥，可以释劳"；枸杞叶"味甘性平，食之能清心明目""以之煮，配以猪肝可平肝火"；等等。

壮族地区动物品种众多，壮族先民喜食动物，逐渐总结出某些动物所具有的补益功效。一般来说，动物多作为补品入药，壮族民间习惯用动物药来配制扶正补虚的药膳，形成了"扶正补虚，必配用血肉之品"的用药特点。

从现代壮族民间常用生饮蛇血治风湿、老鼠滋补"一鼠当三鸡"、蚂蚁治风湿、公鸡蛋（公鸡睾丸）滋补壮阳等使用经验来看，古代壮族先民的食疗传统得到了传承并发扬光大。

壮医很早就知道，在烹制药膳时所用的调料，如姜、酒、盐、醋、葱、蒜、肉桂、芫荽、糖、辣椒、花椒、沙姜、油、酱油等也有一定的药用功能。

例如，酒具有通血脉、御寒气、醒脾温中、行药势的功效，内服有日常佐餐、与药同煎或浸药服，外用有淋洗、漱口和按摩等。壮族村寨几乎人人会喝酒，家家会酿酒，出街入市必喝酒，这些酒大多酒精含量不高，少量常饮可延年益寿。

壮族地区姜的种类很多，有红姜、紫姜、沙姜、姜黄、蓝姜等。姜可发汗解表治感冒，可解鱼蟹中毒及温胃止呕等，为壮医常用药，而蓝姜乃壮医妇科良药。

关于肉桂，早在《山海经》就有记载。《南方草木状》《岭外代答》等都对广西肉桂的药用功效做了记载。肉桂入药，壮医分为牡桂、菌桂、官桂、桂枝、桂

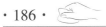

心、板桂、桂油、桂茶、桂酒，使用颇为讲究，常被用来配制药膳，病者服之多有奇效。

2. 农业发展提升壮医药

秦至隋代时期，瓯骆地区经济发展状态较好，主要是农业的全面发展带动其他行业及技术的进步，如铁器和牛耕的使用、水利灌溉及耕作方法的改进、耕种面积的扩大、田间施肥及优良稻谷品种的培育与引进等，促进了农业的发展，使壮族地区的水稻种植技术处于领先地位。晋代郭义恭的《广志》一书记载西晋时期南方水稻的品种已有 13 个。从史实来看，秦汉以来，瓯骆地区以水稻种植为主，兼种粟、豆、薏、芋等旱地作物。

农业是社会经济发展的基础，农业的发展必然会促进各行各业的发展，农作物品种及产量的增加，自然使药源有所增加。如东汉时期的《神农本草经》中收载的薏苡仁等诸多药物，壮族地区均有出产，当时壮医对许多植物药的应用，由此可见一斑。另外，从贵港罗泊湾二号汉墓出土的壮药铁冬青叶（盛于陶盒内）及一号汉墓出土的广东含笑、花椒，平乐银山岭汉墓出土的薏苡仁（盛于陶篮中）等考证，也从侧面反映了在这一时期壮药已得到了较广泛的应用。

壮族先民对药物的认识起源于生活、生产实践。随着农业及狩猎的发展，先民们逐渐学会使用植物药及动物药；随着采矿业的兴起，逐渐学会使用矿物药。对这些药物的使用，经过不断总结积累，渐而发展成为壮医的特色药物疗法。

3. 古代科技助力壮医药形成

《壮族通史》中记载，瓯骆地区铜、锡等矿藏丰富，燃料充足，具有发展青铜冶铸业的有利条件。春秋战国时期瓯骆人开始学会冶铸青铜器以后，逐步积累经验，冶铸技术不断提高。秦汉时期乃至隋代，随着中原人民的不断南迁以及先进生产技术的传入，加上瓯骆工匠生产经验的不断积累以及生产组织的日趋严密，进一步促进了瓯骆地区矿产的开发和冶铸业的发展。

随着生产技术的提高，壮族先民将针类器械作为医疗器械使用。从南宁市武鸣区马头镇西周末年至春秋时期墓葬群出土的青铜针来看，壮族先民的针刺用具在先秦时期就已在使用。另外，从出土的针具来看，广西武鸣马头青铜针、贵港银针，内蒙古达拉特旗树林召青铜砭针，河南洛阳西高崖针，河北满城金银针，等等，尽管在形制上有区域性差异，但质地上都差不多，而武鸣马头青铜针年代最早，贵港银针的形制与现代针具更加接近。

4. 文献传承壮医药

自秦代以来，壮医药知识有了新的积累。新的药物品种不断增加，原有的药物也增加了一些新的用途，诊疗经验也得到进一步积累和总结，有关壮医药知识的记载也有所增加。

例如，成书于东汉年间的我国现存最早的本草专著《神农本草经》所载的365味药中，壮族地区盛产的菌桂、牡桂（即肉桂）、薏苡仁、钟乳石等被收录。该书中记载有"主治病以应地、多毒、不可久服"、有"除寒热邪气、破积聚愈病"等作用的药物有125种，壮族地区大多有产出。

晋代嵇含的《南方草木状》是我国现存最早的植物学专著，其中记载了许多壮族用药，如"吉利草，其茎如金钗股，形类石斛，根类芍药，交广俚俗多畜蛊毒，惟此草能解之，极验。吴黄武中，江夏李俣以罪徙合浦，始入境，遇毒，其奴吉利者，偶得是草，与俣服，遂解""蕹，叶如落葵而小。性冷味甘，……南方之奇疏也。冶葛有大毒，以蕹汁滴其苗，当时萎死。世传魏武能啖冶葛至一尺，云先食此菜"，壮族民间至今仍流传这些治疗经验。"豆蔻花……旧说此花食之破气消痰，进酒增倍。太康二年，交州贡一筐，上试之有验，以赐近臣"，交州在当时包括广西部分地区。

晋代葛洪的《肘后备急方》中有不少关于岭南壮医壮药的记载。如岭南俚人治疗脚气病、防治沙虱毒（恙虫病）的经验，而对用毒、解毒方法尤为重视，多次提及。在论述毒箭时指出"凡箭毒有三种，交广夷里焦铜作镞……才伤皮便红肿溃烂而死……若有中之，即使餐粪，或绞滤取汁饮之，并以涂疮上，须臾即定"，并指出广西盛产的蓝青、藕、生葛根、干姜、雄黄、竹沥等皆可解箭毒。广西盛产的鬼针草、生蓼、干姜、荆叶等，内服或外敷，可治毒蛇咬伤。对岭南地区的毒药记载更详细："岭南俚人毒药，皆因食得之，多不即觉，渐不能食，或心中渐胀，并背急闷，先寒似疟。"这说明当时的岭南毒药中，缓发者危

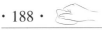

害亦不小。葛洪对某些传染病的认识也很深刻，如他在《抱朴子内篇》提到"沙虱水陆皆有，其新雨后及晨暮前，跋涉必着人，……其大如毛发之端，初着人，便入其皮里，其所在如芒刺之状，小犯大痛，可以针挑取之，正赤如丹，着爪上行动也。若不挑之，虫钻至骨，便周行走入身，其与射工相似，皆杀人"，并指出此病见于岭南。按此描述，此病与恙虫病生活形态、发病情况、临床特征等较符合，而且葛洪提到的一些预防方法，也都是有效的。

在隋唐的方书中，除收载了大量中医药方外，也收录了一部分岭南的解毒、治瘴气药方，其中包括壮医药方，表明壮医方剂学在隋唐时期已萌芽。其中，隋代巢元方的《诸病源候论》是我国第一部比较完善的病因病理学专著，对岭南地区常见的痧、瘴、蛊、毒也做了论述，记载了岭南俚人使用的五种毒药以及中毒的诊断方法："岭南俚人别有不强药，有蓝药，有焦铜药、金药、菌药。此五种药中人者，亦能杀人。但此毒初着，人不能知，欲知是毒非毒者，初得便以灰磨洗好熟银令净，复以水杨枝洗口齿，含此银一宿卧，明旦吐出看之。银黑者是不强药，银青黑者，是蓝药；银紫斑者，是焦铜药。"《太平圣惠方》还专门列出了解岭南俚人药毒的方药。苏敬等人编纂的《新修本草》是唐代朝廷颁布的本草书目，收载了多种壮医常用药物。唐代陈藏器的《本草拾遗》收录了壮族两种著名的解毒药：陈家白药和甘家白药。五代李珣的《海药本草》也收录了大量壮族药物。唐代孙思邈的《千金要方》《千金翼方》记载了白花藤、钩吻等壮药功效。上述记载不但反映了岭南方剂学的进步及医疗技术的进步，也从侧面反映了壮医药在当时的使用已具有一定规模。

宋代著名的本草学、方剂学著作，如《证类本草》《本草图经》《日华子本草》《太平圣惠方》《岭南卫生方》，及风土人情著作《岭外代答》《桂海虞衡志》等，都记载了大量的壮族医药经验，反映了这一时期壮医药水平有了一定的提升。《本草图经》记载了壮族地区的药物近百种，并首次在医书中提出了"岭南方"的分类，"俚医以（甘蔗）治时疾，狂热及消渴，金石发动燥热，并可饮其汁"。俚医，是对包括壮医在内的两广少数民族医的称呼，标志着包括壮医药在内的南方少数民族医药在我国传统医学中有了明确的地位。其他岭南方书，如《岭南卫生方》《岭南脚气论》《南行方》《广南摄生方》等，介绍岭南俚人、土人、山人等的用药经验，说明一批有一技之长的壮医活跃在壮族地区，并已设立了相应的医事制度。

《桂海虞衡志》及《岭外代答》是介绍广西风土人情的书，作者范成大和周去非虽然不是医家，但是他们在广西为官多年，对当地的医药有相当的了解，并加以记录，如记述了壮族先民用"鼻饮"防治瘴气。这一时期的壮医方剂学也有所发展，如《太平圣惠方》收录了"解俚人药毒诸方"；《岭南卫生方》记录了李璆瘴疟论、张致远瘴疟论、王棐指迷方瘴疟论、释继洪卫生补遗回头瘴说等多位医家的医论和方药，提出了瘴疟与伤寒不同，及岭南"草木水泉，皆禀恶气，人生其间，元气不固，感而为病，是为之瘴"的说法。《岭南卫生方》还记载了壮族用肉桂治疗瘴毒、瘴症、感冒中湿、头面四肢肿等。

唐宋时期，形成了草药内服、外洗、熏蒸、敷贴、佩药、药刮、角疗、灸法、针挑、陶针等10多种壮医药疗法，并以其独特的民族形式与浓郁的地方特色在祖国传统医药学宝库中独树一帜。

明代李时珍的《本草纲目》是一部内容丰富、收载广泛的医药学巨著。该书收载了不少岭南地区的壮医药，从某种程度上反映了当时壮医药的发展水平和壮药的开发利用情况。其中，最突出的是壮族人民对名贵药材三七的开发和应用。《本草纲目》记载，三七"生广西南丹诸州番峒深山中""此药近时始出"。

《本草纲目》还收载了许多壮族地区特产及多产药物，并介绍了其加工和临床应用经验。

明清时期，壮族人民广泛使用炉甘石、三七、山药、天花粉、罗汉果、艾纳香、马尾伸筋草和红毛鸡等治疗疾病。对道地药材产地也颇有研究，如清光绪二十五年（1899年）撰修的《归顺直隶州志》记载，"锦地罗……惟归顺（即今靖西市）产者最佳"。

地方志虽然不是专门记录医药学知识的，但是其对地方出产的药物及有关药物用法的记载，也可以从侧面一窥当地医药发展的情况。明代林富修、黄佐纂的《广西通志》记载了一百余味广西盛产的药物。其他如《南宁府志》《柳州府志》《宾州志》等大量的州府县志亦收载了不少药物，反映了当时的壮族人民对壮医药的重视。

清代编修的地方志，除记载药材品种增加外，对果蔬类入药的记载尤多。如《临桂县志》记载罗汉果性寒治劳嗽，《镇边县志》记载山楂制糕能消食，《玉林州志》提到黑糯浸酒喝可补血，《容县志》记载安石榴皮可入药、橄榄可解鱼毒等。

壮医药的丰富发展

唐宋以后，随着社会生产力的发展、生产关系的进步，人们生活水平不断提高，壮医药得以迅速发展。

1. 壮医理论初显身手

壮医对瘴病的认识领先于我国其他地区的医学体系。隋代巢元方的《诸病源候论》记载壮医对瘴气的认识：瘴气"因暖而生""皆由山溪源岭瘴湿毒气故也"。宋代范成大的《桂海虞衡志》也记载，"瘴者，山岚水毒与草莽、疹气、郁勃蒸熏之所为也，其中人如疟状……"，进一步印证了巢元方记载的瘴病诊疗经验来自岭南壮医之手。诸多医学文献表明，壮医对南方热性传染病的认识独步医界，具有开创性的历史意义。

2. 敢为人先，研究人体解剖，探讨生理结构及病理变化

《宁明县志》记载，壮族人民"于殡葬三五载后，挖开坟墓，仔细拾出枯骨，俗称'拾金'；把拾出的枯骨抹拭干净，再用香火熏干，然后按一定规则纳于一瓦坛中"。战国时期的《墨子·节葬下》也记载："楚之南有炎人国者，其亲戚死，朽其肉而弃之，然后埋其骨，乃成为孝子。"壮族的拾骨迁葬习俗，使壮族先民对人体骨骼系统有了较客观的认识。

北宋庆历年间，壮族聚居的广西宜州曾发生一次农民起义。统治阶级用曼陀罗花酒诱捕欧希范等起义首领56人，并将其全部杀害，随后命宜州推官吴简及绘工宋景等，对全部尸体进行解剖，绘图成册，名曰《欧希范五脏图》，这是我国医学史上第一幅实绘人体解剖图。这次解剖事件虽然以镇压农民起义为背

景，反映了北宋王朝的极端残忍，但是在我国医学史，特别是解剖学史上，其历史意义是值得肯定的，说明此时期的壮医由于地域关系，较少受到封建思想的束缚，对人体结构及生理功能大胆探知，提出独特的见解，颇为难得。

3. 壮药学突飞猛进

唐代苏敬等人编纂的《新修本草》收载了部分岭南地区壮医常用的药物，如蚺蛇胆、滑石、茯苓、牡桂、三七等。

南方地区自古温暖多雨，植物繁茂，动物较多，是传统药物的天然宝库。近水楼台先得月，壮医对诸多药物的认知与实践，符合科学原理，也符合唯物主义辩证观。

4. 方剂学的萌芽

药物知识及医疗经验的不断积累，为壮医方剂学的形成奠定了基础。由于古时壮族未能形成本民族的规范化文字，因此壮医的医疗经验、单方、验方大多只能通过口授、耳听、心传的方式流传下来，其中部分因汉文资料记载得以流传下来。从唐宋时期的方书中，可见到收录了部分岭南地区解毒、治瘴气的方药，其中包括壮医药，说明壮医方剂学在这一时期已经开始萌芽。

例如，北宋年间朝廷组织医家编成的《圣济总录》载方近2万条，其中多有岭南壮医方药。如"治草蛊……岭南人多行此毒，从咽判痛，方（用）甘草（炙）、蓝汁二味，捣甘草为末，每服1.7钱，以蓝汁调服"。

唐代文学家柳宗元在任柳州刺史期间，虚心向当地壮医学习，自采、自种、自制药物，博采当地的医药经验，结合自身的治疗经历，编纂了《柳州救三死方》，记录治疗脚气、疔疮、霍乱之方，药简而效著，立竿见影。这从侧面反映了岭南壮医水平的提高。

1161年，郑樵在《通志》中将医书细分为16类，其中岭南方类5部9卷，包括壮族医药在内，标志着包括壮族医药在内的南方少数民族医药在祖国传统医学中的明确地位。

由此可见，唐宋时期的壮医理法方药的研究已见雏形，可惜没有得到官方大规模的系统整理，且缺乏壮族文字的收载，未能进一步发展成为系统的学科，

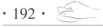

但已经足以反映岭南方剂学的萌芽及医疗技术的进步。

5. 丰富多彩的壮医诊疗技法

壮族的治疗方法随着社会历史的发展而逐渐形成和发展，已形成了具有特色的治疗方法，大多技法沿用至今，大大地丰富了壮医的内容。壮医的治法分为外治法、内治法和其他疗法，强调及时治疗，并十分重视预防。

壮医内治法是根据壮医基础理论，配药组方，煎汤内服以达治疗目的的一种重要治疗方法。首先审察病因，确定治法，然后按壮医用药原则选择药物，组成方剂。组方不过数味，甚则单味，而用力较专，取精而用宏。

壮医外治法是通过外部刺激而达到治疗目的的治疗方法。壮医认为，各种外治方法的治疗作用，归纳起来一是调气，二是祛毒。在内容上包括外病外治和内病外治两个方面。如疮痈疔毒、水火烫伤用壮药外敷，属外病外治；痫呕肚痛、遗尿泄泻用药线点灸，属内病外治。在具体施治上，又分药物外治和非药物外治两大类，或者两者结合使用（如药线点灸、药刮疗法）。壮医外治法内涵十分广泛，方法丰富多彩，疗效显著，在我国传统治疗方法中占有重要的地位。

在长期的临床实践中，壮医也积累了相当丰富的诊疗经验，并逐步形成了颇具特色且丰富多彩的诊疗技法，现常用的有目诊、问诊、望诊、脉诊、腹诊、甲诊、指诊、耳诊等。

6. 医疗制度和医疗机构的建立

壮族地区医疗制度和医疗机构的建立都较晚，据文献记载，大约在宋代以后才建立起来。

11 世纪中叶，广西爆发了壮族人侬智高领导的有壮汉等民族人民参加的反宋起义。白居易的后代白和原，在广西参加了这次起义，当过"医长"。这说明在起义部队中有专职医生，并已设立了医疗制度。

据地方志记载，明代，在土司制度下，官方设有医药机构，官方和民间有一定数量的专职医药人员。至清代，壮族地区建立了卫生机构专门负责管理地方医药和救济、诊疗贫穷患者。

7. 壮医理论的初步形成及壮医著作的出现

清末至民国时期，壮族医药发展初步形成了比较完整的理论体系，出现了有关壮医药方面的著作。

药物方面，在清代的地方志中，关于壮医壮药的记载空前增加，内容也更丰富，有些不仅记载药物的出产、应用等方面的知识，甚至有加工炮制和典型病例的记载。

病证方面，壮医对地方多发病如痧、瘴、蛊、毒、风、湿等已有所认识并有了一定的研究。壮医病名有的是以壮语表述来命名，有的按主要症状来命名，有的按预后良、恶来命名，有的以取类比象来命名。广西德保县已故老壮医罗家安所著的《痧症针方图解》（手稿）记载有 82 种病证，其中有 20 多种是中医、西医尚未出现的病证名称，如"天寒""地冷""蛇龙吊""七星""电光""肚带""胫喉""蛇惊""猫惊""红毛""耳羊""红头痧"等是根据壮语汉译音新命名的壮医病证名称。

诊断方面，壮医有脉诊、甲诊、指诊、腹诊等特色诊法。治疗方面，壮医内治法既有对症治疗，亦有对因治疗，其特点是以辨病为主，用药简便，专病专方。壮医外治法丰富多彩，一般病证单用外治法即可奏效，或外治法与内治法配合运用。

需要指出的是，此时期的壮医著作大多以个人手抄本的形式出现，如《童人仔灸疗图》（宁明县壮医邓显楷收藏，手抄本）、《痧症针方图解》（德保县罗家安著，手抄本）等。这些手抄本的编写，对壮医药理论及临床实践进行了总结，说明壮医药已具备了一定的理论基础和丰富的诊疗经验，其流传，对普及医药知识和提高壮族人民的健康水平，是有积极作用的。

8. 重视疾病预防

壮医十分注重未病先防。在长期的医疗实践及生活经验中，壮医根据居住的自然地理环境、文化风俗习性等，总结出一些颇具特色且行之有效的预防疾病的方法。例如，对瘴气的预防就有佩挂药驱瘴法、服药防瘴法、隔离更衣防瘴法等。此外，赶药市预防法也颇具特色，是一种集体互助式防病治病形式。

健身防病十分重要。宁明花山岩画及壮乡铜鼓上的舞蹈造型、练功图谱及

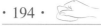

沿袭至今的在农闲、节日开展的一些传统健身活动，如抛绣球、赛龙舟、板凳龙、舞狮、拾天灯等，是壮医十分强调"未病先防"保健理念的具体表现。

此外，壮族地区的干栏建筑也有一定的预防疾病、避免野兽蛇虫伤害的作用。这种房屋分上、下两层，上层住人，下层存放农具等器物或圈养牛、猪等，居住面距地面若干米，不仅通风、采光、照明功能良好，而且还可有效地防避瘴气，抵御野兽蛇虫袭击，减少风湿病的发生。

9. 名医纷纷涌现

唐宋以后，壮医药事业逐渐兴旺，壮医药专业人员队伍不断壮大。宋代苏颂主编的《本草图经》提到"二广俚医"，"俚医"是对壮族民间医师的最早称呼，说明至少在宋代，壮族已出现专职医师，并得到社会承认。明清以后也涌现出许多壮族名医，收载于各地史册（志）中的名医数不胜数。

俞仲昌，宋代广西贵县东部人，精通医术，乐善好施，给人治病不图回报，被人颂扬。[明嘉靖十年（1531 年）《广西通志》]

梁大用，宋代苍梧县人，为针灸名医。（《苍梧县志》）

傅林，明代广西临桂人，医术高明，救死扶伤，救活人无数，为众人敬仰。[明嘉靖十年（1531 年)《广西通志》]

舒谧，明代广西宣城人。其曾祖父逻洪武为太医院名医，后随军队到宾州。舒谧得到医术秘传，救活病危者无数，且不收分毫，不避穷秽，得众人称颂。[明万历十三年（1585 年)《宾州志》]

邓晴山，清代榴江古班村人。为清朝九品官，善火脉医，享年八十一岁。[民国二十六年（1937 年)《榴江县志》]

侯第福，广西三江县寨准乡佳林村人。因家境贫寒，本人跛足而流落到湖南，得异人授以医术，精通脉理，善用草药，后回乡行医，手到病除，远近闻名，且不索取诊金，受人敬重。[民国三十五年（1946 年)《三江县志》]

限于篇幅，不一一列举。

壮医药的新生

1."僮医""壮医"的提出

"僮"这一称谓最早见于南宋史书。《宋史·蛮夷传》抚水州条中说:"广西所部二十五郡,三方邻溪峒,与蛮、僮、黎、蛋杂处。"新中国成立后,经过民族识别,将广西、云南、广东等省区所有自称"布壮""布侬""布越""布陇""布土""布傣"等称谓的统一称为僮族。1965年,遵照周恩来总理的倡议,把僮族的"僮"改为"壮","僮族"即改为"壮族"。

最早提出"僮医"一词的是著名壮医专家覃保霖。20世纪50年代末期,广西柳州地区人民医院覃保霖对壮医陶针疗法进行发掘、整理,发表了《僮医陶针考》一文,并于1959年出版了《陶针疗法》一书,书中绘制了常用的陶针穴位图谱,并详细列出各种疾病的治疗方法。

随着"僮族"统一改为"壮族","僮医"也改称为"壮医"。

2.早期壮医药研究

除覃保霖对壮医陶针的研究成果外,还有其他一些探索性的研究成果。

1979年,广西桂林铁路医院苏汉良对流传于柳州、河池地区的壮医脉诊法进行了初步整理,发表了《壮医民间脉诊的探讨》一文。

1981年,覃保霖发表了《壮医源流综论》一文,对壮医药史进行了初步的研究和探讨。

3.壮医药研究大规模展开

20世纪80年代以来,各级政府和有关部门十分重视壮医药的发展,壮医药的发掘和整理工作开始步入有组织、有计划、规模大的大好形势。

1983年,广西壮族自治区卫生厅把壮医药研究列为重点课题,组织有关科研人员,从文献搜集、文物考察和实地调查等方面,对壮医的历史和现状进行研究,对壮医的验方、秘方、单方及历史文物进行搜集整理。

1984年6月，广西中医学院成立了壮族医药研究室。

1985年4月1日，广西中医学院壮医门诊部建成开诊。

1985年5月31日，国家科学技术委员会批准建立广西民族医药研究所。

1985年，第六届全国人大代表、广西中医学院壮医研究室主任班秀文教授招收了我国医学史上第一批壮医史研究生。壮医史研究生的培养，既加强了壮医队伍的建设，也提高了壮医队伍的素质，有力地促进了壮医药事业的发展。

4. 广西民族医药研究所成立

1986年6月，广西壮族自治区党委、广西壮族自治区人民政府决定将南宁地区人民医院改建为广西民族医院，并将广西民族医药研究所和广西民族医院列为庆祝广西壮族自治区成立30周年大庆重点建设项目，投入资金1000万元。

广西民族医药研究所成立后，几年内便在广西范围内开展了大规模的民族医药古籍的普查工作，至2001年共搜集到民族医药验方、秘方10000多条，收集到民族医药手抄本、民族医药古籍、民族医药文物一批，采制民族药物标本10000余份，建立了民族医药陈列馆和民族药标本室，对长期散居于民间的5500位民族民间医生进行了登记造册，整理编撰了《发掘整理中的壮医》《广西民族医药验方汇编》等民族医药专著，并系统开展了壮医目诊、药罐疗法、药线点灸、针挑、火攻等研究。

5. 广西民族医药协会成立

1986年12月，广西首届民族医药学术交流会暨广西民族医药协会成立大会在南宁召开。广西民族医药协会的宗旨和任务是，团结全区广大民族医药人员，加强党、政府和广大民族医药人员的联系，反映广大民族医药人员的意见、愿望和要求，支持、保障广大民族医药人员的合法权益。

广西民族医药协会的成立，对加强各民族医药之间的学术联系，活跃民族医药的学习气氛，提高民族医药的学术水平，促进民族医药人才的培养和提高，积极开展民族医药国内国际学术交流有着积极的意义。

6.《民族医药报》创刊

1988 年 4 月 8 日，经国家科学技术委员会、国家新闻出版署批准，广西民族医药研究所创办的《民族医药报》（试刊）于 1989 年 1 月 5 日正式刊行，从 1992 年起由半月报改为周报。

《民族医药报》是我国历史上第一份民族医药专业报纸，专门介绍民族民间验方、秘方和家庭医疗保健知识，交流各民族民间独特的防病治病方法，普及各民族民间实用、简便、有效的医疗保健知识。

7. 壮医执业医师考试开考

经卫生部、国家中医药管理局批准同意，从 2008 年开始，正式在广西开展中医药类别中医（壮医）专业资格考试试点工作。经过两年考试试点工作，从 2010 年开始，壮医的医师资格考试正式纳入国家医师资格考试范围，实行一年一考制。

如今，已有 1000 多名考生获得了国家级别的壮医资格认证，为壮医药的发展夯实了坚定的基础。

8. 广西民族医药研究院和广西壮医医院成立

2002 年，在原广西民族医药研究所附属医院的基础上成立了广西壮医医院，与广西民族医药研究所实行"一套人马，两块牌子"管理。2007 年，广西壮医医院被列为国家中医药管理局"十一五"期间重点建设的全国十家民族医医院之一。2009 年 6 月，经自治区机构编制委员会和自治区卫生厅批准，更名为"广西壮族自治区民族医药研究院"。

9. 广西国际壮医医院成立

广西国际壮医医院作为自治区成立 60 周年大庆的重大公益性民生工程，于 2016 年 3 月经自治区机构编制委员会批准正式设立，为归属广西中医药大学管理的正处级公益二类事业单位，原广西壮族自治区民族医药研究院（广西壮医医院）整建制并入，增挂广西壮族自治区民族医药研究院牌子，实行"一套人马，两块牌子"管理。

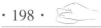

　　广西国际壮医医院总占地面积 20 万平方米，建筑总面积 18.75 万平方米，总投资 15.56 亿元，一期设床位 1000 张，医院现有职工 1500 余人。

　　广西国际壮医医院立足广西、面向全国、辐射东盟，力争以一流的人力、一流的技术、一流的设备、一流的环境、一流的服务为国内外民众提供有效、安全、方便、价廉的医疗、保健、康复服务，努力打造成为具有鲜明壮瑶医药特色的现代化、国际化、信息化区域医疗中心。

　　21 世纪以来，尤其是党的十八大以来，党和国家高度重视民族医药事业的发展，制定和出台了一系列扶持和促进民族医药事业发展的政策和法规，壮医药的发展迎来前所未有的好机遇。如今，经过近 40 年的深入发掘、整理和研究创新，壮医药形成了具有地域特色的民族医学体系，构建了完备的壮医理论体系，跻身我国传统医药之林，成为我国民族医学具有代表性的医学体系之一，为壮族人民的健康繁衍保驾护航。

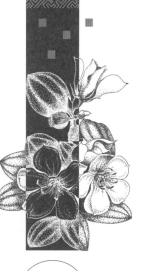

壮医理论
顺应天地

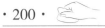

壮医名词术语

　　壮医理论体系的形成，是以壮族先民和无数民间壮医千百年的生活、生产及临床实践为基础的，是壮医药成为一门相对独立和有传统文化背景及特点的民族医药学的重要标志，也是壮医药学在学术领域中趋于成熟的体现。壮医理论体系不仅包括壮医对人体与大自然的关系的宏观认识，还包含对人体自身脏腑器官、骨肉气血及其功能的理解，以及对各种疾病的病因、病机和诊断防治方法规律性的总结。为了便于大家对壮医有更直观的认识，下面将常见的壮医名词术语进行科普。

　　阴阳：是中国古代哲学中的一个抽象概念。阴阳学说认为，所有事物和现象都能划分为阴阳两个方面。

　　三道两路：谷道、气道、水道、龙路、火路的总称。

　　谷道：壮语汉译音"条根埃"，类似于现代医学的消化系统，能消化吸收食物，为生命活动提供营养物质。

　　气道：壮语汉译音"条啰嘿"，类似于现代医学的呼吸系统，能吸入自然清新之气，呼出污浊之气，实现人与自然界的气体交换。

　　水道：壮语汉译音"条啰林"，类似于现代医学的泌尿系统，能排泄体内多余的水液。

　　龙路：为内脏骨肉输送养分的管状通路，类似于现代医学的血液循环系统。

　　火路：为感知和传导机体内外各种信息的通路，类似于现代医学的神经系统。

　　嘘（壮语汉译音，即"气"）：有两个含义，一是呼吸之气，二是人体某些功能和动力的代称。

　　勒（壮语汉译音，即"血"）：营养全身脏腑骨肉、四肢百骸。其来源于饮食的水谷及天地之气。

　　巧坞（壮语汉译音，即"大脑"）：归属于火路，感知来自体内外的各种信息并做出反应，具有统筹、思考的功能，主宰精神情志活动。

咪心头（壮语汉译音，即"心脏"）：归属于龙路，主宰血液在龙路网络内的运行，将血液送达人体组织器官，营养全身。

咪叠（壮语汉译音，即"肝"）：归属于谷道，疏泄气血，调理气机，促进食物的消化。

咪背（壮语汉译音，即"胆"）：归属于谷道，主管胆汁分泌，协助消化食物。

咪隆（壮语汉译音，即"脾"）：归属于谷道，主管食物消化吸收。

咪胴（壮语汉译音，即"胃"）：归属于谷道，主管受纳和腐熟食物。

咪虽（壮语汉译音，即"肠"）：归属于谷道，消化吸收食物精微，排出食物残渣。

咪腰（壮语汉译音，即"肾"）：归属于水道，主管水液的调节与排泄。

咪小肚（壮语汉译音，即"膀胱"）：归属于水道，协助肾调节水液的排泄。

咪花肠（壮语汉译音，即"胞宫"）：属生殖系统，独立于三道两路之外，主要功能是孕育后代。

夺（壮语汉译音，即"骨"）：与皮、筋、肉一起构成人体支架和外形，具有支撑人体站立、运动等功能。

诺（壮语汉译音，即"肉"）：与皮、筋、骨一起构成人体的支架和外形，可抵御外邪，保护内部器官。

道路不畅：谷道、气道、水道、龙路、火路以通为用，若三道两路阻塞，或调节失度，就会导致疾病的发生。

天人自然观

1. 阴阳理论

阴阳理论认为，凡是运动的、外向的、上升的、温热的、明亮的、无形的、兴奋的、外延的、主动的、刚性的、方的、山南水北的都属于"阳"；凡是相对

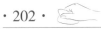

静止的、内向的、下降的、寒冷的、晦暗的、有形的、抑制的、内收的、被动的、柔性的、圆的、山北水南的都属于"阴"。

阴阳具有相关性的原则。阴阳理论认为，用阴阳分析的事物或现象，它应该是在同一范畴、同一层次或同一交点的，即在相关的基础上的，不相关的事物或现象不宜分阴阳。也就是说，阴阳是相互关联的一种事物或是一个事物的两个方面。自然界中任何事物或现象都包含着既相互对立，又互根互用的阴阳两个方面。

阴阳理论在中国古代是非常重要的哲学理论。正如《素问·阴阳应象大论》所说的："阴阳者，天地之道也，万物之纲纪，变化之父母，生杀之本始，神明之府也！"

在中国古代的传统医学中，一般把对人体具有推进、温煦、兴奋等作用的物质和功能统归于阳，对人体具有凝聚、滋润、抑制等作用的物质和功能统归于阴。

壮族先民很早就有了阴阳概念。通过与中原汉族文化的交流和互动，阴阳概念在壮族地区生产、生活中的应用更为广泛，也被壮医作为解释大自然和人体生理病理之间种种复杂关系的说理工具。

《广西通志·卷十七》载壮族民间"笃信阴阳"。著名壮医罗家安在其《痧症针方图解》一书中，就明确以阴盛阳衰、阳盛阴衰、阴盛阳盛对各种痧证进行分类，并作为辨证的总纲。

壮医认为大自然的各种变化，都是阴阳对立、阴阳互根、阴阳消长、阴阳平衡、阴阳转化的反映和结果。阴盛阳盛的说法较为特殊，其形成是否与壮族地区气温偏高，同时雨水充沛的自然现象及某些痧证的特殊症状表现有关，有待深入探讨。

具体来说，阴阳理论贯穿在壮医理论的各个方面，用来说明人体的组织结构、生理功能、病理变化，并指导着临床诊断和治疗。阴阳理论可以说明人体的组织结构。人体可划分为阴阳两部分。就人体脏腑组织的部位来说，上部为阳，下部为阴；体表属阳，体内属阴。就其背、腹、四肢内外侧来说，背属阳，腹属阴；四肢外侧为阳，四肢内侧为阴。以脏腑来分，五脏属里，故为阴；六腑属表，故为阳。具体到每一脏腑也可有阴阳之分，如有心阴心阳、肾阴肾阳等。阴阳理论可以说明人体的生理功能。人体正常生命活动是阴阳两个方面保持对立统一协调关系的结果。如以功能物质而言，功能属阳，物质属阴，人体的生理活动是以物质为基础的，没有物质运动就无以产生生理功能。人体功能与物质的关系，也就是阴阳相互依存、相互消长的关系。如果阴阳不能相互为用而分离，人的生命也就终止了。

阴阳理论可以说明人体的病理变化。疾病发生是因为阴阳失调，诸如阴胜则寒、阳胜则热、阳虚则寒、阴虚则热等病证，都是阴阳不调和的结果。

阴阳理论在壮医的临床应用很常见。调整阴阳，恢复阴阳相对平衡，是壮医治疗的基本原则。阳邪胜则热，宜用寒药以制其阳；阴邪胜则寒，宜用温热药以制其阴；对于虚证病患，阳虚者扶阳，阴虚者补阴，使阴阳偏胜偏衰的异常现象回归于正常状态。

2. 天地人三气同步理论

壮医天地人三气同步理论，是1985年柳州地区民族医药研究所著名老壮医覃保霖先生在《壮医学术体系综论》（《内蒙古中医药》，1985年第3期）一文中首先提出的。当时的广西民族医药研究所科研人员在对壮族聚居地区河池、柳州、南宁、百色等民间壮医进行实地调查后，也证实确有此说法。

天地人三气同步，是根据意为"人不得逆天地"或"人必须顺天地"的壮语意译过来的。其主要内涵如下：

①人禀天地之气而生，为万物之灵。人的生、长、壮、老、死生命周期，受天地之气涵养和制约，人气与天地之气息息相通。

②天地之气为人体造就了生存和健康的一定"常度"，但天地之气又是在不断地变化着的。日夜小变化，四季大变化，是为正常变化；地震、火山爆发、台风、洪水、陨石雨等则是异常变化，是为灾变。人作为万物之灵，对天地之气的变化有一定的主动适应能力，如天黑了会引火照明、天热了会出汗、天冷了会加衣被、洪水来临会登高躲避等，甚至妇女月事也与月亮的盈亏周期有关。诸如上述天地之气的变化，人如能主动适应，就可维持生存和健康的"常度"；如不能适应，就会受到伤害并导致疾病的发生。

③人体是一个小天地，也是一个有限的小宇宙单元。壮医认为，整个人体

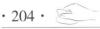

可分为三部：上部"巧"（壮语汉译音，即"天"），包括外延；下部"胴"（壮语汉译音，即"地"），包含内景；中部"廊"（壮语汉译音，即"人"）。人体内三部之气同步运行，制约化生，才能生生不息。形体与功能相一致，大体上天气主降、地气主升、人气主和，升降适宜，中和涵养，则气血调和、阴阳平衡、脏腑自安，并能适应大自然的变化。

人体的结构与功能，先天之气与后天之气，共同形成了人体的适应与防卫能力，从而达到天地人三气同步的健康境界。

生理病理观

壮医对人体生理和病理的认识，与中国其他传统医学类似。

1. 脏腑气血骨肉乃根本

脏腑气血骨肉是构成人体的主要物质基础。壮医将位于颅内和胸腔、腹腔内相对独立的实体都称为脏腑，但没有很明确的"脏"和"腑"的区分观念。

颅内容物壮语称为"坞"（壮语汉译音，下同），含有统筹、思考和主宰精神活动的意思。如出现精神症状，壮医统称为"坞乱"或"巧坞乱"，即总指挥部功能发生紊乱的意思。

壮语称心脏为"咪心头"，有脏腑之首的意思。壮语称肺为"咪钵"、肝为"咪叠"、胆为"咪背"、肾为"咪腰"、胰为"咪曼"、脾为"咪隆"、胃为"咪胴"、肠为"咪虽"、膀胱为"咪小肚"、妇女胞宫为"咪花肠"。这些内脏各有自己的功能，共同维持人体的正常生理状态，没有表里之分。当内脏实体受损或因其他原因引起功能失调时，就会引发疾病。

"夺"（骨）和"诺"（肉）构成人体的框架和形态，并保护人体内的脏器在一般情况下不受伤害。骨肉还是人体的运动器官，体内谷道、水道、气道及龙路、火路也都往返运行于骨肉之中。骨肉损伤，可导致上述通道受阻而引发其他的疾病。

"勒"（血）是营养全身骨肉脏腑、四肢百骸的极为重要的物质，得天地之气而化生，赖天地之气以运行。血液的颜色、质量和数量有一定的"常度"，血液的变化可以反映出人体的许多生理和病理变化。刺血、放血、补血是壮医治疗多种疾病的常用方法。查验血液颜色变化及黏稠度变化，是壮医判断疾病预后的重要依据之一。

壮医对"嘘"（气）极为重视。气为阳，血为阴。气是动力，是功能，是人体生命活力的表现。气虽然肉眼看不见，但是活人的气息，一呼一吸，进出的都是气。壮医判断一个病人是否已经死亡，主要依据三个方面：①"巧坞"（大脑）是否还清醒，人死了，大脑就停止活动，再不会清醒和思考了；②"咪心头"（心脏）是否还在跳动，人死了，心脏就会停止跳动；③"馕"（鼻）是否还有呼吸，即有无进出气，人死了，呼吸就会停止，自然不会有气进出了。可见有气无气，是生与死的界限和标志。在这个意义上，可以说人体生命以气为原、以气为要、以气为用，有了疾病也以气为治。

壮医将人的精神活动、语言及思考能力，归结为"巧坞"（大脑）的功能。故凡是精神方面的疾病，在治疗上都要着眼于调整大脑的机能。大脑为上部天，位高权重，全身骨肉、气血、脏腑器官都要接受大脑的指挥，是名副其实的人体总指挥部。大脑乱、大脑坏，就会指挥失灵、失误，从而导致其他脏腑功能失调，使三气不能同步而引发全身性的疾病，甚至死亡。

2.天地人三气同步则机体安

壮医天地人三气同步主要是通过人体内的谷道、水道和气道及其相关的枢纽脏腑的制化协调作用来实现的。

壮医认为，五谷禀天地之气以生长，赖天地之气以收藏，得天地之气以滋养人体。

五谷进入人体得以消化吸收之通道称为"谷道"，主要是指食道和胃肠道，其主要功能是摄纳和消化吸收饮食水谷，排出粪便，其化生的枢纽脏腑在肝、胆、胰。

人体水液进出的通道称为"水道"，其主要功能是摄纳液体和排出汗、尿，其调节枢纽为肾和膀胱。人体有水道才能进水液、出水液，并保持动态平衡。

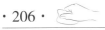

气道是人体之气与大自然之气相互交换的通道，进出于口鼻，其交换枢纽的脏腑为肺。

"三道"之中，谷道、水道同源而分流，在吸收水谷精微营养物质后，谷道排出粪便，水道排出汗、尿，而气道与大自然发生最直接、最密切的联系。"三道"畅通，调节有度，人体之气就能与天地之气保持同步协调平衡（即健康状态），"三道"阻塞或调节失度，则天地人三气不能同步而百病生。

3."两路"通畅即平安

龙路与火路虽未直接与大自然相通，但却是维持人体生理功能、反映疾病动态的两条极为重要的内封闭通路。

壮医认为，龙是制水的，龙路在人体内即是血液的通道（某些老壮医又称为血脉、龙脉），其功能主要是为内脏骨肉输送营养。龙路有干线及网络遍布全身，循环往来，其中枢在心脏。龙路通畅，则阴阳平衡，身体健康；若龙路阻滞不畅，则脏腑骨肉缺乏营养而百病生；若龙路闭塞不通，则致机体枯竭甚至死亡。

壮医认为，火为触发之物，其性迅速，感之灼热。火路在人体内为传感通道，即"信息通道"，其中枢在"巧坞"（大脑）。火路跟龙路一样，有干线及网络遍布全身，使正常人体能在极短的时间内，感受外界的各种信息和刺激，并经中枢"巧坞"的处理，迅速做出反应，以此来适应外界的各种变化，实现三气同步的生理平衡。若火路阻滞甚至阻断，则人体降低或丧失对外界信息的反应能力和适应能力而导致诸多疾病，甚至死亡。

病因病机论

1.重视外毒，以毒攻毒

壮族地区位于亚热带，山林茂盛，气候湿热，野生有毒的动植物和其他毒物尤多，如毒草、毒树、毒虫、毒蛇、毒水、毒矿等，动植物腐败而产生瘴毒。

难怪唐代陈藏器在《本草拾遗》中称："岭南多毒物，亦多解物，岂天资乎？"

痧、瘴、蛊、毒是岭南地区的常见和多发病证，均由强烈而难以抵御的外毒引起。《后汉书·马援传》载："出征交趾，士多瘴气。"马援南征时，"军吏经瘴疫死者十四五"，可见瘴气为害之烈。宋代范成大的《桂海虞衡志》也指出："瘴，二广惟桂林无之，自是而南皆瘴乡矣。""两江（按：指左江、右江）水土尤恶，一岁无时无瘴。春曰青草瘴；夏曰黄梅瘴；六七月曰新禾瘴；八九月曰黄茅瘴。土人以黄茅瘴为尤毒。"

无数中毒致病甚至死亡的实例和教训，使壮族先民对毒有着特别直接和深刻的认识，所以总结出丰富的解毒治疗方法。对各种外毒引起的疾病，壮医经历了长期的探索和实践，得出了"以毒攻毒"的治疗措施。据众多有关古代壮医治疗各种毒病的文献记载，以及对民间壮医的实地调查发现，壮医特别喜欢用具有一定毒性的药物来治疗因染毒而引发的疾病。

一般来说，邪毒、毒物进入人体后，是否发病取决于人体对毒邪的抵抗力和自身解毒功能的强弱，亦即取决于人体内正气的强弱。但中毒后邪毒阻滞三道两路或损耗正气至虚极衰竭，极易导致病情迅速加重而死亡。但是，在古代壮族地区，解毒的方法匮乏，于是人们寻找一种以毒攻毒的方法。

《诸病源候论》记载了岭南俚人用来治疗疑难杂症的五种毒药，尤其是外毒引起的危病重症，这五种毒药分别是不强药、蓝药、焦铜药、金药、菌药；《肘后备急方》也记载了岭南俚人防治沙虱毒、瘴毒、箭毒、蛇毒的经验方，其药物组成也是本着以毒攻毒的原则进行的；《本草纲目》中有关于岭南人用毒药的记载，如用断肠草治顽癣和疔疮、马兜铃解蛊毒、黄藤解饮食毒等。

2. 毒虚理论，强身治病

毒虚理论颇具壮医特色。毒性的判断是以对人体是否构成伤害及伤害致病的程度为依据的。有的毒性猛烈，有的则是缓慢发挥毒性作用；有的是有形之毒，有的是无形之毒；有的毒只损伤皮肉，有的毒则伤害脏腑或阻塞体内重要通道，从而极大地伤害机体生理功能而致病，甚至死亡。

毒之所以致病，是因为毒性本身与人体正气势不两立，正气可以祛毒，邪毒也可损伤正气。两者争斗，就看孰强孰弱了。若正不胜邪，则会导致三气同步

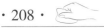

失调，或脏腑功能障碍，或阻滞三道两路而致病。因各种毒的性质不同，侵犯的主要部位也不同，作用的机制各异，以及人体对毒的抵抗程度不同，在临床上表现的典型症状和体征也各不相同。

虚即正气虚或气血虚。虚既是致病的原因，同时也是病态的反映。作为致病的两大因素之一，虚本身可以表现出软弱无力、神色疲劳、形体消瘦、声低息微等临床症状，甚至衰竭死亡。而且虚也可使体内的运化能力和防卫能力相应减弱，特别容易招致外界邪毒的侵袭，出现毒虚并存的复杂临床症状。

虚的原因，壮医归结为两个方面：一是先天禀赋不足，父母羸弱、孕期营养不良或早产等致虚；二是后天过度劳作，或与邪毒抗争气血消耗过度而得不到应有的补充，或人体本身运化失常，摄入不足而致虚。

总之，毒或虚可使人体失去"常度"而表现为病态。如果这种病态得到适当的治疗，或人体的自我防卫、自我修复能力能够战胜邪毒，则人体"常度"逐步恢复而疾病趋于好转至痊愈；否则，最终会因三气不能同步，导致人体气脱、气竭而死亡。

壮医强调机体虚弱、正气不足在疾病转归中的重要作用。壮族人民十分重视锻炼身体和饮食调理，如左江花山岩画的古人练功图、浸泡各种马蜂酒治疗风湿病、进食蚂蚁干（粉）或蚂蚁酒强身健体防病治病等，其目的是让机体正气强起来，使入侵的毒气弱下去或完全消灭掉，从而治病强身、延年益寿。

壮医诊疗

简单实用

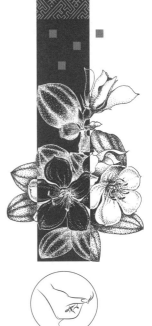

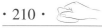

壮医诊病原则

　　壮医诊断疾病是在一定的原则指导下，按照一定的程序进行的。壮医诊断疾病有以下特点。

1. 整体诊察，数诊合参

　　人体是一个有机的整体，其各个组成都是不可分割的。在生理上，人体的"巧"（天）、"廊"（人）、"胴"（地）三部与自然界同步运行，制约化生，生生不息，人体谷道、水道、气道畅通，龙路、火路无阻，则"嘘"（气）、"勒"（血）得以运行，脏腑"夺"（骨）、"诺"（肉）肢节百骸得以涵养，则人体无病。在病理上，若正气不足，痧、瘴、蛊、毒等诸毒邪循龙路、火路内侵，水道、谷道、气道不畅，脏腑骨肉失衡或失养，天人地三气同步的状态被打破，则百病衍生。

　　依靠谷道、水道、气道的沟通，以及龙路、火路网络的相连，内部脏腑的病变可反映于体表。因此，壮医在诊断疾病时注重的第一个原则就是整体诊察，检查务尽，尽可能多地收集病变征象，为正确诊断提供足够依据。

　　壮医除重视整体诊察外，还强调数诊合参。壮医诊法各具特点和适用性，如"勒答"（眼睛）的状况，必须通过望诊才能知道；病者是否有"巧坞"乱而致的言语错乱，须进行听诊；谷道、水道废物之气味如何，须进行闻诊；病者是否有疼痛，所苦何在，须详细询问；龙路、火路"嘘"（气）之多少，"勒"（血）之充盈与否，须按诊才明确；等等。有经验的老壮医会将多种诊断手段在临床上合理综合运用，得心应手。

2. 全面诊查，突出重点

　　全面诊查，突出重点，有两层含义。第一层含义是在全面诊查病者"巧"（天）、"廊"（人）、"胴"（地）各部位的基础上，重点诊查与病变密切相关的部位。如"咪叠"（肝）的病变，应重点观察"勒答"（眼睛）有无发黄，右上腹有无压痛、肿块，等等；"咪花肠"（胞宫）病变应重点检查中下腹，看有无肿物、压痛等。另一层含义是在数诊合参的基础上，根据不同疾病的特点重点采用某一诊法。例如，对某些"咪胴"（胃）病、癌肿，可重点采用壮医目诊法；对某些女性患者"咪花肠"（胞宫）病变，可重点运用农氏腹诊法并结合现代医学进行妇科检查。

3. 循序诊查，综合判断

壮医诊断的最终目的是为临床治疗提供依据。壮医诊断与治疗按一定的程序有步骤地进行，可分为五步。

第一步：从患者主诉及问诊所得资料来确定主要症状和典型症状。在此基础上判断该病是属虚还是属毒引起的。若病属虚引起的，则分辨是阴虚还是阳虚，或是气虚还是血虚；若病属毒引起的，则进一步判明毒邪的种类和性质，诊断病名和病性。

第二步：在多种诊法所得资料的基础上全面分析，做出病机和病位的判断。

第三步：综合患者全身情况，判断是属阴证还是属阳证，对疾病做出轻重预后的诊断。

第四步：在综合判断的基础上，确定治疗原则，选定主要方药和辅助方药。

第五步：根据毒邪性质和病机病位，为患者提供合理的饮食起居宜忌等辅助治疗措施。

壮医诊法简介

1. 壮医目诊

"大夫，谢谢您了。上次您帮我看眼睛，提醒我做肛肠检查。我到医院肛肠科给大夫认真诊查后，发现了一个小小的肿瘤。手术后做病理检查，发现是早期癌。现在手术治疗半年了，也没有复发的迹象。壮医真的厉害哟！"一位中年男性患者真诚地向医生致谢。

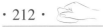

旁边等候看病的另一位中年女性患者也说："对，对，目诊真的神了。我也是通过目诊检查，发现了早期卵巢肿瘤，手术后没有扩散。妇科医生都说了，一般的妇科检查也难以发现这种小小的肿块，等出现临床表现时，大多是晚期了，非常难治，后果难料。我想让医生再认真看一下，身体其他部位有没有隐性疾病。"

医生谦虚地说："说老实话，壮医目诊并没有那么神。目诊只能大概提出一种可能，还是要做进一步的医学检查才能确诊的。"

"当然，这种无伤害的检查方法还是不错的，尤其是对某些恶性肿瘤，诊断的准确概率大大提高。"医生补充道。

壮医目诊真的有这么神通广大吗？壮医目诊是一种根据眼睛的色泽、形态、眼睛上脉络的变化等来辨别疾病的病因、病位、病性和推测疾病预后的一种诊断方法，是壮医诊断疾病的重要手段之一。

壮医认为，眼睛是天地赋予人体的窗口，是天地人三气的精华所在，人体三道两路的精气都上注于眼睛。因此，眼睛能够反映疾病的病位、病性等特征。目诊可以诊断疾病、推测预后，很多疾病都可以通过壮医目诊进行诊断。其诊法的原理是人体不同的器官、不同的组织、不同的部位的病变都可以在巩膜（白睛）上有特定的信号反映区；同一器官、同一组织的不同疾病，在反映区上可以有不同的异变信号，同时根据眼睛上异变信号的变化还可以判断疾病的新旧轻重。目诊的优势是诊断较准确、迅速，操作简便、易学易懂，无创伤性、安全可靠，经济实惠、便于推广，司外揣内、见微知著，有助于下一步体检和普查，可预测未病、防患未然，总结起来就是"简、便、验、廉、捷"。

2. 壮医望诊

望而知之谓之神。望诊是诊疗过程中非常重要的一环。壮医理论认为，人体依谷道、水道、气道直接与自然界相通，靠龙路、火路网络沟通内外上下。临床上，就能通过观察外部变化来推测机体内部的生理或病理状态。

壮医望诊包括望神、望面、望耳、望鼻、望口唇、望咽喉、望皮肤、望三道废物、望舌等。前面介绍的壮医目诊，其实也是壮医望诊的重要组成部分。

望神：人的精神情志活动有赖于"巧坞"的功能，有赖于"嘘"（气）、"勒"

（血）等物质的濡养。"巧坞"在上属天，位高而权重，为人体各部的总指挥部，神志异常多为"巧坞"本身病变或其他疾病引起"巧坞"乱、"巧坞"坏。一般而言，精力充沛、反应灵敏、目光炯炯、思路清晰，表示"嘘""勒"充足，"巧坞"得养，或病轻毒浅；反之，萎靡不振、反应迟钝、目光呆滞、气息微弱，多为"巧坞"失养，体虚毒重。

望面：主要通过观察面部颜色与光泽的变化来诊断疾病。面部密布龙路、火路网络，人体正气的盛衰、邪毒的轻重都可以从面部诊查出来。广西隆安县有一位老壮医善用面部望诊来诊断阴疮（包括某些恶性肿瘤）及鼠疮（淋巴结结核）。他的经验是，患者额部及眉心（印堂）部位暗黑色或灰色无华者，提示体内可能有阴疮存在；若暗黑灰色自上而下延伸，说明阴疮由轻变重；若暗黑灰色延伸至两颧，多数为病情危重。一些民间壮医还采用望面诊断各种不同类型的病证，如羊毛痧、蚂蟥痧、七星痧等。

望耳：主要观察耳部形态、色泽及分泌物的情况。正常情况下，人的耳郭红润而柔厚。耳薄而黑者为"咪腰"（肾）亏损；小儿耳背发凉，并见血络显现，多为麻疹先兆；耳内流渗脓水，腥臭不可闻者为"呗耳"（耳疮）。

望鼻：主要观察鼻子形态、色泽的变化。鼻为气道之门户，易受外来毒邪入侵。鼻涕清稀者，为风寒之毒上袭；涕浊而黏者，为风热之毒上袭；鼻梁塌陷者，为麻风或梅毒；鼻翼扇动而喘，多属热毒内犯；鼻扇（鼻孔两翼因呼吸急促而扇动的症状），多因肺热，或见于哮病，是肺气不宣、呼吸困难的表现。若重病中出现鼻孔扇张，喘而额汗如油，是"咪钵"（肺）或"咪腰"（肾）衰败之征，气道不用，危如累卵，需立即救治。

望口唇：主要观察口唇形态、色泽、润燥的变化。正常口唇色淡红而润泽。口唇色绛红多为热毒，色淡白为虚，色青紫为寒毒、瘀血、痛证。口唇干裂多为热毒、火毒内盛，伤阴所致。

望咽喉：主要观察咽喉的形态、色泽的变化。咽喉为谷道、气道的门户。咽部红肿而痛，多为风热火毒内攻，或"咪钵"（肺）、"咪胴"（胃）热毒盛；咽部淡红鲜嫩，为虚火之毒上攻。

望皮肤：主要观察皮肤的色泽和形态变化。皮肤为人体一身之表。邪毒自外而入，皮肤首当其冲。皮肤密布龙路、火路网络，人体正气的盛衰、毒气的轻

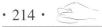

重都可从皮肤上反映出来。

望三道废物：废物是指气道排出的痰涎，谷道排出的呕吐物、大便，以及水道排出的尿液等。

望舌：舌居气道、谷道门户，毒之轻重也可从舌的舌苔、舌质等反映出来。

3. 壮医甲诊

甲诊是壮医特色诊断方法之一。甲诊是通过观察双手指甲的形态、质地、色泽的变化来诊断疾病，具有简单、快捷、实用的特点。

壮医认为，气血和水谷通过龙路、火路而运化。邪毒内侵或湿热毒内生时，也是借龙路、火路为通道而导致诸多病证。人体指甲上下密布龙路、火路末梢的网络分支，邪毒的轻重、气血的盈亏、脏腑骨肉的功能状态可以从指甲反映出来。一般通过察颜色、察质地、察月痕、察压甲尖等来诊断。

4. 壮医耳诊

壮医认为，耳郭与人体各部存在某种生理的内在联系，在病理上表现出一定的反应规律。当人体有病时，耳郭相应部位就会出现变色、突起、凹陷、水肿、充血、敏感点、缺损等征象。因此，诊病时诊察耳郭对疾病的诊断有一定的参考价值。

耳诊分为耳尖诊断法和耳郭诊断法。耳尖诊断法是医者用其拇指置于患者耳尖下部，食指与中指贴在耳尖顶部。若触之有微冷至冷冻感，多预示三天内患外感性疾病；若触之有热感，则为热气上承之征，无疾为体健之征，有疾则为热毒为患。耳郭诊断法主要通过观察耳郭形色的变化来诊断疾病。耳郭色淡白多为虚寒，色青黑则为痛证；耳郭肉薄而干枯，为先天肾气不足；耳郭红肿热痛，为邪毒内盛。

5. 壮医闻诊

壮医闻诊是指听辨患者的呼吸、咳嗽、呕吐、呃逆、嗳气、叹息、喷嚏、哈欠、肠鸣等声响，以及嗅患者气味，来判断病情的诊察方法。

健康人的语声因性别、年龄大小、体质强弱而有明显差异，但正常情况下应发声自然，声音柔和圆润，语言清晰。

通过嗅气味来辨别疾病，主要嗅闻废物气味和特殊体气。恶臭异常者，多系热毒为患，或湿热之毒内阻；嗅味不显或无异味者，多为寒毒或阳虚。

6. 壮医询诊

询诊是对患者或陪诊者进行有目的的询问，以了解疾病的起始、发展及治疗经过、现在症状及其他与疾病有关的情况，来诊察病情的方法。

临床上，一般将患者主诉作为症状诊断的重要依据。询诊的程序为询主症、询伴随症、询发病及治疗经过、询一般情况、询远事、询家事。询诊的主要内容大致可包括询寒热、询汗、询疼痛、询饮食口味及二便情况、询睡眠、询专科情况等。询诊与其他诊法所得合参，就更能正确把握疾病的本质及发展趋势。

7. 壮医按诊

壮医按诊是对患者的肌肤、手足、胸腹或其他病变部位进行触摸按压，以测知局部有无冷热、硬块、压痛、瘀块或其他异常变化，以推断疾病的病位和病性的一种诊断方法。其中，按肌肤主要观察肌肤之寒热、荣枯、润燥及有无肿胀等。

壮医治则六字诀

壮医治则是指在壮医基本理论指导下制定的，对防治疾病具有普遍指导意义的原则。壮医治则是壮医基础理论的重要组成部分，在壮医防治疾病的过程中起着重要的统领作用。

治法是在治则指导下制定的针对疾病与证候的具体方法，治法更为具体和灵活多样。审证立法，依法用方，治法是制方、用方、选药的依据，各种疗法如壮医火针疗法、壮医针挑疗法、壮医陶针疗法、壮医油针疗法、壮医神针疗法、

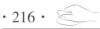

壮医药线点灸疗法、壮医灯花灸疗法、壮医火攻疗法、壮医刮痧疗法、壮医佩药疗法、壮医滚蛋疗法、壮医药物竹罐疗法、壮医接骨法、壮医经筋疗法、壮医食疗等，在具体运用中均须贯彻治法的精神。

总而言之，治则指导治法的确立，治法是治则的具体化，由治则所规定，并从属于一定的治则。因此，治法上贯治则，下统方药，承上启下，是壮医治疗过程中的关键环节。

壮医诊治讲究简明实用，主要有三大治疗原则：调气、解毒、补虚，这是指导临床对病证治疗过程的原则，对临床治疗方案、方法的选择与确定具有重要的指导作用。

1. 调气

壮医认为气是人体生命活动力的表现。调气就是利用特定的方法调节人体气机，使人体天地人三气保持通畅，进而实现天人地三气同步运行。

2. 解毒

广义的毒是所有致病因素的总称；狭义的毒是指具体的对人体有害、有毒之物，分痰、瘀等内毒和风、寒、热等外毒。解毒是通过药物内服或药敷、熏洗、刺血、刮痧、拔罐等外治法的排毒来达到治疗目的的一类方法。壮族地区使用的解毒药有上百种。如独脚莲、草鞋青、苦荬菜等共用解蛇毒、虫毒；用橄榄、白萝卜等解酒毒；用黄脉九节解木薯、断肠草中毒；等等。

3. 补虚

虚即正气虚或气血虚。壮医常常通过食补或药补以补益人体气血，调整人体的机能以达到正常的状态。

虚证多见于慢性病、老年病或邪毒祛除之后的恢复期，治疗以补虚为主。壮医认为扶正补虚，必配用血肉之品，并总结出动物药的应用经验：介甲之类滋阴潜阳，安神定魄；飞禽走兽滋养气血，燮理阴阳等。血肉有情之品多为气血双补的美味食物，虚者常服自然有益，但不可过量服用。

临床技法丰富

1.壮医火针疗法

壮医火针疗法是将针尖烧红后迅速刺入体表，以治疗疾病的一种方法，适用于各种风湿痹病引起的关节红肿、疼痛，细菌、病毒引起的局部组织红肿，陈旧性外伤所致的局部瘀血，淋巴结结核，关节囊肿，等等。

2.壮医针挑疗法

壮医针挑疗法是用特制针或大号缝衣针，通过不同手法，挑破浅层皮肤异点或挑出皮下纤维，以治疗疾病的一种疗法，适用于痧证及内科、外科、妇科、儿科、五官科、皮肤科、泌尿科、男科等常见病、多发病和疑难病。

3.壮医陶针疗法

壮医陶针疗法是用陶瓷片敲击或磨制成针状的医疗用具，然后在患者体表的相应穴位按压，或刺割至皮下出血，以治疗疾病的一种方法，适用于中风、中暑、局部红肿、小儿夜啼、小儿惊风、风湿痹病等。

4.壮医麝香针疗法

壮医麝香针疗法又称为麝针疗法，是针尖蘸上麝香后刺入人体以治疗疾病的一种方法，适用于肢体或关节酸胀疼痛、麻木、屈伸不利，陈旧性跌打外伤，淋巴结结核，无名肿毒，等等。

5.壮医神针疗法

壮医神针疗法是运用微型刀针，选择压痛最明显点入针，然后行小剥离予以强刺激，以治疗疾病的一种方法，适用于颈、臂、肩、背、腰、骶、腿等处软组织的急性、慢性损伤所致的疼痛及非感染性四肢关节痛。

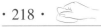

6. 壮医皮肤针疗法

壮医皮肤针疗法又称梅花针疗法，是用针在浅表皮肤叩刺龙路、火路表浅网络，以治疗疾病的一种疗法，适用于头痛、肋痛、脊背痛、腰痛、皮肤麻木、神经性皮炎、面瘫、高血压、失眠、消化不良、顽癣、斑秃、近视、产后缺乳等。

7. 壮医油针疗法

壮医油针疗法是用普通缝衣针，将针尖蘸上桐油烧热后，迅速轻轻地刺入治疗点，以治疗疾病的一种方法，适用于风湿痹痛、无名肿毒、牛皮癣、硬皮病等。

8. 壮医刺血疗法

壮医刺血疗法是用针刺入人体的一定穴位，运用挤压或拔罐等方法使针眼出血，以治疗疾病的一种治疗法，适用于火毒、热毒炽盛的阳证、热证，如痧证、外感发热、跌打损伤瘀积、昏厥、中暑、咽炎、目赤肿痛、腰腿痛等。

9. 壮医药线点灸疗法

壮医药线点灸疗法是用经过壮药炮制的苎麻线，点燃后灼灸患者体表的穴位或部位，以治疗疾病的一种方法。本法能疏通龙路、火路气机，具有祛风通痹、止痛止痒、活血化瘀、消肿散结等作用，适用于发热、疼痛、麻木不仁、瘙痒等病证。

10. 壮医艾灸疗法

壮医艾灸疗法是通过温热刺激疏通龙路、火路气机，逐寒祛毒，消瘀散结，回阳救逆的一种治病方法。艾为菊科多年生草本植物。艾叶气味芬芳，辛温味苦，干燥后容易燃烧，火力温和，故为施灸佳料。本法适用于风湿骨痛、哮喘、虚寒性疾病，如胃痛、腹痛、腹泻、肠梗阻、便秘、痛经、遗尿、脱肛、子宫脱垂、崩漏、带下、乳痈初起、淋巴结结核、瘿瘤、皮肤疣、带状疱疹、昏迷等，也可用于防病保健。

11. 壮医无药棉纱灸疗法

壮医无药棉纱灸疗法简称纱灸疗法，是壮族民间利用棉纱灸患处以防病治病的一种方法。本法具有通龙路、火路气机，祛风除湿，止痛消痹的作用，适用于感冒、风火牙痛、胸闷腹痛、各种神经麻痹疼痛等。

12. 壮医水火吹灸疗法

壮医水火吹灸疗法是先用清水喷淋于疖肿患处，再用艾火继续熏灸患处，并对着患处吹气，让患者有一种舒适感觉的治病方法，适用于各种疖肿。

13. 壮医灯花灸疗法

壮医灯花灸疗法又叫灯草灸或打灯草，是用灯心草蘸茶油或花生油点燃后灸患者穴位的一种方法，分明灯灸、阴灯灸两种，在壮族地区广泛应用，疗效确切，适用于发热、胃痛、腰痛、关节痛、腹泻、慢性中耳炎、昏迷、哮喘、甲状腺功能亢进症等。

14. 壮医刮痧疗法

壮医刮痧疗法是用边缘光滑的牛角刮痧板在体表部位进行由上而下，由内向外反复刮动，以治疗疾病的一种方法，适用于各种痧证、急慢性疾病。

15. 壮医浅刺刺痧疗法

壮医浅刺刺痧疗法是指通过挑刺人体的一定部位，于皮下挤出点滴瘀血，以治疗痧证的一种方法，具有疏通三道两路、清热毒、除痧毒、活血祛瘀、祛湿止痛的作用，主要用于各类痧病（如感冒、发热、咳嗽）、风湿病、急慢性胃肠炎、颈肩腰腿痛、头痛、三叉神经痛、偏头痛、小腿痉挛疼痛、中暑、失眠、黄褐斑、肥胖症等。

16. 壮医火攻疗法

壮医火攻疗法是用加工炮制的药枝，点燃熄灭明火后，用两层牛皮纸包裹，熨灸患者身体一定部位或穴位，以治疗疾病的一种方法，适用于风寒湿痹、腹

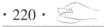

痛、腹泻、胃下垂、淋巴结结核等病证。

17. 壮医四方木热叩法

壮医四方木热叩法是用四方木烧成炭后叩打患处或穴位的一种外治法，适用于骨质增生引起的腰腿痛、关节痛等病证。

18. 壮医药物熏蒸疗法

壮医药物熏蒸疗法是通过燃烧的烟火或煮药的蒸汽熏蒸患处，以治疗疾病的一种方法。药物经熏蒸作用于肌体后，其挥发性成分经皮肤吸收，局部可保持较高的浓度，能长时间发挥作用，具有祛风寒、散寒毒、除湿毒、消肿痛、散瘀结、通调三道两路的作用，适用于痹病、强直性脊柱炎、慢性腰痛、足跟痛、扭挫伤等。

19. 壮医药物熏洗疗法

壮医药物熏洗疗法是用壮族地区特有的草药煎水，趁热取药液熏洗皮肤患处，等药液温度适宜后再行沐浴的一种治疗方法，适用于外感、内伤、风湿、痧证、跌打损伤、腰腿痛、风湿性关节炎、各种皮肤病等。

20. 壮医敷贴疗法

壮医敷贴疗法是将壮药贴于人体某些部位或穴位上，通过药物的刺激，调节人体天地人三气同步平衡，以治疗疾病的一种外治法，适用于内科、外科、妇科、儿科、五官科等多种常见病、多发病。

21. 壮医佩药疗法

壮医佩药疗法是选用一些药物佩挂于人体的一定部位，利用药物的特殊气味，以治疗疾病的一种方法。本法起源于古代壮族的"卉服"，具有解毒消炎、消肿止痛、防病治病的作用，适用于奶疮、淋巴结结核、急性眼结膜炎、小儿疳积、小儿口疮、防病保健等。

22. 壮医点穴疗法

壮医点穴疗法是在患者体表穴位，运用点、按、拍、掐、叩、捶等不同手法，促使机体的功能恢复正常，以防治疾病的一种方法，适用于各种痹病、中风后遗症、消化系统疾病、神经衰弱，以及各种原因引起的疼痛。

23. 壮医滚蛋疗法

壮医滚蛋疗法是用蛋在患者身体有关部位来回滚动，以治疗疾病的一种方法，适用于伤风感冒、风寒咳嗽、肌肉关节疼痛等病证。

24. 壮医药物竹罐疗法

壮医药物竹罐疗法是将特制的竹罐投入煮沸的壮药汤液中浸泡 15 分钟，趁热将竹罐吸拔于治疗部位上，以治疗疾病的一种方法。本法具有祛风除湿、活血舒筋、散寒止痛、拔毒消肿、通龙路火路气机等功效，适用于风湿性腰腿痛、风湿痹痛、腰腿痛、肩背酸痛、肢体麻木、半身不遂、跌打损伤、头痛、骨折愈后瘀积等。

25. 壮医药物热熨疗法

壮医药物热熨疗法是将相关药物加热后，置于患者体表特定部位进行热敷或往复移动，借助药力和热力以治疗疾病的一种外治法。本法具有祛风毒、散寒毒、除湿毒、化瘀毒、消肿痛、散瘀结、通龙路火路气机等功效，适用于寒毒、湿毒、风毒、痧毒、瘀毒所致的病证，如风湿病、感冒、中风、肌肤麻木不仁、肌肤痹冷疼痛、萎软无力、肩颈腰腿痛、骨折、跌打损伤、带状疱疹后遗神经痛、哮喘、慢性咳嗽、鼻炎、痛经、闭经等。

26. 壮医浴足疗法

壮医浴足疗法是把草药加水煮后，用药液来洗足或泡足，以治疗疾病的一种方法。本法具有通龙路火路气机、清热解毒、消炎止痛、消肿祛瘀、杀虫止痒等功效，适用于内伤发热、高血压、头目眩晕、耳鸣、肢体麻木、皮肤病等。

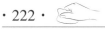

27. 壮医接骨法

壮医接骨法是运用壮医技法和药物进行骨折部位的固定和治疗，以治疗骨折的一种方法，适用于各种外伤所致的单纯性、闭合性骨折。开放性、复杂性骨折在用西医的方法进行清创和复位后，可配合壮医接骨法治疗。

28. 壮医按摩疗法

壮医按摩疗法又叫推拿疗法，是运用手和手指的技巧，在患者皮肤、肌肉上按摩以治疗疾病的一种方法。按摩手法又分为按法、摩法和推法三种手法。按法常用于腰背痛、四肢疼痛、少腹酸痛、脘腹胀痛、头痛等各种痛证以及风寒感冒等病证。摩法主要用于消化不良、便秘、咳嗽、气喘、月经不调、痛经、阳痿、遗精、外伤肿痛等病证。推法主要用于高血压、头痛、头晕、失眠、烦躁易怒、腰腿痛、风湿痹痛、软组织损伤、局部肿痛、胸闷胁胀、腹胀、便秘等病证。

29. 壮医经筋推拿疗法

壮医经筋推拿疗法是运用壮医经筋推拿手法查灶消灶、经筋针刺、经筋拔罐等三联疗法以治疗疾病的一种方法，适用于偏头痛、颈椎病、肩周炎、网球肘、胸椎功能紊乱、腰椎间盘突出、腰椎骨质增生、腰三横突综合征、梨状肌损伤、腰腿腹三联征、退行性膝关节病变等病证。

小儿经筋推拿疗法是根据小儿生理病理特点，通过手法刺激小儿特定穴位，以提高小儿机体各项机能的治疗方法，未病先防，提高小儿对疾病的抵抗能力，还可缓解甚至解除小儿病痛，广泛应用于小儿泄泻、呕吐、食积、厌食、便秘、腹痛、脱肛、感冒、咳嗽、哮喘、发热、遗尿、夜啼、肌性斜颈、落枕、惊风等。

30. 壮医神龙灸疗法

壮医神龙灸疗法是通过在人体背龙脊上施灸，运用姜泥辛散及艾绒温通之力以激发天地人三气的资生、助长，促进三道两路的运行，继而主动解人体之毒，使毒祛正复、气血均衡，补充人体气血、解毒祛瘀、调整三道两路、促进天地人三气同步，以防治疾病的一种方法，适用于内科、外科、妇产科、儿科、皮肤科、男科、眼科、耳鼻喉科等临床常见病、多发病以及不孕不育症等疑难杂症。一年四季都可以进行神龙灸，对于一些特殊疾病患者，坚持三伏天及三九天期间治疗效果更佳。

31. 壮医药浴疗法

壮医药浴疗法是把壮药加水煮 30 分钟，煮沸后过滤取药液，待温度降至40 ～ 50℃时，用来泡浴四肢关节或躯干，使腠理疏通、血管扩张、气血流畅，以治疗疾病的一种方法。本法具有通龙路火路气机、通络止痛、清热解毒、消肿祛瘀、杀虫止痒的功效，适用于类风湿性关节炎、系统性红斑狼疮、痛风、强直性脊柱炎、银屑病、关节炎、干燥综合征、多发性肌炎与皮肌炎、硬皮病、纤维肌痛综合征、中风偏瘫等。

神奇壮药
妙趣多多

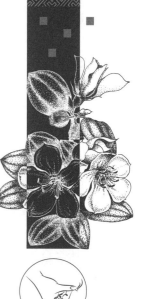

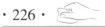

壮药概述

广西地处岭南亚热带地区，气候温暖、雨水丰沛，优越的自然条件孕育着丰富的壮药资源。千百年来，壮医药对壮族人民的生存繁衍、身体健康起了巨大的保障作用。壮药资源是壮族人民防治疾病、康复保健的物质基础，是祖国医药学宝库的重要组成部分。壮药资源的科学保护、开发和应用，对推动广西医药产业的发展，促进广西经济实力的增长，加速我国民族医药事业的腾飞，有着不可替代的积极作用。

壮药是指主产于壮族地区并按壮医实践经验及壮医理论使用的传统药物。目前记载的壮药资源有 2000 多种，其中著名壮药有三七、肉桂、八角茴香、罗汉果、山豆根、广西莪术、龙眼、鸡血藤、鸡骨草、两面针、广地龙等。

壮药的命名一般是根据药材的产地、生长环境、生长特征、药用部位、形态、颜色、气味、功效、声音、用量等方面进行。

壮药遵循药材功效分为解毒药、补虚药、调气机药、通调三道两路药、调"巧坞"药、止血药、止痛药、驱虫药、收固药、专科药等；根据主治病证分为跌打损伤药、黄疸药、毒蛇咬伤药、疮疖药等；根据药材颜色分为红药、黑药、白药、黄药等，红药有月月红、鸡血藤等，黑药有黑芝麻、乌骨鸡、何首乌等，白药有白浆木瓜等，黄药有黄姜、无根藤、木黄连等。

壮药药性有寒、热、温、凉、平五种，药味有辛、酸、苦、麻、涩、咸、甘、淡八种。

壮医临床上，可根据药材形态推断功效，如藤木通心定祛风，对枝对叶可除红，枝叶有刺能消肿，叶里藏浆拔毒功，圆梗白花寒性药，热药梗方花色红，根黄清热退黄用，节大跌打驳骨雄；根据性味推断功效，如辛香定痛祛寒湿，酸涩收敛涤污脓，苦能解毒兼清热，麻能镇痛散痈疖，涩主收敛能消炎，咸寒降下把坚攻，甘味滋补虚弱用，味淡多为利水药等；根据颜色推断功效，即以红治红、以白治白、以黄治黄、以黑治黑，如月月红调理月经病，鸡血藤补血虚，木瓜炖服通乳，姜黄、虎杖、黄龙藤、田基黄等治疗黄疸，芝麻、黑豆、何首乌等养发。

　　壮医临床按照阴证和阳证辨证用药，辨病与辨证相结合，强调调气、解毒、补虚三大原则，常与外治法配合应用。鲜药、动物药、解毒药等应用较广泛。

　　壮药处方中的公药、母药配伍理论也独具特色。公药针对阴证，母药针对阳证。处方中针对主要病证或病因的药叫主药，帮助主药治疗主病或针对兼症的辅助药叫帮药，引导其他药物到达病所或调和药味的药叫带药或引药。

解毒药

　　壮医认为，人体若正气不足，痧、瘴、蛊、毒及风、寒、湿、热等诸毒邪内侵，天地人三气不能同步，三道两路不畅，则百病生。毒药在古代的医药书中常指药性的偏颇，认为药物各有偏性，这种偏性就是毒。壮医民间使用的毒药和解毒药在百种以上。常用的解毒药有解痧毒药、解瘴毒药、祛风毒药、除湿毒药、清热毒药、祛寒毒药、解其他毒药（如药物中毒、重金属中毒、蛇虫毒药）。解痧毒药有地胆草、狗肝菜、狗脚迹、狗仔花、磨盘草、千层纸等；解瘴毒药有黄花蒿、假鹰爪、萝芙木、马鞭草、牡蒿、香茅等；祛风毒药有大猪屎豆、独脚莲、防风草、葛根、金钱白花蛇、爬山虎、桑寄生、沙姜等；除湿毒药有马齿苋、薏苡仁、八角枫、白饭树、大风艾、地枫皮、胡枝子、虎杖等；清热毒药有白花蛇舌草、半枝莲、了哥王、绞股蓝、布渣叶、穿心莲、田基黄、大飞扬等；祛寒毒药有八角茴香、苍耳子、鹅不食草、木姜子、肉桂、水半夏等；解其他毒药有扛板归、甘蔗、岗松、猫爪草、七叶一枝花等。

1. 扛板归又叫蛇不过

　　在壮族山区有一种常见的蔓生植物，全株有倒生的钩状刺，茎有绿色或红褐色的棱，叶子呈三角形，穗状花序顶生，果实于10月左右成熟后呈蓝色，肉质多汁。人们常常采摘其叶子和果实食用，叶子酸酸的，果实有些甘甜。它的名

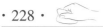

字叫扛板归。

扛板归治毒蛇伤有一段神奇的传说。很久以前，有个樵夫在山上砍柴，突然手被毒蛇猛咬一口，顿时，手背红肿，剧痛穿心。他心慌脚乱，捂着伤口拼命地往家跑，刚到家就一头栽进门旁，倒地不起。家人以为樵夫已经去世，悲痛欲绝，只好为他料理丧事。由于买不起棺材，就用一块板扛着遗体，覆盖"千斤被"，悲悲戚戚地向坟墓抬去。途中，一个郎中迎面相遇，急忙问："棺中盛殓的是什么人？因何故而死？死去多久？"家人答已死去几个时辰，为毒蛇所伤。郎中征得其家属的同意，掀开"千斤被"定神一看，"死者"的脸色白得像一张白纸；摸其脉搏，尚有极其微弱的跳动；触摸鼻尖，还有些许热气。郎中立即拿出针来，选定"死者"穴位扎了一针，又从携带的药囊中取出药，找来热水灌下，然后做了引流排毒手术。半小时之后，那个樵夫退热退肿，竟苏醒过来；三天之后，可以坐在床上饮食了。人们盛赞郎中是华佗再世、扁鹊降临。家人感激郎中的救命之恩时，询问他用的是什么灵丹妙药。郎中拿着一株植物说："我没有灵药、仙药，用的是普通的草芥。"人们忙问草药的名字。郎中说："我也叫不出名称，只知道它主治毒蛇咬伤。"大家觉得这么好的草药没有名称很是遗憾。郎中紧锁眉头略有所思，蓦地大腿一拍："有了！患者不是'扛板'而去复活而'归'吗？那就叫'扛板归'吧！"在场的人都交口称赞，一致同意。

扛板归又名贯叶蓼，为蓼科多年生攀缘草本植物的全草，常生长在山谷、灌木丛中或水沟旁，别名又称蛇不过、犁头刺藤、老虎利、雷公藤、霸雳木、方胜板、倒金钩、烙铁草、倒挂紫金钩、河白草、犁尖草、刺犁头、退血草、虎舌草、利酸浆、三角藤、蛇倒退、五毒草、拦路虎、杠板归、酸藤、蛇咬草、蛇王藤等，广西主要分布在隆安、马山、天峨、昭平、贺州、北流、博白等地。

由于扛板归可治毒蛇咬伤，所以它有许多别名与蛇有关，如蛇倒退、蛇不过、蛇咬草、蛇王藤等。这种草在毒蛇出没的地方周围都有，很容易找到，如果在野外不幸被毒蛇咬伤，在没有特效药的情况下，此草不失为一种良药。

扛板归性平，味酸、苦；归小肠经；具有清热解毒、利湿消肿、散瘀止血的功效，主治毒蛇咬伤、百日咳、水肿、黄疸、泄泻、痢疾、咽炎、淋证、丹毒、淋巴结结核、湿疹、癣、前列腺炎等病证。内服用量10～50克；外用适量。

临床验方如下：

①百日咳：扛板归 30 克，用白酒微炒，水煎，加冰糖调服。

②湿疹：鲜扛板归 100 克，水煎洗患处。

③咽炎：扛板归、一枝黄花各 15 克，水煎服。

④前列腺炎：扛板归、桃仁各 15 克，败酱草、红藤、鬼针草各 20 克，水煎服。

2. 马齿苋又名太阳草、报恩草

本品叶形如马齿，而性滑利似苋，故名马齿苋。传说上古之时，十日并出，田禾皆枯。二郎神杨戬威武雄猛，力大无比，肩担两山，直赶太阳。太阳无处躲藏，情急智生，向下一看，只见马齿苋长得油绿滴翠，郁郁葱葱，便藏在马齿苋下面，才算躲过了危险。太阳确实有心，为了报答马齿苋的救命之恩，始终不晒马齿苋。天旱无雨，别的植物都垂头丧气，没精打采，唯独马齿苋绿油油的，开花吐蕊，结子繁殖。这就是马齿苋又名太阳草、报恩草的来历。

马齿苋在广西主要分布于靖西、南宁、博白、北流、平南等地。

马齿苋味酸，性寒；归大肠、肝经；具有清热解毒、凉血止血的功效，主治痢疾、带下病，淋证，血热而致的便血、痔疮出血、尿血、崩漏和产后出血，咽炎，痈疽，疖腮，丹毒，湿疹，癣等病证。内服用量 10 ～ 30 克；外用适量。临床验方如下：

①痢疾：取鲜马齿苋茎叶 500 克，洗净切碎，加水 1500 毫升，煮得汁液500 毫升，每次口服 80 毫升，每天 3 次；也可取马齿苋鲜品 100 克，洗净切碎，加粳米 50 克，共煮粥，空腹食用。

②疖腮：取马齿苋、鱼腥草各 50 克，捣烂敷患处，每天 2 ～ 3 次。

③咽炎：取适量鲜马齿苋，捣烂取汁漱口润湿患处，每天数次，1 ～ 2 天后能减轻疼痛，一般坚持使用 3 天。

④淋证：取马齿苋鲜品 300 克（或干品 120 ～ 150 克）、红糖 90 克，将马齿苋鲜品（干品加水浸泡 2 小时后）洗净切碎，和红糖一起放入砂锅内加水煎，水量以高出药面为度。煮沸 30 分钟后去渣取药汁约 500 毫升，趁热服下，服后睡觉盖被出汗。如症状未完全消除，可用同样方法再服 1 ～ 2 天，每天 3 次，每次 1 剂。

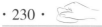

3. 白花蛇舌草与白衣仙女的故事

从前，有一位名医，被邀请去为一位重症病人诊治。病人胸背憋痛、低热、咯吐秽脓，给很多医生医治效果都不佳。名医诊病阅方，一时也找不到恰当的治疗方法。一日，疲惫的名医伏案休息，忽然见到一位白衣仙女飘然而至，并对他说："此病人乃是大好人，乐善怀仁，惠及生物。见有捕蛇者，他即买下蛇放生。先生务必精心施治，救他一命。"名医向白衣仙女讨教良方，白衣仙女说："请随我来。"他随白衣仙女来到户外，白衣仙女飘然而去，在她所站过的地方有一条白花蛇，蛇舌伸吐处顿时化作丛丛小草。正惊异间，名医被脚步声惊醒，原来刚才是在做梦。病人家属来请他用膳。名医说："且慢，请随我来。"名医和病人家属来到户外，果然看见埂坎边长着许多梦中所见的那种开着小白花的纤纤小草。于是，名医便采了些开着小白花的小草，嘱咐病人家属立即煎水让病人服。病人服后果然觉得胸舒坦了许多，发热已除，咯吐秽脓减轻，次日连服数次，病便痊愈。名医便把这种草药称为白花蛇舌草。

白花蛇舌草在广西主要分布于贺州、岑溪、容县、玉林、贵港、平南、金秀等地。

白花蛇舌草味微苦、甘，性寒；归胃、大肠、小肠经；具有清热解毒、清利湿热的功效，主治鼻咽癌、痈疽、咽炎、肠痈、腹痛、毒蛇咬伤、胃癌、前列腺肥大、淋证等病证。内服用量 10 ～ 30 克；外用适量。

临床验方如下：

①鼻咽癌：白花蛇舌草、白英、野菊花、臭牡丹各 30 克，三颗针、苦参、白头翁、七叶一枝花各 15 克，水煎服，每天 1 剂。

②咽炎：白花蛇舌草、板蓝根各 20 克，葛根、柴胡、连翘各 10 克，浙贝、射干、荆芥各 5 克，水煎服，每天 1 剂。

③胃癌：白花蛇舌草、八月札、急性子、瓦楞子、枸杞子、紫草根、苦参各 30 克，丹参、夏枯草各 15 克，干蟾皮 12 克，公丁香、广木香各 9 克，蜣螂虫 5 克，水煎服，每天 1 剂。

④前列腺肥大：白花蛇舌草、半枝莲各 30 克，黄芪、海藻各 20 克，党参、丹参各 15 克，王不留行子 12 克，枸杞子、菟丝子、怀牛膝、泽泻各 10 克，甘草 5 克，水煎服，每天 1 剂。

4.千层纸背后的凄美故事

很久以前，在两个相邻的小山村里住着东村的张族和西村的李族。

西村有一个以采药卖药为生的李药师。药师家里有个美若天仙的姑娘名叫蝴蝶。东村有个后生叫张木，不仅身材高大强壮，还是远近闻名的好猎手。这天，阳光明媚，蝴蝶姑娘背上小背篓上山采药。傍晚时分，蝴蝶姑娘正准备往回走的时候，突然听到一声怒吼，一只吊睛白额大老虎直奔蝴蝶姑娘而来。在这千钧一发之际，张木将一支利箭直直射进了大老虎的眼睛，把大虎杀死了。这样，一对年轻人便相识了，后来又相爱了。但是，他们并没得到父母和族长们的认可，只能偷偷地相爱着。西村的族长有个儿子，因爱慕蝴蝶姑娘的美丽，要娶她为妻。一天深夜，蝴蝶姑娘趁大家都睡意蒙眬，偷偷逃了出来，与村外等着她的张木一起，准备逃向远方。两人出村没走多远就被举着火把追来的族人抓住了。按照族规，被五花大绑的蝴蝶姑娘和张木便在家族祠堂的院坝内被活活烧死了。烈火之中呼啦啦地飞出了很多很多像飞絮一样的半透明蝴蝶，它们有些害怕似的，飞进了一个长长的皂荚内躲了起来。传说那便是张木和蝴蝶姑娘的化身，后来人们便把这种长有长长的皂荚一样的树叫作木蝴蝶。

千层纸又名木蝴蝶、千张纸、玉蝴蝶、云故纸、破布子，在广西主要分布于柳州、玉林、钦州、南宁、百色、河池、梧州等地。

千层纸性寒，味苦；有通调气道、清热解毒、和胃生肌的功效，主治咳嗽、咽喉肿痛、急性支气管炎、百日咳、痈疮溃疡、肝胃气痛。内服用量 3 ～ 10 克，水煎服；外用适量。

临床验方如下：

①咳嗽：千层纸、龙葵根、枇杷寄生、下山虎、磨盘根、土地骨皮、桑白皮各 9 克，鸡屎藤 4.5 克，水煎服。

②咽喉肿痛：千层纸、金果榄各 6 克，山豆根 3 克，马鞭草 15 克，水煎服。

③急性支气管炎、百日咳：千层纸、桔梗各 5 克，胖大海 10 克，桑白皮、款冬花各 9 克，甘草 3 克，水煎，加冰糖调服。

④痈疮溃疡：千层纸树皮，焙干碾末撒患处。另用苦丁茶水煎洗患处。

⑤肝胃气痛：千层纸 10 克，在铜锅上焙干碾末，每次 3 克，以米酒调服。

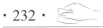

5. 擅长消肿止痛的了哥王

有着千年历史的"贼裤带"（又名"紫金鞭"）的草药，就是瑞香科植物"了哥王"。《岭南采药录》提到"因治疗枪弹、竹刺入肉、跌打损伤甚效"而最有利于男子，故名"了哥王"。了哥王为双子叶植物瑞香科植物，生于村边、路旁、山坡灌木丛中，分布于广东、广西、福建、台湾、浙江、江西、湖南、四川等地，在广西主要分布于桂平、上林、那坡、靖西、天等、岑溪、平南等地。全年均可采挖，洗净晒干，或剥取根皮晒干。

了哥王性寒，味苦，有毒；具有清热解毒、软坚散结、消肿止痛、通调火路龙路的功效，主治乳痈、骨折、骨髓炎、小儿湿疹、虫蛇咬伤、疔疮疖肿等病证。内服用量6～9克，水煎服（宜久煎4小时以上）；外用适量，捣烂敷患处，或研末调敷患处，或煎水洗患处。

临床验方如下：

①乳痈：了哥王鲜叶适量，捣烂后外敷患处。

②骨折：了哥王30克，大茶叶根250克，猪鬃草60克，生公鸡1只，捣烂外敷患处。

③骨髓炎：了哥王、小金樱根、鸟不站、千斤拔、苎麻根、落地杨梅、红苗、木芙蓉根各适量，捣烂外敷患处。

④小儿湿疹：了哥王、辣蓼各20克，硫黄6克，乌柏叶30克，水煎洗患处。

6. 北有长白参，南有绞股蓝

绞股蓝为多年生宿根植物，广泛分布于亚热带地区，民间称其为"不老长寿药草"，别名有七叶胆、小苦药、遍地生根等。

绞股蓝生于山间阴湿处，我国黄河流域以南地区多有生长，以农历七八月采收为宜，药用全草或根状茎。在广西主要分布于灵山、龙州、靖西、那坡、隆林、凌云、河池、融水、蒙山、金秀、平南、容县、贺州、昭平、灵川、龙胜等地。绞股蓝味甘、苦，性寒，具有养心健脾、益气和血、清热解毒、祛痰化瘀等功效，不但有消除疲劳、增强食欲、镇静催眠、延缓衰老等保健作用，而且在防治高血压、高脂血、冠心病、糖尿病、哮喘、传染性肝炎、偏头痛等疾病方面也有显著疗效。绞股蓝降血脂作用很"强大"，它含有多种人参皂苷和绞股蓝皂苷，有显著降低血清胆固醇三酰甘油、低密度脂蛋白和升高高密度脂蛋白的作用。换句话说，它能让"坏血脂"降低，同时让"好血脂"升高。

绞股蓝在增强免疫力方面也有"一技之长"，具有类似黄芪、人参等中药的双向调节免疫作用。民间有句俚语"北有长白参，南有绞股蓝"，说明绞股蓝与人参功效相仿。内服用量10～30克，水煎服；外用适量。

临床验方如下：

①慢性支气管炎：绞股蓝适量研末，每次3克，以开水冲服。

②肿瘤：绞股蓝30克，水煎，加蜂蜜调服。

③气喘：绞股蓝30克，松茸20克，百部、海浮石各10克，紫菀、丹参各15克，葶苈子8克，研末，分次以开水冲服。

④肝炎：绞股蓝、田基黄、垂盆草各15克，水煎服。

⑤高血压、动脉硬化、高脂血症：绞股蓝20克，水煎服。

7. 半枝莲又名韩信草的由来

半枝莲，又名韩信草。"韩信草"这个名字是怎么来的呢？相传，汉朝开国元勋大将军韩信幼年丧父，青年丧母，家境贫寒，靠卖鱼度日。一天，韩信在集市卖鱼时，被几个无赖暴打了一顿后卧床不起。邻居赵大妈送饭照料，并从田地里弄来一种草药，煎汤给他服用。没过几天，他就恢复了健康。后来，韩信入伍从军，成为战功显赫的将军，帮助刘邦打败项羽，夺取了天下。每次战斗结束后，都有很多伤员。韩信非常爱护士兵，他一边看望安慰，一边派人到田野里采集赵大妈给他治伤的那种草药。采回后，分发到各个营寨，用大锅熬汤让受伤的士兵喝，轻伤者三五天就好，重伤者十天半个月也痊愈了，战士们都非常感激韩信。后来，大家听说韩信也不知道这种草药叫什么名字，于是，就想着给这种草药起名字。有人提议叫"元帅草"，有人反对说："几百年后，谁知道是哪个元帅？干脆就叫韩信草吧！"大家一致同意。于是，"韩信草"的名字就这样叫开了，并一直流传至今。

半枝莲也叫并头草、赶山鞭、牙刷草，为唇形科植物，分布于我国南方各省区，在广西主要分布于上林、金秀、桂平、平南、藤县、昭平等地。

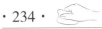

半枝莲性寒，味辛、苦；归肺、肝、肾经；具有清热解毒、散瘀消肿、抗癌的功效，主治吐血、咯血、尿道炎、尿血疼痛、热性血痢、蛇咬伤等。内服用量 15 ～ 30 克（鲜品 30 ～ 100 克），水煎服；外用适量，捣敷或捣汁调涂患处。

临床验方如下：

①吐血、咯血：鲜半枝莲 50 克，捣烂绞汁，加入少量蜂蜜，炖热温服，每天 2 次。

②尿道炎、尿血疼痛：鲜半枝莲 50 克，水煎，加冰糖调服，每天 2 次。

③热性血痢：鲜半枝莲 100 克，水煎服。

④蛇咬伤：半枝莲、半边莲、扛板归、七叶一枝花、八角莲各 10 ～ 15 克，水煎服。

8. 治疗黄疸的田基黄

田基黄别名地耳草、黄花草、黄花仔、雀舌草、寸金草、禾霞气，为菊科田基黄属植物，生于阴湿的灌木丛及河边。在广西主要分布于全州、兴安、平南、南宁、马山等地。

田基黄煮鸡蛋治黄疸的土方，大家可能有所耳闻：田基黄 30 克（鲜品 60 克），金钱草 20 克，鸡蛋 2 个。将田基黄、金钱草、鸡蛋洗净加清水同煮，待蛋熟后剥去蛋壳再煮 15 分钟。饮汤食蛋，每天 1 次，可连服 5 天。这个土方具有利湿退黄的作用，适用于湿热黄疸、尿淋漓涩痛、目赤肿痛等病证。

田基黄性平，味淡、甘；具有清热解毒、利尿退黄的功效，主治急性黄疸型肝炎、肠炎、急性肾炎、急性细菌性结膜炎、痢疾、疮疖痈肿、湿疹、毒蛇咬伤等病证。内服用量 10 ～ 60 克；外用适量。

临床验方如下：

①急性黄疸型肝炎：田基黄、鸡骨草、金钱草各 30 克，水煎服。

②肠炎：鲜田基黄 45 克，鲜凤尾草 30 克，水酒各半煎服。

③急性肾炎：田基黄 3 ～ 9 克，研末，炒鸡蛋食用。

④痢疾：田基黄 15 克，水煎，红痢者加白砂糖、白痢者加红糖调服。

⑤急性细菌性结膜炎：田基黄 30 克，水煎，熏洗患眼。

⑥疮疖痈肿、湿疹：田基黄适量，水煎，洗患处。

9. 用途广泛的十大功劳

"十大功劳"在民间医疗保健中的用途不仅十种，其名称是依照民间凡事讲求好意头的习惯，便赋予它"十"这个象征完满的数字而得。十大功劳别名老鼠刺、猫刺叶、黄天竹、土黄连。十大功劳花黄色，果实成熟后呈蓝紫色，叶形秀丽，叶色艳美。在广西主要分布于昭平、平乐、阳朔、全州、融水、宾阳等地。

十大功劳味苦，性寒；具有清热燥湿、解毒止痢的功效，主治湿热泻痢、咽喉肿痛、黄疸尿赤、哮喘、目赤肿痛、胃火牙痛、糖尿病、急性阑尾炎、疮疖痈肿等病证，还可用于治疗各种炎症，从肺炎到牙龈炎、急性扁桃体炎、眼结膜炎甚至乳腺炎，皆能生效。内服用量9～30克；水煎服。

临床验方如下：

①黄疸：十大功劳、蒲公英、南板蓝根各15克，鸡骨草、十两叶各20克，水煎服。

②哮喘：十大功劳30克，石仙桃15克，不出林、鱼腥草、七叶一枝花各10克，水煎服。

③湿热泻痢：十大功劳、虎杖、栀子、枫树根皮、一点红、凤尾草各10克，水煎服。

④糖尿病：十大功劳15克，肾蕨20克，水煎服。

⑤急性阑尾炎：十大功劳、虎杖、金银花、猕猴桃、山豆各12克，红藤、墨旱莲各9克，一点红6克，水煎服。

10. 像蝴蝶一样的鸭跖草

鸭跖草，又叫碧蝉花，生于路旁或潮湿河畔。鸭跖草的"跖"是脚掌的意思，可是它长得并不像鸭脚，反而因叶片像竹叶、花瓣像蝴蝶的翅膀而得名碧竹子、翠蝴蝶。鸭跖草有3枚花瓣，2枚青蓝色如翅膀状上扬，如同展翅欲飞的蝴蝶，非常吸引人；1枚白色下弯。

鸭跖草是一味常见的壮药，它既有药用价值，又有食用价值，还可用作颜色的染料。在广西主要分布于三江、贺州、钟山等地。

鸭跖草味甘、淡，性寒；归肺、胃、小肠经；具有清热泻火、解毒、利水消肿的功效，主治小便不通、淋证、赤白下痢、鼻衄等病证。内服用量15～30

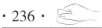

克（鲜品 60 ～ 90 克，大剂可用 150 ～ 210 克）；外用捣敷患处或捣汁点喉。

临床验方如下：

①小便不通：鸭跖草、车前草各 50 克，捣汁，加少量蜂蜜，空腹服。

②淋证：鲜鸭跖草枝端嫩叶 200 克，捣烂，加一杯开水，绞汁后调蜂蜜内服，每天 3 次。体质虚弱者药量酌减。

③赤白下痢：鸭跖草适量，水煎服。

④鼻衄：鸭跖草适量，水煎服，每天 3 次。

11. 民间治黄疸良药鸡骨草

关于鸡骨草治黄疸有一个小故事。王员外家的儿子胁肋多日不适，胃脘胀痛不思饮食，面色萎黄，身如橘色。花重金请来的大夫在望闻问切后开了几副药，吃了也未见好转，这可急坏了王员外一家老小。王员外看着儿子日益憔悴、少气懒言、眼睛橘黄的样子，心里充满了自责和愧疚。于是王员外派家仆四处打听治疗的办法，还在城内外张贴榜单，重金聘请能治此病的大夫。没过多久，家仆便来报信，家门口来了一个乞丐揭了榜。王员外迟疑了一下，然后笑着说，请他进来。乞丐也没多说什么，只是问王员外要来笔墨纸砚，然后写下了汤剂的配方，其中一味药便是鸡骨草。王员外赶紧吩咐仆人去抓药。儿子服了几碗汤剂后，病情明显有所好转，服完 3 剂便痊愈了。从此，鸡骨草煲汤便成了民间一种治疗黄疸的好方法。

鸡骨草又名黄头草、猪腰草、红母鸡草，因其木质藤常披散在地上或缠绕在其他植物上，主根粗壮而茎细，幼嫩部分密被黄褐色毛，与鸡骨形相近而得名。鸡骨草为豆科植物，生于山地或旷野灌木林边，分布于广东、广西等地，在广西主要分布于南宁、贵港、横州、博白、北流、平南、岑溪、藤县、苍梧、钟山等地。

鸡骨草性凉，味甘、苦；有清热解毒、活血散瘀、疏肝止痛的功效，主治蛊病、胁痛、瘰病、乳疮、风湿骨痛、跌打损伤、毒蛇咬伤等病证。内服用量 15 ～ 30 克，水煎服；外用适量。

临床验方如下：

①慢性肝炎的肝区隐痛、烦热、口干咽燥：鸡骨草、山栀根各 30 克，红皮鸡蛋 1 个，瘦猪肉 50 克，白砂糖适量。将瘦猪肉切成片，鸡蛋、山栀根、鸡骨

草洗净，共放入锅中，加水煮 10 分钟，取出鸡蛋去壳再放入煮 30 分钟，最后加入白砂糖再煮 30 分钟即成。

②蛊病：鸡骨草、田基黄、虎杖各 20 克，生地、枸杞子、麦冬、沙参各 15 克，石斛 7 克，当归 10 克，赤小豆 50 克，白术 30 克，大腹皮 10 克，水煎服。

③黄疸：鸡骨草、十两叶各 20 克，十大功劳、蒲公英、南板蓝根各 15 克，水煎服。

④胁痛：鸡骨草、山辣椒各 10 克，盐肤木、金樱子、水石榴各 15 克，水煎服。

12. 药食同源的八角

八角又名大茴香、八角茴香，为八角科植物八角的成熟果实，因外形为八角形状而得名。八角主要分布于广东、广西等地。广西是八角的主要产地，主要分布于桂南、桂西南等地区，总产量占全国的 90% 左右，同时广西还是全国最大的八角集散地。梧州市藤县的八角产量居全国之首，其中古龙镇是种植面积最大、最集中的产区，被誉为"八角之乡"。春、秋季果实呈黄绿色时采集，晒干或烘干。

八角是最常用的调味香料，也是烹煮肉类的必备天然调味品，在烹制过程中加入可去除腥膻之味，增添特别的风味，在中国菜及东南亚菜中应用广泛，常用于烹、炸、卤、烧、酱等烹调工序中。八角在工业上可用于制作香水、牙膏、香皂、化妆品，在医药上可用于制作祛风剂和兴奋剂等。

八角性温，味辛；具有温中散寒、理气止痛的功效，主治胃寒呕吐、疝气、腰肌劳损、痛经、腹痛等病证。内服用量 3 ～ 6 克，水煎服。

临床验方如下：

①胃寒呕吐：八角、丁香、白豆蔻各 5 克，水煎服。

②疝气：八角、吴茱萸、巴戟天各 6 克，水煎服。

③腰肌劳损：八角 6 克，猪肾 1 对，炖服。

④痛经：八角 6 克，调经草 30 克，猪肉适量，炖服。

13. 李时珍与山豆根的故事

据传，当年李时珍为了编写《本草纲目》游遍了全国。当他来到广西时，当

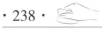

地持续的高热天气使他感到身体不适，咽喉疼痛，不能言语。这可让他急坏了，不能说话，也就意味着他不能向百姓和药农询问当地药材的情况。

　　这天，他继续上山寻找和记录所见到的药材。当他看到一株似槐非槐的植物时，便心生疑惑。这株植物与他平时见到的槐树很像，但仔细分辨又有不同，所以他在记录时举棋不定。就在此时，遇到一位在山中采药的药农，他便上前询问，但由于咽喉肿痛，不能言语，无法与药农交流，只能在那干着急。药农见到他着急的样子，又看了看他的咽喉，便将这株植物连根拔起，将根洗净，用刀切下一片让他含着。没多久，李时珍便觉得嗓子好了很多，也能说话了，这让他高兴万分。

　　他立即问药农这株植物叫什么名字，药农告诉他，这药苗蔓如豆，八月采根用，当地人都叫它山豆根，用来治疗喉痛、喉风、喉痹、牙龈肿痛等。于是，李时珍便将山豆根的详细产地和功用都记录了下来。在后来的寻访当中，他又详细记录了山豆根治疗咽喉肿痛和痢疾的功效以及简便的使用方法。

　　山豆根又名广豆根、苦豆根、柔枝槐，为豆科植物山豆根的根。秋季采挖，除去杂质，洗净干燥即可。《本草图经》云："生剑南及宜州、果州山谷。今广西亦有，以忠州、万州者为佳。苗蔓如豆，根以此为名叶青，经疼不凋，八月采根用。"多生长于山坡石缝中，多产于广西等地，在广西主要分布于德保、靖西、那坡、乐业、田阳、河池等地。

　　山豆根味苦，性寒；具有清热解毒、利咽喉的功效，主治咽喉肿痛，钩端螺旋体病，早期肺癌、喉癌、膀胱癌等病证。内服用量9～15克，水煎服，或磨汁服；外用含漱或捣敷患处。

　　临床验方如下：

　　①积热咽喉闭塞肿痛：山豆根30克，北大黄、川升麻、朴硝（生）各15克，共研为粉末，炼蜜丸如皂子大，每次服2～3丸。

　　②咽喉肿痛、牙龈肿痛属实热证者：山豆根、射干各9克，桔梗、牛蒡子各6克，生甘草3克，水煎服。

14. 肉桂扮演送子观音的传说

　　相传在民国三十二年（1943年），有几对夫妇婚后多年未孕，万般无奈之下来到佛殿求神，祈求佛祖能帮助他们生得一儿半女。得道老方丈告诉他们，取广西大容山中生长 20 年以上的安边桂，晾干后每天服用三五钱，也可与羊肉一同炖食。夫妇们照做了，结果，男性的气色慢慢变好，肾气十足；女性面色红润，气血充足让人疼爱。不出三年，这些夫妇先后都有了自己的孩子。

肉桂，又称玉桂，自古就有"南桂北参"之说，更有人把肉桂直接称为"南方人参"。广西之所以别称"八桂"，也与肉桂在广西盛产有一定关系。肉桂在广西主要分布于隆安、天等、大新、龙州、防城港、博白、玉林、北流、容县、平南、岑溪、灌阳、金秀等地。

肉桂味辛、甘，性热；具有补元气、散寒毒、固虚脱、补脾肺、生阴血、安神智等功效，主治腰膝冷痛、肾虚作喘、小儿流涎、神经性皮炎、久泻不止、阳虚眩晕、目赤、咽炎、心腹冷痛、虚寒吐泻、闭经、痛经、惊悸失眠等病证。内服用量 5 ～ 15 克；外用适量。

临床验方如下：

①小儿流涎：肉桂 100 克，研为细末，装入瓶内密封备用。用时每次取药末 10 克，加醋调至糊饼状，临睡前贴敷于双侧涌泉穴，用胶布固定，第 2 天早晨取下。一般连敷 3 ～ 5 次见效。

②肾阳虚腰部：肉桂 250 克，研为细末，装入瓶内密封备用。每次 5 克，口服，每天 2 次，连服 3 周为 1 个疗程。

③神经性皮炎：肉桂 500 克，研为细末，装入瓶内密封备用。用时根据病损程度，取肉桂末适量，用米醋调成糊状，涂敷病损处，2 小时后药糊干后即除去。2 ～ 3 天 1 次。

④久泻不止、大便清稀、体虚无力：肉桂、附子、干姜、赤石脂各 50 克，上药共研细末，炼蜜丸如梧桐子大。空腹时用米汤送服，每次 20 丸，每天 3 次，一般 10 天见效。

15. 薏苡仁与名将马援的故事

成语"薏苡明珠"是指无端受人诽谤而蒙冤的意思，它来自一段与薏苡仁相关的历史故事。

东汉建武十六年（40 年），交趾郡首领征侧、征贰反叛，名将马援领命南伐

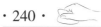

交趾。交趾气候炎热，瘴气弥漫，将士水土不服，病者甚众。这时交趾当地人介绍了一种当地盛产的药物，叫薏苡仁，说它是一味治瘴良药，煎水服用很快就见效。马援听后马上下令让将士们照此方熬煮后服下，果然疗效显著，士气大增，最终平息了叛乱。班师回朝之时，马援使用船只装载带回薏苡仁药种，以便在内地种植，供日后防病治病。京城人都以为薏苡仁是岭南的珍贵罕物。马援病故后，立刻被人诬告，将之前的薏苡仁说成是马援在广西北海搜刮来的合浦珍珠，中饱私囊。一贯廉洁的马将军被人诬告，后人不服，为他平反，谣言不攻自破。当时的皇帝赞他耿直廉洁，追谥"忠成"。

薏苡仁在广西主要分布于桂林、河池、柳州、百色等地。薏苡仁性凉，味甘、淡；归脾、胃、肺经；具有健脾渗湿、除痹止泻、清热排脓的功效，主治肝硬化、扁平疣、湿痹、慢性结肠炎等病证。内服用量 9 ～ 30 克，水煎服，清热利湿宜生用，健脾止泻宜炒用。

临床验方如下：

①肝郁脾虚型肝硬化：薏苡仁 100 克，白茯苓 20 克，赤小豆 50 克，加白砂糖少许，煮成茯苓赤豆薏米粥服用。

②扁平疣：生薏苡仁、板蓝根、败酱草、牡蛎各 30 克，露蜂房、夏枯草、赤芍药、红花、木贼草各 10 克，马齿苋 15 克，香附 12 克，水煎，每天 1 剂，分 2 次服。药渣再煎取液局部浸洗 1 次，每次 20 分钟，5 周为 1 个疗程。

③湿痹：薏苡仁研末，与粳米一起煮粥，天天服用。

④慢性结肠炎：山药 100 克，薏苡仁 500 克。两味药炒黄研粉，每次 2 匙，每天 2 次，以温开水、红糖水或蜂蜜水冲服。

补虚药

治疗虚证的药物称为补虚药。对于虚弱患者或亚健康者，适当运用补虚药，可以调节天地人三气同步运行，调理脏腑气血和脾胃功能。壮族民间有"扶正补虚、必配用血肉之品"的用药经验。常见的补虚壮药分为补血药、补阴药、补阳药，如黄花倒水莲、灵芝、五指毛桃、鸡血藤、土人参、何首乌、龙眼肉、莲子、桃金娘、墨旱莲、黄精、核桃、益智仁、金毛狗脊、千斤拔、仙茅、杜仲、补骨脂、山药、蛇类、甲鱼、龟板、黑蚂蚁、海马等。

1. 鸡血藤治腰痛

从前，深山瑶寨里有个懒人，名为作奴。他活了三十多岁还只身一人，每天吃了睡，睡了吃，日久天长，便患了一身的风湿病。

在离作奴家不远的猴穴坳上有一个名医。有一天，作奴因腰痛痛得哭爹喊娘，但由于他平时好吃懒做，所以村民没有一个人理他。没办法，他只能自己去找大夫。猴穴坳树林茂密，遮天盖地，丝丝青葱好像条条蚯蚓攀爬在树上。作奴顺藤往上爬，突然一不小心跌落山崖，刚好有一根大藤缠住了他的腰，才保住了命。他苏醒后，踩在悬崖的一个平台上，拔出砍刀砍断了那根大藤，顿时大藤流出的鸡血般的浆液喷射在他的腰上，凝结在他的皮肉上。过了三袋烟的工夫，他的腰痛全消失了。

作奴拿了一根大藤回家，他过户串门，逢人便说："好事啰，好事啰，腰痛用草药治好啰！"父老乡亲出来一看，这根藤流出的浆液像鸡血一样，大家叫这种藤为"鸡血藤"。从那以后，鸡血藤能治腰痛的事也就传开了。

鸡血藤以补血、通龙路、舒筋骨而闻名，广西各地均有分布。鸡血藤味苦、甘，性温；具有补血、舒筋骨、通龙路的功效，主治筋骨疼痛、手足麻木、肢体瘫痪、贫血、痹病、月经不调、痛经、闭经等病证。内服用量15～50克；外用适量。

临床验方如下：

①筋骨疼痛、手足麻木、月经衰少：鸡血藤5000克，冰糖2500克。鸡血藤水煎3～4次，取汁过滤，浓缩，再加冰糖熬制成稠膏，每次20克，以温开水冲服。

②再生障碍性贫血：鸡血藤、五爪金龙各30克，何首乌25克，熟地、白术各15克，当归12克，丹皮、茯苓各10克，水煎服。

③痹病：鸡血藤、当归、桑寄生、海风藤、干姜各15克，半枫荷30克，牛膝10克，水煎服。

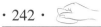

2. 龙眼的来历

龙眼，别名桂圆、元肉，为岭南佳果。我国是世界上栽培地域最广、面积最大、产量最多、品种最丰富、品质最优良的龙眼主产国。西晋嵇含所著的《南方草木状》提道："南方果之珍异者，有龙眼、荔枝，今岁贡焉。出九真、交趾。"

传说在很久以前，江南钱员外家有良田千顷，家财万贯。钱员外有个小儿子，名为钱福禄，全家视其为宝贝。钱福禄娇生惯养，却长得又瘦又矮，十岁的孩子看上去仍像四五岁一样。钱员外有位通晓医药的远房亲戚王夫人，她看到福禄这副模样，就对钱员外说："少爷是先天禀气不足，后天过于娇惯，饮食不节，损伤脾胃。若要强身健体，非吃龙眼不可。"王夫人给钱员外讲了龙眼的来历。相传在哪吒闹海那年，哪吒打死了东海龙王的三太子，还挖了他的眼睛。这时，正好有个叫海子的穷孩子生病，哪吒便把龙眼给他吃了。海子吃了龙眼之后病就好了，长成了彪形大汉，活了一百多岁。海子死后，在他的坟上长出了一棵树，树上结满了像龙眼睛一样的果子。人们从来没有见过这种果子，谁也不敢吃。有个勇敢的穷孩子率先摘了这种果子吃。穷孩子吃了这种果子后，身体变得越来越强壮。从此，人们就把这种果称为"龙眼"。在东海边家家都种植龙眼树，人人皆食龙眼。钱员外听后，立即派人去东海边采摘龙眼，每天蒸给福禄吃。久而久之，福禄的身体变得越来越强壮。

龙眼味甘，性温；具有补益心脾、养血安神的功效，主治心悸、健忘、盗汗、水肿、虚劳、贫血、失眠、崩漏、眩晕、泄泻、子宫脱垂等病证。内服用量10～30克；外用适量。

临床验方如下：

①用脑过度、健忘怔忡、头晕眼花：龙眼 200 克，白术、茯苓、黄芪、酸枣仁各 50 克，人参、木香各 25 克。共烘干，研为细末，每次 15～30 克，睡前以温开水送服，久服有效。

②体质虚弱、腰酸腿软：龙眼 500 克，白砂糖 50 克，西洋参 30 克。共置饭锅上蒸之，蒸多次后于冰箱存放。每天晨起，以开水冲服 2 匙。

③失眠、心悸、盗汗：龙眼 10 个，莲子、芡实各 3 克，共同炖汤，睡前服。

④贫血：龙眼 20 克，桑椹 15 克，水煎，加蜂蜜调服，久服有效。

⑤崩漏：龙眼 30 克，石榴皮 5 克，水煎服，每天 1 次。

⑥子宫脱垂：龙眼30克，金樱子根30克，柿蒂3克，水煎服，15天为1个疗程。

3. 五指毛桃赛黄芪

五指毛桃其实并不是桃，是因为其植物的叶子外形像五根手指，布满细毛，而果实的形状又与毛桃相似而得名。五指毛桃为桑科榕属植物，别名五指牛奶、掌叶榕、佛掌榕、粗毛榕、五爪龙、土黄芪、山毛桃、毛桃树、火龙叶等。落叶灌木或小乔木。小枝、叶、花托和榕果均长满金黄色的长粗毛，在阳光照耀下整棵树金光闪闪。五指毛桃生于山谷、溪边，常见于村寨附近旷地或山坡林边，或附生于其他树干，主要产于云南、贵州、广西、广东、海南、湖南、福建、江西，在广西主要分布于龙州、桂平等地。

五指毛桃入药始载于清代何谏的《生草药性备要》，民间常用来煲汤，解暑、祛湿效果佳，煲汤时还会散发类似椰子的香气，深受人们的喜爱。五指毛桃补气的功效与黄芪不相上下，且兼具化湿之功，极其适宜在气候多湿热的地区使用，在临床上多与太子参或党参配伍来补气，或与黄芪、升麻、柴胡等配伍来治疗中气下陷。

五指毛桃味甘，性微温；归脾、肺、肝经；具有健脾化湿、行气化痰、舒筋活络、通乳的功效，主治肌无力、风湿、痢疾、小儿发热咳嗽、脾虚、肝硬化腹水、产后无乳及睾丸肿大等病证。内服用量15～60克。

临床验方如下：

①重症肌无力：五指毛桃配伍黄芪、牛大力、千斤拔等，五指毛桃的用量较大，通常为30～90克，水煎服。

②肺虚咳嗽：五指毛桃20克，紫菀、百部、杏仁、海浮石各10克，水煎服。

③脾虚健运：五指毛桃30克，茯苓15克，白术12克，薏苡仁10克，水煎服。

④产后无乳：五指毛桃60克，猪脚1只，开水适量，炖服。隔日1次，连服数日，即能见效。

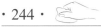

4. 黄精与丫鬟的故事

在一些土质松软肥沃的山坡、林地杂草中，偶尔可以见到一种茎像细竹一样挺直的植物，黄绿色的花朵形似串串风铃悬挂于叶腋间，在风中摇曳，绰约妩媚；球形小浆果，由绿色渐转至紫黑色，圆润可爱。这种植物便是黄精，是一种非常珍贵的滋补佳品。

很久以前，有个既富有又凶狠的财主婆，她喜怒无常，经常无缘无故地打骂仆人。有一天，一个姓黄的丫鬟将煮好的茶倒入杯中，从厨房端出来给财主婆喝，途中不小心摔了一跤，茶泼了一地。她吓得直流泪，心想财主婆定不会饶了自己，为免遭毒打，便偷偷地从后门溜出，跑进深山里了。事情过去了很久，有一天，有人发现丫鬟出现在后门山头上。奇怪的是，她好像吃了能够随时飞的药，能从这棵树飞到那棵树。得知此事的财主婆虽然能够看到她，但是就是抓不到她。气急败坏的财主婆心生一计，就让仆人在树边放许多美味佳肴来引诱丫鬟。善良的丫鬟不知这是一个阴谋，加之此时饥肠辘辘，就趁无人之时把饭菜偷吃了。可这一吃能飞的功夫也消失了，丫鬟最终被凶狠的财主婆捉住。为了拿到吃了能够随时飞的药，财主婆严刑拷打逼问丫鬟究竟吃了什么药。然而丫鬟自己也想不起来，因为当时逃进深山大坳里没有饭菜吃，只好以草为食，并不知道是因为吃了哪种草后才有飞的能力。但是，财主婆仍不放过她，认为她有意隐瞒，不久丫鬟就被活活饿死了。后来，人们发现，在丫鬟的坟地长出一种一两尺高的怪草，叶片像百合，白色的花像挂着的小铃铛。人们都说这是黄姓丫鬟所变，也有的说是黄姓丫鬟吃进肚里的药没有来得及消化掉而长出来的，还结出黑色的果实。大家都认为这是黄姓丫鬟的精灵，就冠以"黄精"之名。从此，黄精的传说就在民间传开了。

黄精在广西主要分布于百色地区。壮族先民采得黄精后用小溪流水洗净，从上午9点蒸至第二天凌晨1点，然后切片晒干，如此反复蒸晒几次，直到乌黑发亮。黄精甘甜可口，灾荒年月，很多百姓到山上采收回来当粮食吃，因此又称米脯、余粮、救穷等。

黄精性平，味甘；具有补气养阴、健脾润肺益肾的功效，主治脾胃虚弱、体倦乏力、口干食少、骨软、早衰、白发、肺虚燥咳、带下病、眼睛干燥、视力下降、精血不足、内热消渴等病证。黄精肉质根状茎肥厚，含有大量淀粉、糖分、脂肪、蛋白质、胡萝卜素、维生素和其他多种营养成分，生食、炖服均可。黄精既能充饥，又能强身健体，让人气力倍增、肌肉充盈，对身体十分有益。内服用量 10 ～ 30 克。

临床验方如下：

①骨软、早衰、白发：黄精、苍术各 2000 克，枸杞根、柏叶各 2500 克，天门冬 3000 克，共煮取汁，加酒曲适量、糯米 2000 克，煮熟酿酒，平时适量饮用。

②体弱进补：枸杞子、黄精各等份，捣为细末，混匀，炼蜜为丸，每次 15 克，空腹以温开水送服。

③咳嗽、带下病：鲜黄精 1000 克，冰糖 50 克，炖服。

④眼睛干燥、视力下降：黄精 1000 克，蔓菁子 500 克，两药均九蒸九晒，研为细末，空腹时以米粥送服 20 克，每天 2 次。

⑤高血压、高脂血症、动脉硬化：黄精 30 克，山楂 25 克，何首乌 15 克，水煎服，每天 1 剂，15 天为 1 个疗程。

⑥糖尿病：黄精 25 克，山药 15 克，知母、玉竹、麦冬各 12 克，水煎服。可改善口渴、体倦乏力等症状。

5. 增强脑力益智仁

据说，唐朝有一个经历数次举人考试而未中的秀才，因多年未能如愿，思虑过度，劳心伤神，失眠多梦，健忘，饮食不好，加上睡眠不足，导致肾气虚损，夜尿频多。有一天，秀才坐在院中，看见杂草丛中有几棵貌似山姜的植物结出红棕色纺锤形的果实，就顺手摘下果实放进嘴中。果实芬芳可口，他便一连吃了数颗，没想到食后食欲大增。此后，秀才每天都要去摘此果来吃。几天后，秀才竟发觉睡眠好了，夜尿少了，食欲大开，精神好转。第二年，他高中举人，为了感谢这种植物，便给它取名"益智仁"。

益智仁性温，味辛；归肾、脾经；具有暖肾、固精、缩尿的功效，主治下元虚冷、肾虚遗尿、小便频数、遗精白浊、脾寒泄泻、腹中疼痛、口多流涎、失眠、疝气等病证。内服用量 3 ～ 15 克，水煎服。

临床验方如下：

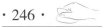

①小儿遗尿：益智仁、桑螵蛸、煅牡蛎、当归各 15 克，龙骨、龟板、熟地各 10 克，山药 20 克，乌药 6 克，五味子 5 克，水煎服。

②失眠：益智仁、柏子仁各 10 克，桃仁 15 克，五味子、补骨脂各 6 克，水煎服。

③疝气：益智仁、藿香、橘核、荔枝核、黄皮核、蜜柚核、川楝子、花粉各 6 克，砂仁、小茴香、薄荷、尖槟、独活、桃仁、香附各 4.5 克，栀子、木通、荆芥各 7.5 克，吴茱萸、青皮、木香各 3 克。共研为细末，每次 5 克，以酒送服，每天 2 次。

通调三道两路药

　　三道两路理论是壮医理论的基本生理学说。人体脏腑、气血平衡与稳定，三道两路的平和与畅通，是人体生理正常的前提。具有调理气道作用的药物叫通调气道药，如荔枝、鸡屎藤、罗汉果、不出林、桑白皮、半夏、石仙桃、陈皮、大叶桉、吊兰、杧果叶、枇杷叶、紫金牛等。具有调理谷道作用的药物叫作通调谷道药，如鸡内金、广山楂、麦芽、白胡椒、莱菔子、板栗等。具有调理水道作用的药物叫作通调水道药，如海金沙、车前子、茯苓、扛板归、广金钱草、葫芦茶等。具有调理龙路作用的药物叫作通调龙路药，如广西莪术、广地龙、白背叶、白花丹、两面针、红接骨草、接骨木、蚂蟥、桃仁等。具有调理火路作用的药物叫作通调火路药，如牛大力、海桐皮、乌梢蛇、了刁竹等。

1. 两面针与状元郎的故事

　　两面针又称入地金牛、蔓椒、猪椒、金牛公、上山虎、花椒刺、出山虎、入山虎等，为芸香科植物。

　　相传，宋代开封城有个王员外，他的独生子孟祥与婢女倩娘产生了感情，背着父母私订终身。王员外夫妇得知后，把儿子送到亲戚家读书，逼着倩娘嫁给了一个本地商人。两年后，孟祥考上了状元。孟祥知道倩娘嫁给了别人，非常气愤，一阵头昏目眩，跌倒在书房的炭火盆上，手被烧伤，痛得昏了过去。一位老佣人闻声赶来，问明情况，连忙找来两面针煎水，用药液将烧伤处淋洗几遍，又将两面针捣烂敷在伤口上。数日后，孟祥的伤竟然好了。

两面针主要分布于广东、广西、福建、台湾、云南、四川等地的低丘陵地或灌木丛中。在广西主要分布于南宁、宁明、龙州、防城港、博白、容县、桂平、平南等地。

两面针味辛、苦，性微温，有小毒；具有通血脉、祛风毒、通络、消肿痛的功效，主治气滞血瘀引起的跌打损伤、痹病、胃痛、牙痛、咽喉疼痛，疮痈肿毒，黄疸，胆结石，痢疾，泄泻，毒蛇咬伤，烧伤；还可作为麻醉剂，用于局部麻醉。内服用量 5 ～ 15 克，水煎服；外用适量。

临床验方如下：

①陈旧性跌打损伤、关节活动受限：两面针 10 克，鲜朱砂根 15 克，带甲猪蹄 1 对，加酒水炖服。

②痹病：两面针根 15 克，独活、桑寄生各 20 克，水煎服。

③胃痛：两面针根 15 克，白及、陈皮各 120 克，水煎服；也可用两面针、千里光各 10 克，海螵蛸 30 克，甘草 10 克，水煎服。

④黄疸、胆结石：两面针、十大功劳各 10 克，木通 15 克，车前草 30 克，水煎服。

⑤痢疾、泄泻、腹部胀痛：两面针 10 克，火炭母全草、番石榴叶各 30 克，墨旱莲 20 克，水煎服，每天 1 剂；两面针 10 克，地胆草 30 克，水煎服。

2. 荔枝因白居易而入药籍

荔枝曾经是帝王为博贵妃一笑的佳品。唐代杨贵妃甚爱荔枝，于是唐玄宗下令让驿卒将岭南等地刚采摘的荔枝快马传递至长安城。为了让荔枝保持新鲜，每隔五里、十里分别设有驿站和瞭望台，驿卒和公人们紧张地等待着，有专人给马匹反复检查鞍具，时刻准备飞驰而出接续运送荔枝。从此，荔枝便家喻户晓。

但是，将荔枝核作为药材，则与唐代诗人白居易有关。相传，白居易有一段时间备受疝气的折磨，经多方治疗不见好转。机缘巧合下，有一个民间大夫将

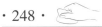

荔枝核入药给他服用，不到十天，白居易的疝气竟然好了。从此，他逢人便说荔枝核能治疝气。白居易入京城后，又将此事告知了御医。御医在编修本草书籍时，收录了荔枝核。于是乎，荔枝核便成为一味药材流传下来。《本草纲目》记载："荔枝核治疝气痛、妇人血气刺痛。"

荔枝主要分布于广西、广东、云南、四川、福建等地，在广西主要分布于桂平、灵山、隆安、横州、北流等地。

荔枝味辛、微苦，性温；具有调气机、祛寒毒、止痛的功效，是通调气道的一味良药，主治疝气疼痛、胃痛、痛经、产后腹痛、乳腺增生、睾丸肿痛等病证。广西壮族民间惯用荔枝肉晒干、蒸熟、再晒干后加入其他补气血药浸酒服用。内服用量 10 ~ 30 克；外用适量。

临床验方如下：

①疝气疼痛：炒荔枝核、八角茴香各 60 克，研末，每天早上用黄酒送服 10 克。

②胃痛：荔枝核、木香、丁香、海螵蛸、川楝子、延胡索、白芍、柴胡、枳实、香附、甘草各 10 克，水煎服，每天 1 剂，早晚分服。

③痛经：荔枝核、川楝子、延胡索各 10 克，当归 20 克，川芎 10 克，丹参 20 克，益母草 30 克，水煎服，每天 1 剂，早晚分服。

④乳腺小叶增生：荔枝核、川芎、川楝子、延胡索、昆布、桃仁、红花各 10 克，地龙、柴胡、香附各 12 克，当归 20 克，益母草 30 克，丹参 15 克，水煎服，每天 1 剂，早晚分服。

3.鸡屎藤助女仆救治小主人

相传，古代有一商人，因战乱而家破人亡。所幸女仆莲姑拼命保护小主人继业，一起逃难到岭南，过着贫苦的生活。

有一天，当地一名财主因为儿子大病康复，在自家门前发放大米和猪肉，算是做些善事，报答诸仙相助。莲姑便带上继业一起去领取施舍。财主见是带小孩过来，加倍赠予，两人感激不尽。

谁知，大吃一顿后，继业反而生病了，肚子胀满，疼痛难受。莲姑在村民的指导下，用土办法给继业治病。先把大米泡上，再从围墙旁的攀藤植物鸡屎藤上摘下一木盆叶子并剁碎，将碎叶连同浸泡好的大米一起磨成浆。生火烧锅，放点水，再放入少许粗糖，粗糖融化后，把一半的米叶浆也倒进锅中，用木棒捣拌。米叶浆烧开后，马上把热浆倒回盘里与生浆均匀搅拌，使生浆熟浆拌成一体。锅中放入清水，把浆水架在水面蒸熟。当天晚饭，两人把整盘鸡屎藤叶糕吃完了。第二天，继业的积滞消退了，莲姑从前患有的风湿疼痛也舒缓多了，想来想去，应该跟吃了鸡屎藤叶糕有关。

鸡屎藤在广西各地均有分布。鸡屎藤味甘、酸，性平；具有祛风毒、除湿毒、消食积、解毒、消肿痛、通血脉、止痛的功效，主治痹病、小儿疳积、小儿脱肛、食积腹胀、泄泻、痢疾、中暑、黄疸、肝炎、肝脾肿大、咳嗽、淋巴结结核、肠痈、无名肿毒、脚湿肿烂、偏头痛、烧烫伤、湿疹、妇女体弱无力、白带稀多、皮炎、跌打损伤等病证。内服用量 20 ～ 50 克；外用适量。

临床验方如下：

①胸闷、脘腹胀痛：鸡屎藤根 50 克，木香 10 克，厚朴 5 克，水煎服。

②小儿食积、泄泻、肚腹胀满：鸡屎藤 30 克，茯苓 20 克，白术 5 克，水煎服。

③小儿疳积：鸡屎藤 25 克，猪膀胱 1 个，水炖服。

④小儿脱肛：鸡屎藤近根之头、老者，酒蒸晒 10 次，羊肠适量，炖汤食之。

⑤妇女体弱无力、咳嗽有痰、白带稀多：鸡屎藤、鸡血藤各 50 克，当归 10 克，炖鸡服。

⑥痹病：鸡屎藤 100 克，当归 15 克，酒水各半煎服。

⑦偏头痛：鸡屎藤 25 克，夏枯草 15 克，臭牡丹 10 克，六月雪 20 克，路路通 10 克，水煎服。

4. 罗汉果名字的由来

在被誉为"罗汉果之乡"的广西永福县龙江村，流传着这样一个古老的传说。很久以前，龙江村的一位水族村民有一天上山砍柴，不慎被野蜂蜇了一下左手背，皮肤表面立刻肿胀，疼痛难忍。急忙中，他从身边的一条坚藤上扯下一个青果擦伤口。不料只擦了几下，胀痛就消失了。他感到非常奇怪，便把鼻子凑过去闻，只觉得有一股清香沁人心脾。他又扯了点野果放进嘴里尝了尝，竟然清甜如蜜。他十分开心，连忙摘了两个果带回村去，可一问大家，都不认识这果。

不久，这事被一位叫罗汉的郎中知道了，他便请那位村民带他上山去看，

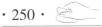

还把这株藤的野果全部采摘了回来。经过反复研究试用，罗汉郎中发现，用这种野果治疗咳嗽等病效果很好。从此，这种野果便真正运用到医学上来，同时村民也开始了人工种植，以便入药使用。后来，人们为了纪念那位罗汉郎中，就把这种果子取名为"罗汉果"。

罗汉果主要栽培在广西、广东、贵州、江西等地，在广西主要分布于永福、桂林、兴安、全州、资源、龙胜、金秀、贺州等地。广西的罗汉果产量占全球的90%以上。有文献记载，罗汉果以广西桂林地区产的质量较好。罗汉果首载于《修仁县志》[修仁县，建制于唐长庆元年（821年），隶属于今广西壮族自治区桂林荔浦市]，《药物出产辨》也指出罗汉果产于广西桂林府，《广西中药志》进一步指出其产地以临桂、永福、龙胜为主。

罗汉果味甘，性凉；具有清热润肺、利咽开音、滑肠通便的功效，主治肺热燥咳、喉痛、咯血、咽炎失声、便秘、月经不调、肛门出血等病证。内服用量5～20克。

临床验方如下：

①喉痛、声哑：罗汉果1个，清洗干净后切成片，放入砂锅内，先用武火煮沸再改用文火煎煮汁液，去渣取汁，待冷却后饮服。

②咳嗽：罗汉果1个洗净，然后将其压破，挖除内瓤，再把罗汉果皮弄成小碎片，接着将皮和瓤一同放入水杯内，倒入热开水，盖上盖子焖泡几分钟即可饮用。一般饮用2～3天后，咳嗽就能减轻或痊愈。

③便秘、肛门出血：罗汉果1个，火麻仁15克，墨旱莲30克，水煎服。

④咯血：罗汉果15克，阿胶12克（烊化），水煎服。

⑤百日咳：罗汉果1个，鱼腥草、水蜈蚣各30克，水煎服。

⑥月经不调、咳嗽咽干：罗汉果15克，益母草30克，水煎服。

5. 阿牛与牛大力的缘分

相传很久以前，在广西南方的某个村子，突然有台风席卷而至。灾后，树木尽被连根拔起，即将成熟的庄稼也全部泡在水里，颗粒无收，大部分村民忍饥挨饿，难以度日。

村中有个善良的农夫叫阿牛，与家中老牛相依为命。此时，田地中的粮食尽被台风所毁，阿牛吃不饱，全身无力，无法牵牛上山。老牛缺乏草料，日渐体衰，无奈阿牛只能将老牛赶出家门，希望它能在外面寻到草料，好好地活下去。

谁知，过了十几天，老牛突然自己回到家中，精神饱满，嘴中还衔着一大块重达几斤的不知名薯根。老牛将薯根扔进阿牛的怀中。阿牛知道，这是老牛帮自己找到的食物，又惊又喜，将薯根熬煮后食用。次日，阿牛身体有所恢复，便跟随老牛外出寻找这种充饥薯根。走过了几个山头，在一处山地发现了被老牛拱出的许多薯根。阿牛将薯根担回村里，分给了村民，帮助大家度过了饥荒。

人们感念老牛和阿牛的恩德，遂将薯根命名为"牛大力"，并逐渐形成了吃牛大力补身体的习惯。

牛大力在广西主要分布于梧州、玉林、钦州、南宁、百色、河池等地。

牛大力味甘，性平；具有补肺滋肾、舒筋活络的功效，主治体虚、便秘、肺虚咳嗽、咯血、肾虚腰痛、阳痿、遗精早泄、白带异常、老年体弱、筋骨疼痛、痹病、关节肿痛、跌打损伤等病证。内服用量 30～250 克。牛大力还是特色野生煲汤料之一，壮族人民经常用来煲汤。临床验方下：

①阳痿、遗精早泄、不孕症：牛大力 250 克，肉桂 10 克，当归 15 克，黄芪 25 克，带骨羊肉 1000 克，共炖汤。常吃有效。

②补肾阳，养精血：牛大力 100 克，黄芪 50 克，山茱萸 20 克，熟地、枸杞子各 25 克，白酒（高度为佳）2500 克，共浸泡 100 天，适量饮用。

③关节肿痛：牛大力 50 克，独活、桑寄生、牛膝各 15 克，木通 5 克，水煎服。

④久咳痰多、体质虚弱：牛大力 25 克，桑叶、菊花、杏仁各 5 克，甘草 3 克，水煎服。

⑤老年体弱、筋骨疼痛：牛大力 50 克，牛骨（带髓）500 克，共炖汤，经常服用。

⑥体虚、便秘：牛大力 100 克，枳壳 5 克，陈皮 3 克，水煎服。

6. 喜爱攀缘的海金沙

500 年前就有人如此形容海金沙："生山林下，茎细如线，引于竹木上，叶背多皱纹，皱处有沙子，黄赤色状如蒲黄粉；不开花，细根坚强，其沙及草皆可

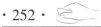

入药。其细小如沙的颗粒，细腻光滑，置于手中，犹如细沙从指缝间滑落。"这或许就是海金沙名字的由来吧。

这种"沙"非叶、非花，是种子又不是种子，它只是那可爱的掌状小羽叶上的孢子。海金沙喜爱攀缘，作为唯一能够用叶轴攀爬的蕨类植物，攀爬是它的天性，向上是它的品格。凭着坚韧不拔的品性，海金沙从远古一路走来，生长得越来越繁茂，用其藤和孢子为我们的健康保驾护航。

海金沙又名金沙藤、左转藤、蛤蟆藤、罗网藤、铁线藤、吐丝草、鼎擦藤、猛古藤，在广西各地均有分布。

海金沙性寒，味甘、淡；具有渗湿利水、清热解毒的功效，主治淋证、尿路结石、膀胱炎、肾炎水肿等病证。内服用量 6 ~ 40 克。

临床验方如下：

①淋证：海金沙 37.5 克，滑石 25 克，共研为细末。每次取 12.5 克，加入灯心草、木通、麦门冬各适量，水煎，加蜂蜜调服。

②尿路结石：海金沙、金钱草、车前草各 15 克，水煎服。

③膀胱炎：海金沙、车前草、积雪草、一点红、白茅根各 30 克，水煎服。

④肾炎水肿：海金沙、马蹄金、白茅根各 30 克，玉米须 12 克，水煎服。

7. 止血圣药龙血竭

远古时期，壮族先民以狩猎为生，每日往返于悬崖峭壁与原始森林中，因此人畜摔伤流血的事经常发生。有一天，一头牛一脚踩空，跌下了山崖，血流如注。牧民连跑带爬下山谷找牛，好不容易找到了牛，却看见被牛压折了的树干中流出了红色的汁液，伤牛将这汁液舔敷在伤口上，不一会儿血就止住了。伤牛又嚼食了树叶，没多长时间，竟奇迹般地翻身站了起来。牧民用血红的汁液敷在自己被岩石荆棘划破流血的手脚上，顿时血就不流了，疼痛消失了。牧民带回了凝结在树干上已经干了的血红色树脂，向人们讲述了汁液的神奇功效，人们便把这血红的汁液当作天赐的神药，称为"麒麟竭"（即龙血竭）。

龙血竭在广西主要分布于崇左、大新、宁明、龙州、凭祥、靖西等地。

龙血竭性平，味甘、辛、咸；归肺、脾、肾经；具有活血散瘀、定痛止血、敛疮生肌的功效，主治骨折、跌打损伤、瘀血作痛、妇女气血凝滞、外伤出血、脓疮久不收口等病证。内服用量 3～15 克；外用适量。

临床验方如下：

①气滞血瘀而致的痛经：龙血竭 15 克，蒲黄 50 克，共研为细末，每次 3～5 克，每天 2～3 次，以温开水冲服。

②气滞血瘀、胞脉不通而致的痛经：龙血竭 15 克，白梅花 100 克，共研为细末，每次 3～5 克，每天 2～3 次，以温开水冲服。

③四肢骨折早、中期，跌打损伤，局部瘀肿、疼痛：龙血竭、三七、干地龙各适量，各研为细末，调和均匀，炼蜂蜜为丸，每丸 6 克，每次 1 丸，早晚各服 1 次，用绍兴黄酒或温开水送服。

8. 广西莪术破血行气、消积止痛

传说很久以前，烽烟四起，战事连年，有位姓李的将军在西戎平定战乱。下属向李将军汇报战况，说将士们连年征战，英勇善战，连夺数座城池，捷报连连，可有些将士因水土不服，出现了面色萎黄、食欲不佳、脘腹胀痛等症状。于是，李将军赶紧召集当地的大夫，寻医问药。一位大夫前来军营献药，由于出现相同症状的病人很多，带的药材也不够用，于是向李将军申请带着徒弟和众多士兵一块上山采药治病。大夫边走边教同行的士兵怎么采药，其中重点教了怎么识别广西莪术。到了山脚，大夫指着前边一片齐膝盖高的、开着紫色花朵的植株说，这就是要找的药材广西莪术。由于正值夜晚，在月光的照耀下这些植株的花朵格外显眼。只见它根茎为卵圆形块状，侧面有圆柱状的横走分枝，根系细长，末端膨大呈长卵形块状。徒弟和士兵们也开始采摘了，没过多久他们就采够了药材。大夫带领众人连夜回到军营，在军帐中，大夫仔细地查看了病人的情况，诊断开方，叫徒弟们去拿药煎煮。几天后，患病的将士们都痊愈了。

李将军称赞大夫的医术高明，并指着广西莪术，问这是什么神药。大夫捋了捋胡须，笑着说，这是广西莪术，具有破血行气、消积止痛的功效。

广西莪术生于山坡、村旁或林下半阴湿肥沃土壤上，可野生或栽培。在广西主要分布于南宁、横州、上思、贵港、灵山、百色等地。

广西莪术性温，味辛、苦；归肝、脾经；具有抗肿瘤、破血祛瘀、行气止痛的功效，主治产后瘀血疼痛、脘腹胀痛、吞酸吐酸，癥瘕痞块等病证。内服用量 3 ～ 9 克。

临床验方如下：

①小肠胀气、痛不可忍：广西莪术研末，空腹葱酒服 5 克。

②吞酸吐酸：广西莪术 50 克，川黄连、吴茱萸各 25 克，水煎服。

③奔豚疝瘕：广西莪术、肉桂、小茴香各等份，研末服用。

9. 清热息风的广地龙

广地龙，又名蚯蚓、曲蟮、赤虫，可生用或鲜用。可于春季至秋季捕捉，及时剖开腹部，除去内脏及泥沙，洗净，晒干或低温干燥。《本草纲目》记载："其性寒而下行，性寒故有解诸热疾，下行故能利小便，治足疾而通经络也。"在广西各地多有分布。

广地龙性寒，味咸；归肝、脾、膀胱经；具有清热定惊、平喘、通络、利尿的功效，主治惊厥抽搐、鼻出血、肢体屈伸不利、小便不利、哮喘、高血压等病证。内服用量 4.5 ～ 9 克；外用适量。

临床验方如下：

①惊厥抽搐：广地龙、钩藤、僵蚕各适量，水煎服。

②鼻出血：广地龙适量，洗净捣烂，加白砂糖，以温开水冲服。

③带状疱疹：广地龙适量，白砂糖拌匀，取浸出液，局部涂敷患处。

④热结尿闭：广地龙适量，水煎服。

⑤肺热咳喘：广地龙、麻黄、杏仁、黄芩各适量，水煎服。

⑥高血压：广地龙、毛冬青、丹参、磁石各适量，水煎服。

止血药

具有调理龙路、凉血、化瘀、止血作用的壮药称为止血药，如三七、仙鹤草、侧柏、飞龙掌血、大蓟、五月艾等。

1. 三七药名的来历

古时候，一个叫张二的青年患有奇怪的出血病，口、鼻经常出血，每天数次，虽出血量不多，但也让他难以承受，经多方医治仍无效果，身体渐渐瘦弱，眼看命不久矣。

这天，一位姓田的江湖医生在张二所在的村庄行医，张二正流着鼻血，自然也来求医。田医生取出一种草药的根，研磨成粉给张二服下，不大一会儿工夫，血竟然止住了。张二一家非常感激，付给医生双倍诊金，为防出血病再发作，就请田医生留下这种神奇草药的种子。田医生承张家之请，便留下了草药种子。张家按照医生的嘱咐，在自家屋后种上了这种草药。不久草药发芽后，移种到一小片地里。一年后，张二家的草药长得非常茂盛，全家上下非常高兴。

知府大人的独生女患了出血病，多方治疗不见好转，无奈只好贴出告示：能治好女儿病者，招其为婿。张二闻知后带上自种的草药，研成末让知府大人的女儿服下。谁知服药后，知府大人的女儿的出血病更加严重了，差点丢了性命。知府大怒，命人将张二捆起来严刑拷打，他被迫讲出了实情。知府大人又令人捉拿田医生，要以"庸医谋财杀人"罪判处极刑。田医生向知府大人解释说："此草药要种植3年以上才有止血效果，7年以上者更佳。现在草药仅长满一年，药性太差，当然治不好贵小姐的病。"知府大人命田医生给自己的女儿服用他带来的草药。知府大人的女儿用药后，次日基本血止，又调养了几日，便完全康复了。

经过这件事后，知府大人建议田医生将这味药命名为"三七"，表示必须生长到3～7年才能用。又因为田医生发现三七且贡献给大家，品德高尚，故在"三七"的前面加个"田"字，叫"田三七"。

古代乃至近代，三七的出产地主要是广西靖西、田东、田林一带。这片区域，是古代田州的范围。许多特效药物多以原地名来称呼，故将三七称为"田三七"，简称"田七"。这种说法更符合实际情况。

三七味甘、微苦，性温；具有散瘀止血、消肿定痛的功效，外用主治金刃剑伤、跌打损伤、血出不止，内服主治吐血、下血、冠心病、心绞痛、咯血、呕血、黑便、关节肿痛、高脂血症、胃痛、前列腺炎、小腹胀痛、排尿不畅、尿路结石、痢疾、崩中、月经过多、产后恶露不尽、血晕、痈疮肿毒、蛇虫咬伤等。内服用量5～30克；外用适量。临床验方如下：

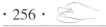

①冠心病、心绞痛：三七适量，研为细粉，每次 5 克，每天 2 次，以温开水冲服。

②月经过多、产后恶露不尽：三七 10 克，鸡肉适量，炖汤服食。

③咯血、呕血、黑便：三七适量，研为细末，每天 3 次，每次 2～3 克，以温开水冲服。

④关节肿痛：三七 10 克，枫荷叶 20 克，两面针 5 克，水煎服。

⑤手足皲裂：三七 30 克，研为细末，加适量麻油调和，以热水浸脚后涂患处。

⑥高脂血症：三七粉 3 克，制何首乌、山楂、泽泻各 2 克。将制何首乌、山楂、泽泻共研为细末，与三七粉混匀后，早晚分两次以温开水冲服。30 天为 1 个疗程。

⑦胃痛：三七、白芍各 10 克，香附、元胡、木香各 5 克，水煎服。

⑧前列腺炎、小腹胀痛、排尿不畅：三七粉、川芎粉、西洋参粉各 50 克，混匀，每次 5 克，每天 2 次，以开水冲服。30 天为 1 个疗程。

⑨尿路结石：三七粉、琥珀粉各等份，混匀，每次 5 克，每天 3 次，以温开水冲服。

2. 仙鹤草与进京赶考书生的故事

古代有两个秀才进京赴考，因怕误了考期，顶着烈日不停地赶路，又热又累，其中一个秀才因劳累过度，突然流起了鼻血，他们只好停了下来。在山野之中一无医、二无药，二人只能干看着血从鼻孔向外流。他俩正在焦急之时，只见空中一只白鹤衔着草飞了过来，飞到他俩的上空时，把几棵草扔下就飞走了，而野草恰好落在他们面前。流鼻血的秀才不由得拾起落下的草放入口中咀嚼起来。谁知，没过多久，鼻血竟止住了。他俩都非常奇怪，歇息片刻便又继续赶路，总算没有耽误考期，并双双高中进士。后来，他俩为了感谢白鹤的送药之情，便给那种草起名为"仙鹤草"。

仙鹤草在广西主要分布于乐业、靖西、马山、南宁、宾阳、贵港、平南、玉林、博白、陆川、北流、岑溪、苍梧、富川、平乐、恭城、灌阳、三江等地。

仙鹤草味苦、涩，性平。内服可用于治疗咯血、呕血、衄血、便血、尿血、痢疾、泄泻、腹痛、口腔溃疡、牙龈出血以及妇女崩漏下血等多种出血病证，还能收敛、补虚、强体，可用于治疗劳累过度所致脱力劳伤之头晕目眩、神疲乏力、闪挫筋伤等病证；外用能解毒杀虫，用于治疗湿疹、疮疖痈肿、阴痒、带下病等。内服用量 20 ～ 50 克；外用适量。

临床验方如下：

①眩晕、视物旋转、恶心呕吐：仙鹤草 50 克，水煎服。

②痢疾、泄泻、腹痛：仙鹤草 30 克，地锦草 20 克。水煎去渣，赤痢加白糖，白痢加红糖，分 3 次服。

③口腔溃疡：仙鹤草根 30 克（干品），水煎，取汁漱口并内服。

④咯血：鲜仙鹤草 200 克，白糖 30 克，将仙鹤草切碎，捣烂，加入白糖及适量温开水，搅拌后取汁顿服。

⑤湿疹、妇女阴痒白带似脓状：鲜仙鹤草 1000 克，洗净切碎，水煎取汁，熏洗患处。

3. 飞龙掌血与大蟒蛇的故事

据说，很久以前，在某个大山深处，住着一个极为善良的人叫张石强。有一次，张石强在路上看到一条小蟒蛇被崖上掉落的石块砸伤，见它可怜地躺在地上无力爬动，就把它带回家去，用白及和散血草捣碎后包在它的伤处。在他的精心治疗及喂养之下，小蟒蛇恢复了健康并被放回了森林。

有一天，张石强在悬崖上采集岩白菜时，稍一分神，便从高高的崖上摔了下来，幸好中间有小灌木阻挡，延缓了下落的速度，否则早就粉身碎骨了。尽管如此，张石强还是摔得不轻，当他用力挣扎想爬起来时，只感觉全身一阵剧痛，便一下子昏了过去。不知昏了多久，当他苏醒过来时，只觉得口中有些黏糊糊的东西，他勉强靠着石头将身子半坐起来，才看见前面盘着一条大蟒蛇，正昂着头注视着他。张石强有气无力地说："是你救了我吗？"只见蟒蛇点了点头，便飞速离去。张石强正凝思眼前的大蟒蛇是不是自己当年救治过的小蟒蛇时，大蟒蛇嘴中衔着一棵带刺的小灌木回来了。大蟒蛇将小灌木放在张石强的身上，然后朝他点了点头才恋恋不舍地离开了。

张石强心中明白了，这一定是自己救过的小蟒蛇，它用这棵不知名的草药

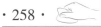

救了他。张石强试着站起来，虽然很吃力，但是却不像最初那样剧痛钻心。带着大蟒蛇给他的这棵草药，他慢慢地回到了家中，每天将那棵草药切些来煎服，没过几天就能活动自如了。从此，张石强记住这棵草药的形态，经常到山中去采回来给别人治伤。那些人见识过这药的神奇功效后，便好奇地问他："这药叫什么？"而他自己也不知道这棵草药究竟叫什么，迟疑了一会儿才回答"飞龙掌血"。"飞龙"意思是大蟒蛇如飞一般来去，"掌血"即报恩的一种哩语。

在壮乡，飞龙掌血作为一种神奇的草药，对骨伤及风湿病有很好的治疗效果。飞龙掌血通常生于山坡阳光充足的小树丛中或疏林下，在广西主要分布于融水、罗城等地。

飞龙掌血味辛、苦，性温；具有祛风止痛、散瘀止血、通龙路的功效，主治各种血证、闭经、痛经、痹病、跌打损伤、痛症等病证。内服用量 5 ～ 15 克；外用适量。

临床验方如下：

①吐血、衄血：飞龙掌血、红白二丸、茅根各 15 克，水煎服。

②痹病：飞龙掌血、血风藤、搜山虎各 10 克，土防己、松节各 15 克，水煎服。

③跌打损伤：飞龙掌血、冰片各适量，碾末调敷患处。

④痛症：飞龙掌血、下山虎各 30 克，活血藤、山姜各 50 克，浸酒外擦患处。

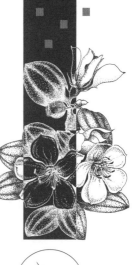

壮医壮药
多姿多彩

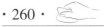

稻作文化与壮医药的渊源

据专家考证，广西左江、右江地区及邕江流域是壮族先民——西瓯、骆越民族的原始家园和稻作农业的起源中心之一。稻作文化是西瓯、骆越民族的基本或者说主要的文化特征。

据考证，早在距今 9000 多年的新石器时代早期，广西壮族地区就出现了最初的稻作农业，其后壮族稻作文化历代均有发展。直至今天，稻作文化对壮族社会生活各方面的影响仍然根深蒂固。壮医药的起源与原始农业及渔猎业的发展有着十分密切的关系。

在氏族社会的末期，壮族地区的工具制作技术已有所进步，原始农业和渔猎经济都有了较显著的发展。壮族地区原始农业的发展，使壮族先民在农作物栽培的过程中，有条件对更多的植物进行长期细致的观察和进一步的尝试，使部分野生植物药由野生变为人工栽培，从而认识更多的植物药。而渔猎经济的兴起，又为壮族先民提供了较多的鱼肉类食物，在实践中，壮族先民又认识了一些动物药。经过反复的实践与观察，并对这些原始朴素的经验加以总结，逐渐有了壮族药物的起源。

壮族稻作文化的兴起，不仅对壮医药的起源起到了积极的促进作用，而且对壮医药后来的发展也有着深刻的影响。壮族是一个典型的稻作民族，稻作文化直接与"食"有关，随着稻作技术的不断进步，壮族人民餐桌之物越来越丰富，并逐渐总结出"食"对养生保健、祛病逐邪的作用。壮医素有"药补不如食补"之说，即与稻作文化及饮食文化有密切的关系。壮族稻作文化还与壮医理论的形成有密切的渊源关系。壮族先民在实践中直观地观察到，水稻察天地之气以生长，赖天地之气以收藏，而人体则赖谷物以养，一日三餐不可或缺，于是将谷物得以进入人体并消化吸收之通道直接称为"谷道"。大自然中水和气对农作物的生长是非常重要的，没有水和气，或者水、气过多或过少，都对农作物的生长非常不利。同样，水和气对人体也是非常重要的，于是在壮医理论体系中，将人体另外两条极重要的水液交换和气体交换的通道称之为"水道"和"气道"。"谷道""气道""水道"三道理论是壮医理论的核心内容之一，其提出源于壮族先民对人与大自然的朴素认识和实践经验的总结，我们可以明显地看出其带有壮族稻作文化的痕迹。

稻生长在南方，南方气候炎热，昼白夜黑，阴生阳长，因稻作文化的不断发展，由此延伸出了壮医阴阳理论。稻作文化使壮族先民对阴阳有了较早的认识，形成了壮医最初的阴阳概念。阴阳对立，阴阳互根，阴阳消长，阴阳平衡，阴阳转化，揭示了大自然万物变化的规律。壮医以阴阳认识人的生老病死、机体的脏腑功能以及人与自然变化的关系，逐步发展形成了阴阳为本理论，并成为壮医的基本理论。

历史名人与壮医药的缘分

在壮族聚居的柳州、南宁、百色、河池地区的不少县志中，在述及民族医药时，都有"药王庙"的记载。这些"药王""神医"，正是壮族及其先民千百年来防病治病的理想的化身。壮族的神话传说很多，如《盘古开天地》《特康射太阳》《妈勒访天边》《陆驮公公》《布伯》《姆六甲》《布洛陀》《祖宗神树》《三星的故事》等。关于壮医起源的神话传说主要有两个，即《神医三界公的传说》和《爷奇斗瘟神——靖西壮乡药市的传说》。这两个神话传说的内容，基本反映了壮族先民崇尚医药、顽强不屈与疾病做斗争的精神，同时也是壮医药起源和壮族先民早期医疗活动的体现。

1. 神医三界公的传说

传说古代壮乡有一位神医，人们都称他为三界或三界公。三界本姓李，幼年丧父，随母改嫁到冯家，家境贫寒，靠卖柴度日。他心地善良，乐于助人，有一次在梦中得仙人指点，要他不畏一切险阻，攀登须眉山，去接受八仙赠送的宝物。

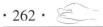

三界遵照梦中仙人的话，第二天一早就出发。路上，三界不贪图强盗分给他的赃物，在和一只猛虎的搏斗中，他紧抓虎尾巴不放松，结果虎尾化成了一条彩带，老虎负痛而逃窜。他继续攀登悬崖，上了第一峰、第二峰……在向最高峰攀登时，忽然听到草丛中沙沙作响，一条水桶般粗大的蟒蛇张开血盆大口向三界扑来。三界虽用扁担、柴刀奋力与大蟒搏斗，但终被大蟒蛇紧紧绞住，人蛇打滚，昏迷过去。当他醒过来的时候，已经不见大蟒的踪影，手中却握着一条奇棒，棒上写着"须眉棒"三字。三界持彩带和须眉棒继续前进，又翻过了几个山峰，终于来到了云雾缭绕的最顶峰。

在这远离人间烟火的仙境洞府，他得到八仙的礼遇和点化。八仙告诉他，一路上与虎、蟒蛇搏斗所得的彩带叫五彩如意带和须眉棒，都是能治病的宝物，并希望他用这些宝物为乡亲们治病。八仙又送给他一个大仙桃，让他吃了脱胎通仙气；再送给他一本金字天书，嘱其临危念动真言，可以逢凶化吉，甚至起死回生。

三界从此成为壮乡的神医。他每天手持五彩如意带和须眉棒，怀揣金书，走村串户为病人治疗。不管是恶疗毒疮，还是骨折筋断，只要用五彩如意带包扎，并照金书念动咒语，再用须眉棒轻轻敲三下，立即复原痊愈。不少弓背跛脚、眼瞎浮肿的病人都被三界治好了，因此他很快就远近闻名。

土司老爷得知三界有这么好的法宝，又天天为百姓治病，深得民心，十分害怕，便以谋反罪奏请皇帝派出三千士兵，浩浩荡荡开赴壮乡，不容分说就将三界上枷锁押到京城，关入大牢。

老百姓知道三界被官兵抓走，都纷纷到京城为他求情。但皇帝听信奸臣谗言，认为三界妖法惑众，图谋造反，要将三界处死，但不管用什么方法都伤不了三界分毫。皇帝和文臣武将们无奈，加上听说许多州府瘟疫流行，百姓病死无数，于是转而下令释放三界，让他到疫区为百姓治病。三界来到瘟疫流行的州府，立即念动咒语，向四海龙王求得龙涎水，又进深山采集百种草药共制成驱瘟神丹。病人服下这种仙药后，吐出了肚里恶臭的瘟毒黑痰，顷刻浑身清爽，健壮如初。

三界为穷人治病，亲自登门，不避臭秽，连诊费药费都不收，受到人们的尊敬。瘟疫很快就被驱走了，皇帝念三界治病有功，本想封他为国师，但是一班奸臣佞党又出来阻拦，诬蔑三界与州府勾结，共同作弊欺骗皇帝。昏庸的皇帝听信奸臣谗言，又把三界囚禁起来。三界一气之下，用他的法宝和法力惩治了这帮坏人。

之后，三界辞去皇帝给他封的官，带着仙人赠予他的几件法宝，又回到壮乡老家，为群众防病治病，一辈子做救死扶伤的好事、善事。后来，百岁无疾而终，并被八仙度化而去。

壮乡千山万水，到处为三界公建立庙宇。这些庙宇香火不绝，人们祈求三界公保佑，除病消灾，福寿双全。现忻城县土司衙门旧址附近仍保存有一座清代修建的三界庙，常年香火不断。

2. 靖西药市与爷奇斗瘟神的传说

在桂西壮族聚居地靖西市，流传着一种很有民族特色的药市习俗。每年农历五月初五，当地及附近的壮医药农、壮族群众纷纷将各自采到的药材拿到县城摆摊出售。上市的药材品种达数百种，赶药市者多达万人，主要圩亭都摆满，不下五六百摊。此外，壮族聚居地忻城、隆林、贵港等地也有药市，只不过规模未能与靖西药市相比肩。1991年9月，中国药学会药史分会组织60多位专家来到靖西考察，对这个奇特的壮乡药市称赞不已，建议加以保护和发展。

靖西药市到底起源于何时，迄今尚未发现有比较明确的文献记载。当地民间传说，药市是古时候一位大家都叫作"爷奇"的医术高明的老壮医，带领壮族人民群众大量采集各种山间草药，跟一个在每年农历五月初五就来肆虐人间的瘟神——"都宜"（壮语汉译音，意为千年蛇精）做斗争并取得胜利后逐渐形成的。

传说中的瘟神"都宜"很可恶，凡是有人居住的村寨，它都要去喷射毒气，散布瘟疫，放蛊害人。一家一户对付不了它，一村一寨也奈何不了它。爷奇常年为乡亲们治病，仔细观察"都宜"的行径，发现它特别害怕艾叶、菖蒲、雄黄、半边莲、七叶一枝花等草药。于是，他就教会人们采集这些草药，或挂在家门口，或置备于家中，以防范"都宜"的袭击；在"都宜"到来之前，或以草药煎汤内服，或煮水洗浴，就可预防瘟疫流行，即使得了病，也会很快痊愈。

因为有的村寨采集的草药较多，有的村寨采集的较少，甚至采集不到一个品种，爷奇就建议大家在五月初五端午节把家里的草药都摆到圩市上来，这样一

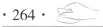

来可以向瘟神"都宜"示威，二来可以互通有无，交换草药，交流防病治病经验。"都宜"发现各村寨群众不仅贮备了那么多草药，而且还联合起来对付它，气焰就不再那么嚣张了，最后只好逃之夭夭。从此，壮乡群众免去了这一灾害。

从这里可以看出，爷奇不但教会人们采摘草药，还教会人们使用草药。如今，靖西已成为我国最大的三七产地之一，相传也是这位神仙兼药农开的先河。

传说当然不能引为确证，但它至少能说明，靖西药市形成的年代相当久远，说明这里的壮族群众有利用草药同疾病做斗争的传统和习惯，甚至可以印证，当地涌现过像爷奇这样的高明壮医。如今，每年农历五月初五，壮乡男女老少争逛药市，壮医药也在人们互相交换药物及交流医疗经验得以更广泛普及和应用。药市不仅是群防群治疾病的一种良好民俗，也是壮族医药史上的光辉篇章，颇具壮族文化特色。

3. 柳宗元与壮医药的不解之缘

柳宗元是我国唐代著名的文学家，字子厚，世称"柳河东"，山西永济人。顺宗年间，因参与王叔文革新运动，受到打击，被贬为永州司马，后又改任柳州刺史。那么，柳宗元与壮医药之间有什么不解之缘呢？他被贬南方后，情绪难免悲郁，加上水土不服，曾患过不少疾病。为治病防病，他虚心向当地壮族群众学习，亲自种植药物，自采、自制药材。他博采当地的医药经验，结合自身的治疗经验，编撰了《柳州救三死方》一书，其中记录了三种当地的治病方法。

一是杉木治脚气。唐元和十二年（817 年），也就是他到柳州后第三年的二月，脚气病越来越重，导致肋骨之下长出像石头一样的肿块。有一次半夜突然发作，竟然昏迷了三天而不省人事，全家人吓得哭嚎不停。在这危急关头，采用了荥阳郑洵美所传的杉木汤，服了一次，病情立即得到缓解，起死回生；服用了三次，就取得了气通块散的功效，转危为安。方中介绍了杉木汤的配方和煎服方法，提到用杉木节若干、橘叶（也可以用橘皮代替）若干、槟榔若干枚，捣碎后加童子尿若干，共煮到一半的分量，分两次服用。如果一服收到药到病除的速效，就不用再服了。

二是屎壳郎治疗疮。蜣螂是医治箭镞入骨不可拔者的良药，将蜣螂和稍煎过的巴豆研匀涂在箭镞伤处，片刻痛定而慢慢痒起来，到痒得不可忍时摇动箭头，拔之立出，然后用生肌膏药敷贴即可。

三是盐汤治霍乱。宋代传下的古籍中，引用崔能的话说，"合得一剂，可投百人"，在患了霍乱之病"急觅诸药不得""或在道途，或在村落，无诸药可求"时，只要服用这种药丸，立马见效。古时候所讲的霍乱，是泛指剧烈吐泻、腹痛、转筋（俗名抽筋）等症，包括现代所称的"霍乱"及急性肠胃炎等。

4. 曹操吞食断肠草是真的吗

断肠草是壮族地区常见的毒药。据《博物志》记载，曹操喜欢养生之法，对方药也有所了解，平时"习啖野葛至一尺，亦得少多饮鸩酒"。野葛又名断肠草、胡蔓草、钩吻等，被古人称为九大毒草之首，含胡蔓藤碱，摄入 3 克生断肠草根即可丧命，传说神农氏便是被它毒死的。曹操能吃一尺断肠草，可能是因为经熟制，但服食过量也可导致消化系统、循环系统和呼吸系统产生强烈的不良反应，中毒症状包括流涎、恶心、口渴、吞咽困难、发热、呕吐、口吐白沫、抽搐、四肢麻木、肌肉无力、肌肉纤维颤动、舌硬、言语不清、烦躁不安、心律失常。所以，传说曹操能吃一尺断肠草，尚待考证。断肠草若使用得当，则具有祛风除湿、消肿止痛的功效。

壮族习俗文化与壮医药密不可分

习俗文化是一个民族经过长期生产、生活实践的积累、沉淀、创造后，形成的普遍适用流传的习惯、喜好、风俗、思想等。与壮医药有关的习俗文化被称为壮族地区医药习俗，是壮族先民不断实践发展代代相传至今形成的关于治病、防病、保健的广泛流传的行为方式。在不同地区的自然地理环境和气候下催生的习俗也不尽相同，壮族人民的鼻饮、佩药、逛药市习俗，干栏建筑特点，花山岩画文化等，都与壮医药密不可分，都是壮族人民智慧的结晶。

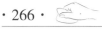

1. 佩药防病法

壮医佩药疗法是选用一些药物佩挂于人体的一定部位，利用药物的特殊气味，以防病治病的一种方法。佩药习俗起源于远古时代，人类以植物为衣（卉服）时，发现某些植物穿挂在身上，有解毒消炎、消肿止痛、防病治病的独特作用。壮族人民素有穿"卉服"及佩挂绣球、香囊的习俗。最早有文献记载的绣球内包有豆粟、棉花籽或谷物等。后来人们发现在其中填充某些药物，佩挂以后对预防感冒、强身健体有较好的作用，就逐渐发展成为一种群众喜闻乐见的防病治病习俗。一般来说，佩药部位多为颈项、手腕和胸腹部。现代研究证明，壮医香药袋具有良好的灭菌作用，并能增强自身免疫力，促进肠胃活动，从而起到防病治病的作用。

常用的香袋药方有以下几种：①苍术、石菖蒲、山漆、白芷、细辛、藿香、樟脑。②佩兰、丁香、甘松、石菖蒲、薄荷脑、白蔻仁。③川芎、山漆、艾叶、雄黄、苍术、冰片。④藿香、桂皮、冰片、白芷、石菖蒲。上方各药适量，分别研为细末，同组各混合装袋，每袋 5 ～ 10 克，一般 10 天换药一次，可长期佩挂于儿童身上。

如小儿消化不良、积滞，可用消食香袋，即取炒山楂、炒谷芽、炒神曲各10 克，藿香、苍术各 6 克，陈皮、木香各 3 克，共研为细末，放入以丝或绸做成的小袋内，悬挂于颈部，药袋平天突穴处，每周换药一次，调理谷道"咪隆"（脾）、"咪胴"（胃）。在疫疠流行期间，取薄荷、防风、朱砂、艾叶、石菖蒲等适量，共研为细末，装入香囊内，挂于颈部前方，能避瘟防病，可作为疠疫流行期的综合预防措施之一。

2. 隔离病源法

隔离病源法是壮族民间用于预防疾病传染的传统方法。古人认为，"五疫之至，皆相染易"，因此，必须采用隔离的措施防止疫疾传染。如《治疫全书》记载："时气大发，瘟疫盛行，递相传染之际……毋近病人床榻，染其秽污；毋凭死者尸棺，触其臭恶；毋食病家时茶，毋拾死人衣物……"这就是关于隔离防病的记载。本法主要适用于瘟疫、肺痨、麻风等传染性疾病的预防，并应和其他方法配合应用。当家中有人患传染病时，要隔离居住，并在门口悬挂标志，谢绝来访。有人远归，常止于村舍外，待其家人提篮装衣往迎，将换下衣物蒸煮，以祛除溷秽、消杀虱毒。壮族聚居点，在时疫流行时，不仅病家谢绝串门，邻村之间也暂不交往，并以硫黄、白醋、黄荆点燃熏屋，清洁居室。病人住过的房屋，则粉刷消毒；病人使用过的器物衣被，则蒸煮洗晒，以预防疫疠的流行。

3. 干栏建筑防病法

壮族聚居区地处潮湿，易感湿毒；山林茂密，气温较高，易得痧瘴；野兽出没，易受袭击伤害。为了预防疾病，避免野兽伤害，古时壮族先民采用树宿的生活方式，随着生产力水平的提高，逐渐演变成择高而居的形式，发展为居干栏建筑。《新唐书南蛮传·平南僚》记载："山有毒草、沙虱、蝮蛇，人楼居，梯而上，名为干栏。"这种干栏建筑分上、下两层，上层住人，下层贮放农具等器物及圈养牛、猪等，居住面距地面若干米。干栏建筑主要分布在远离城镇、交通不便的山区村寨中。早期的干栏建筑以竹木为架，上覆茅草或竹子。随着社会经济的发展，干栏建筑的材料从竹木向土瓦、砖石转变。从结构上来看，干栏建筑又可分为全楼居高脚干栏、半楼居干栏、低脚干栏等类型。干栏建筑不仅通风、采光、照明功能良好，而且还可有效地防避瘴气，抵御野兽蛇虫袭击，减少风湿病的发生，在岭南地区极具适用性。干栏建筑是壮族先民预防疾病的创举，沿用至今。

4. 花山岩画，身动体健

在广西宁明、龙州、崇左和扶绥等地的左江、明江两岸的悬崖峭壁上，保留着许多幅古代壮族人民绘制的岩画。《宁明州志》（上卷）记载："花山距城五十里，峭壁中有生成赤色人形，皆裸体，或大或小，或执干戈，或骑马。未乱之先，色明亮；乱过之后，色稍暗淡。"因其中以宁明县的花山岩画发现最早、画幅最大，故统称为花山岩画，是壮族祖先——骆越人的文化遗产。

花山岩画绘制在临江的悬崖绝壁上，图像呈赭红色，线条粗犷有力，形象古朴生动。在人像中，最大的高超过 3 米，最小的高约 30 厘米。有些人像正面马步而立，两手屈肘上举，粗壮高大，似武士形象；有的人像腰挂环首刀，下跨

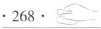

骏马，像是酋长或将领；有的人像侧身屈膝，双手一侧上举，作舞蹈或跳跃状；有的人像头戴高帽，辫发拖地，形小位卑。其中，一尊巨人像头戴虎冠，挎刀跃马，右手执镟，威风凛凛，彪炳于画面中央，似是领袖人物。在这众多人像、物像之间，还穿插着一些像铜鼓、铜锣之类的圆形物件，以及似马似犬、似狼似虎的动物形象，林林总总，扑朔迷离。

目前有观点认为，花山岩画的部分画像可能是壮医为防病强身创制的功夫动作图，利用舞蹈导引气功等方法防治疾病，是古代传统壮医的一大特色。

5. 神奇鼻饮，防病保健

壮族地区炎热多雨，湿热地气和动植物腐臭之气混合而成瘴毒，素有"瘴乡"之称。从多处文献记载鼻饮液中加入山姜汁药物来看，鼻饮应是民间壮医总结的一种针对瘴疾和中暑的防治方法。在壮族地区，至今流传着一种洗鼻、吸入防病的方法，即煎取某些草药液让患者吸入洗鼻，或蒸煮草药化为气雾，令患者吸入以预防一些时疫疾病。这种方法究其源流，与古代鼻饮不无关系。这种奇特的卫生民俗包含着物理降温和黏膜给药等科学方法，对鼻病、喉病、呼吸系统疾病都有一定的疗效。

鼻饮在古越族中流传，史书、志书多有记载。最早见于汉代的《异物志》，其载"乌浒，南蛮之别名，巢居鼻饮"。北齐《魏书》也有"僚者……其口嚼食并鼻饮"的记载。宋代周去非的《岭外代答》对鼻饮的方法做了比较详细的描述："邕州溪峒及钦州村落，俗多鼻饮。鼻饮之法，以瓢盛少水，置盐及山姜汁数滴于水中，瓢则有窍，施小管如瓶嘴，插诸鼻中，导水升脑，循脑而下入喉。富者以银为之，次以锡，次陶器，次瓢。饮时，必口噍鱼鲊一片，然后安流入鼻，不与气相激。既饮必嗌气，以为凉脑快膈，莫若此也。止可饮水，谓饮酒者，非也，谓以手掬水吸饮，亦非也。史称越人相习以鼻饮，得非此乎？"

6. 传统药市，驱邪秘方

在壮族聚居地广西隆林、忻城、靖西等地，有赶药市的传统习俗，其中规模最大的是靖西药市。每年农历五月初五，县城远近村寨溪峒的壮医药农，以及懂得一方一药的壮族群众，纷纷将自采自种的各种药材，肩挑车载到县城摆摊出售。据考证，壮乡药市至少在明末清初已形成。壮族民俗认为，每年农历五月初五是各种妖魔鬼怪猖獗之日。因此，这一天家家户户都在门口挂菖蒲叶、佩兰叶、艾叶、青蒿叶等，盛行饮雄黄酒、菖蒲酒，用菖蒲或艾扎成束点燃熏屋或烧其花絮，以辟邪避瘴。

靖西位于广西西南部、云贵高原东南边缘，属南亚热带季风湿润气候区。靖西端午药市是由农民自发赶集发展起来的传统药市，是群众性传播壮医药文化，寻访防病良方、消灾、健康生活的重大节日，是几百年来约定俗成的民间习俗。

农历五月初五的药材根肥叶茂，药力宏大，疗效最好，当地人都趁这个时节采集或购买几种常用药材备用。由于靖西山林茂密，气候炎热潮湿，一些腐烂后的野生动物的尸体及败草落叶非常容易产生湿邪瘴毒等"毒气"，因此痧、瘴、蛊、毒等疾病就成为该地区的常见病和多发病，治疗这些疾病的药物也就成为市场上受欢迎的商品。壮乡人民认为，端午这天去药市，饱吸百药之气，就可以预防疾病的发生，一年之中可少生病或者不生病。古书中早已有很多关于端午时节草药药效的记载，如《荆楚岁时记》中载"五月五日，竞采杂药，可治百病"。久而久之，赶药市就成了靖西当地的壮乡民俗，每到五月初五这天，即使是无药出售的壮乡人民，也都扶老携幼地赶往药市去吸百药之气，这种群防群治的良好风俗至今仍在壮乡流传。

壮族歌谣文化与壮医药的传播

歌谣文化是民歌、民谣的统称。壮族是个能歌善舞的民族，壮族人民创造了光辉的歌谣文化，有"以歌为乐、唱歌为戏、倚歌择偶"的习俗。壮族歌谣内容丰富广泛，包括生活习惯、农耕工艺、民情世俗、季节气候、房屋建设、医药理论、疾病症状、治疗技法、药物疗效等方面的内容。壮族歌谣文化推动了壮医药知识的传播和推广。

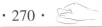

　　壮族是一个歌唱节日多、歌圩规模大的少数民族，壮族人民酷爱唱山歌。《华阳国志·巴志》记载"周武王伐纣，实得巴蜀之师，著于尚书，巴师勇锐，歌舞以凌，殷人前徒倒戈"，经文献考证，这里的巴师就是指壮族先民。由此可见，壮族歌谣的产生历史久远。壮族历史上没有形成本民族规范统一的通行文字，其古壮字使用范围小，而汉字是秦代才传入且不为壮族老百姓所熟练掌握，壮族的历史、风俗、政治、经济、文化及生产生活技术、防病治病经验技术等主要靠口耳相传的方式传给后代。

　　壮族自古以来好客且能歌善舞，这种习俗在壮族聚居的桂西地区，特别是左江、右江一带和红水河流域普遍盛行。壮族人民爱唱歌，不仅平时唱、在家里唱，而且还定期举行唱山歌会，称为歌圩或歌节。歌圩的时间主要定在农历三月初三，但在春节、农历四月初八、中元节、中秋节及婚嫁、满月、新房落成等喜庆吉日也都有歌圩活动。关于歌圩的起源，有源于乐神、源于择偶、源于悼念、源于刘三姐几种说法。歌圩活动遍布广西各地。歌圩是群众相互接触、交流思想、传承壮族文化、传播知识及传情达意的形式。

　　壮族民谣是一种叙事性歌谣，歌词有一定的故事情节，旋律简单，曲调循环往复。壮族民间歌谣题材十分广泛，内容丰富多彩，艺术表现形式多种多样，生动而深刻地反映了社会生活的各个方面。代表性的民间叙事长歌有《布洛陀》《马骨胡之歌》《嘹歌》《排歌》等，这些歌谣淳朴、自然、真实，乡土气息格外浓厚，尤其是结构短小，韵味和谐，朗朗上口，易唱易记，流传方便。

　　壮医药歌谣既包括药物功效又包含疾病治疗，口口相传，将医药文化不断传承。关于壮医特色技法的歌谣有"寒手热背肿在梅，痿肌痛沿麻络央，唯有痒疾抓长子，各疾施治不离乡"，这是对壮医药线点灸疗法取穴规律的总结。其中，"寒手"指畏寒发冷症状重者，取手部穴位为主；"热背"指全身发热、体温升高者，以背部穴位为主；"肿在梅"即对肿块或皮损类疾病，沿肿块及皮损边缘及中心取一组穴位，五穴组成梅花形；"痿肌"指凡是肌肉萎缩者，在萎缩肌肉上选取主要穴位；"麻络央"指凡是麻木不仁者，选取该部位龙路、火路网络的中央点为主要穴位；"抓长子"指凡是皮疹类疾病引起瘙痒者，选取最先出现的疹子或最大的疹子作为主要穴位；"各疾施治不离乡"是说每一种疾病还需根据实际需要，循龙路、火路取穴，以提高治疗效果。

关于腹泻痢疾的歌谣："人字草韩信草，肝炎痢疾服了好。黑脚根的功效高，肝炎腹泻用得到。路边红花地桃花，腹泻痢疾用到它。火炭母马齿苋，和大小飞扬，腹泻痢疾是良方。"

　　介绍壮药功效的歌谣："金线风是经常用，牙痛喉痛立新功。路边生长野菊花，解毒消炎不少它。性味清凉雷公根，解暑清凉好得很。山豆根苦性又寒，利咽消炎喉痛安。"金线风治疗牙痛咽喉痛，野菊花消炎止痛，雷公藤清凉解暑，山豆根能利咽消肿。

　　介绍壮医"治未病"的歌谣："春分有雨病人少，初一翻风又落雨，沿村病疫定然凶；立夏东风吹发发，沿村没有病人魔；季秋初一莫逢霜，人民疾病少提防；重阳无雨三冬旱，月中亢旱病人忙。凑巧遇逢壬子日，灾伤疾病损人民。初一西风盗贼多，更兼大雪有灾疴。"这首歌谣讲述了气候变化与疾病的关系，教导人们在气候变化时要注意防病。

　　还有一些饮食保健歌谣，如"如果病后身体弱，要九龙藤和猪脚，和酒生姜一起煲，喝了体力恢复多""熟稔子果要焙干，九蒸九晒下酒坛，好酒浸得一周后，就能补血不简单"。壮族民众普遍都掌握一些食物疗法及防病治病的常识，能根据身体需要与病情选择相应的药物、食物，以防病治病、滋补强身。

　　还有一些关于药方疗效和用法的歌诀。调气理气药歌诀："罗勒、佛手、九里香，治疗腹痛和肚胀。小茴香和水田七，胃痛服了真有益。花椒和干姜，胃寒是良方。茉莉花根和香附，跌打扭伤痛即除。"接骨续筋药歌诀："大驳骨和小驳骨，加上罗伞接骨折。陆英五加接骨好，加上榕叶更加妙。宽筋藤和七叶莲，跌打接骨也值钱。接骨续筋药百种，根据情况任挑选。"抗风湿药歌诀："枫皮和麻骨风，治疗风湿用得通。半枫荷和龙骨骨，腰痛加上藤杜仲。威灵仙和八角枫，腰痛也用过江龙。桑寄生和豨莶草，治疗风湿也很好。走马胎和过山风，祛风除湿都可用。海风藤和石岩枫，治疗风湿牛耳风。壮医有以风治风，凡风字药可选用。"血药歌诀："大蓟小蓟仙鹤草，各种血证疗效好。白及三七侧柏叶，水煎服用能止血。血余炭和黑墨草，出血开方少不了。血断流出血停，扶芳藤止血灵。"利尿通淋药歌诀："车前金钱海金沙，利尿通淋效不差。通草又加粪箕笃，尿路感染加萹蓄。石韦木通三白草，利尿通路金线草。玉米须和透骨草，利尿通淋也很妙。"蛇咬伤药歌诀："一枝黄花半边莲，不怕毒蛇在面前。半枝

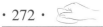

莲和八角莲，毒蛇咬伤真值钱。家种七叶一枝花，毒蛇咬伤也不怕。扛板归和了刁竹，也是蛇药之一族。"涩药歌诀："莲子味甘涩，益脾又固精。金樱子涩酸，入肾固精良。芡实甘涩平，久泻和遗精。朝天罐酸涩，肠炎外出血。石榴皮涩温，涩肠止血能。五倍子酸咸，固涩收敛良。"打虫药歌诀："楝皮味苦性寒，驱蛔杀虫又止痒。鸦胆子性寒味苦，杀虫治痢有好处。槟榔君子石榴皮，绦蛔驱除效果奇。南瓜子气味香，驱除蛔虫效果良。"

壮族饮食文化与壮医药的交融

壮族地区食材广泛，壮族大民喜食土生土长的绿色食品，创造出了丰富多彩的饮食文化。这些食品不仅用于充饥和维系生命，而且还具有满足味觉、强壮身体、防治疾病的作用。在长期的历史发展过程中，壮族的饮食文化和壮医药紧紧联系在一起，相互融合、相互影响、相互促进。

1. 血肉有情，增寿防病

壮医药膳的形成和发展经历了漫长的历程，从先民最初食野禽野果到后来烹饪五谷家畜、蒸煮壮药，将具有营养效果、防病保健作用的食物性壮药用于日常饮食。动植物药物在壮族饮食文化中应用普遍，喜用肉食和动物血来强壮和进补身体。壮族的传统肉食有猪肉、鸡肉、鸭肉、鹅肉、羊肉、牛肉、马肉、鱼肉等。民间有"补虚必配血肉之品"的用药之说。经研究，壮医认为长期生长在深山的动物，饱吸天地之气，补虚功效更好。

2. 以通为补，暗藏玄机

农历五月初五，靖西当地人们喜爱食用牛角形凉粽。凉粽是用一种大竹叶包裹、用适量碱水泡过的糯米煮熟而成，吃时拌入糖浆，味道香甜可口。靖西壮族历来有种植大糯米的传统，所产大糯米质地柔软，煮熟后醇香扑鼻，素有"一家煮糯三家香"之说。包凉粽的竹叶具有清热解暑的功效，端午节后便是夏季最热的时候，容易上火、中暑，于是就产生了降火的凉粽。端午凉粽是一款药食同源的解暑良药。

桂平有喝黑糯米甜酒来补益肾气的传统，由黑糯米酿制而成的甜酒用于养生与壮医传统的"寓医于食，寓医于补"的理论相通。

3. 酒为百首，常饮寿增

雄黄本身是一种矿物质，主要成分是硫化砷，具有解毒、杀菌、清热的功效，《神农本草经》认为其"主寒热、鼠瘘、恶疮、疽痔死肌、杀精物、恶鬼邪气、百虫毒"。在临床应用上，雄黄配伍内服可治惊痫、咳嗽、痈疽疮毒，外用可治蛇咬伤、神经性皮炎、蛲虫病等。壮族民间常在端午节将少许雄黄放入酒中饮用，或将雄黄与菖蒲末一起拌入酒中饮用；有的还将雄黄酒泼洒于墙壁床帐或置于室内，以防止蛇入屋；有的地区还在小孩的额头、肚脐涂抹雄黄水，以预防蛇虫咬伤。此外，雄黄酒还可以治疗疥癣疮疾。

菠萝酒是用菠萝和大米为原料而酿造成的酒，其味酸甜可口，可暖胃助消化。

德胜红兰酒产于广西河池市宜州区德胜镇，已有三百多年的酿造历史，是用当地产的红兰草、糯米、大米为主要原料，并用富含矿物质的德胜井水酿造而成。这种酒色红透明，味甜醇香，具有提神、补血、补气的功效。

东兰墨米酒是用广西东兰县特产的紫色糯米（亦称"墨米"）为主要原料酿造而成的一种名酒。这种酒酒色鲜艳，异香浓郁，内含粗蛋白、粗脂肪以及多种维生素、氨基酸，营养丰富，能通气补血、强身益寿。

4. 喜食酸辣，祛寒散湿

生活于我国西南地区大山里的少数民族普遍嗜爱酸辣食品，在民间往往有"三天不吃酸，走路打孬蹿""食不离酸""不辣不成菜""没有辣椒待不了客"之类的说法。壮族和西南地区的其他少数民族一样，也喜食酸辣之物。壮族人民喜食酸辣之物，与他们的生活环境和物产有关。壮族人民多生活于潮湿多山的地区，多吃酸辣可以祛寒散湿；同时，壮族人民食用糯米较多，因糯米性黏不易消化，故也需要多食酸辣刺激胃肠，促进消化吸收。